AF557469

Seul/Roth
Kunststoffe in der Medizintechnik

Thomas Seul
Stefan Roth

Kunststoffe in der Medizintechnik

Vorschriften und Regularien, Produktrealisierung, Herstellungsprozesse, Qualifizierungs- und Validierungsstrategien

HANSER

Die Herausgeber:

Prof. Thomas Seul, Hochschule Schmalkalden, Fertigungstechnik und Werkzeugkonstruktion

Prof. Dr.-Ing. Stefan Roth, Hochschule Schmalkalden, Produktentwicklung und Konstruktion

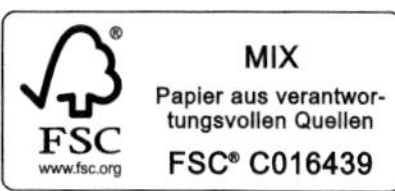

Bibliografische Information der Deutschen Nationalbibliothek:

Die Deutsche Nationalbibliothek verzeichnet diese Publikation in der Deutschen Nationalbibliografie; detaillierte bibliografische Daten sind im Internet über <http://dnb.d-nb.de> abrufbar.

www.hanser-fachbuch.de
Lektorat: Ulrike Wittmann
Herstellung: Jörg Strohbach
Coverbild: B. Braun Melsungen AG
Coverconcept: Marc Müller-Bremer, www.rebranding.de, München
Coverrealisierung: Max Kostopoulos
Satz: Kösel Media GmbH, Krugzell
Druck und Bindung: Druckerei Hubert & Co GmbH und Co KG BuchPartner, Göttingen
Printed in Germany

ISBN: 978-3-446-44963-3
E-Book-ISBN: 978-3-446-44964-0

Inhalt

Vorwort

Ohne Kunststoffe sind Medizinprodukte heutzutage nicht vorstellbar: ob als Verpackungsmaterial für Infusionen und Medikamente, als Material für medizinische Einmalartikel wie Spritzen und Katheter oder für Prothesen bis hin zu Implantaten wie künstlichen Hüftgelenken. Durch Kunststoffe lässt sich ein breites Eigenschaftsbild bei gleichzeitig sehr guter Körperverträglichkeit abbilden. Der Werkstoff erlaubt eine hohe konstruktive Gestaltungsfreiheit, die Formgebungsprozesse ermöglichen die Herstellung hoher Stückzahlen und verglichen mit anderen Werkstoffen ist der Materialpreis für Kunststoffe relativ niedrig. Kunststoffe ermöglichen so leistungsfähige und gleichzeitig bezahlbare Medizinprodukte und damit für die Bevölkerung einen breiten Zugang zu medizinischer Versorgung. Kunststoffe in der Medizintechnik werden somit auch in den nächsten Jahren eine weiter wachsende Bedeutung erlangen.

Die Medizintechnik als Markt erscheint daher wirtschaftlich vielversprechend, die Anforderungen an die Entwicklung und Herstellung sind demjenigen, der neu in diese Branche eintritt, häufig unklar. Weitreichende regulatorische Anforderungen zur Sicherheit von Anwendern und Patienten gilt es bei der Entwicklung und Herstellung der Medizinprodukte zu berücksichtigen. Uns, den Herausgebern dieses Buches, ging es seinerzeit ähnlich, als wir unsere berufliche Laufbahn in der Medizintechnik starteten. Wir benötigten Jahre für das Sammeln der Erfahrungen, welche Aspekte es bei der Auswahl der Kunststoffe, der Entwicklung der Produkte und der Verarbeitung zu beachten gilt. Schon damals vermissten wir ein Nachschlagewerk, welches die im Hinblick auf Medizinprodukte relevanten Aspekte für Kunststoffe und deren Verarbeitung aufzeigt. Oftmals war Literatur sehr spezifisch auf ein Thema fokussiert oder die Information nicht verständlich aufbereitet oder schwer zugänglich und beispielsweise auf den Internetseiten der entsprechenden Behörden kaum zu finden.

Aus dieser Motivation heraus ist der Gedanke für dieses Buch entsprungen und einige Jahre gereift. Entstanden ist ein Leitfaden sowohl für Ingenieure, Techniker, Facharbeiter als auch Kaufleute, die neu in diesem Metier sind, aber auch Erfahrene, die Informationen zu Themen der Kunststoffe und der Medizintechnik suchen.

Das Buch behandelt, in verschiedene Kapitel gegliedert, alle relevanten Aspekte der Kunststoffe im Hinblick auf die Anwendung in der Medizintechnik. Neben den regulatorischen Rahmenbedingungen werden die Besonderheiten des Entwicklungs- und Verarbeitungsprozesses und dessen Validierung beleuchtet. Speziell für Kunststoffprodukte in der Medizin relevante Prozesse wie Sterilisation oder Fügen ergänzen diese Punkte. Die Anforderungen an ein „Medical-Grade-Plastics", Ausführungen zur Biokompatibilität, Materialsteckbriefe und ein Anwendungsbeispiel sollen bei der Materialauswahl helfen. Abgerundet wird das Buch letztendlich durch Themen der Additiven Fertigung oder bioziden Beschichtung von Kunststoffen. Es war uns als Herausgebern ein besonderes Anliegen, aktuelles Wissen zusammenzuführen. Für die einzelnen Themen konnten Mitautoren aus den jeweiligen Fachgebieten gewonnen werden, die über ihre Fachgebiete aus erster Hand berichten. Das Buch präsentiert sich so aktuell auf dem Stand der Zeit, die novellierte Medizinprodukteverordnung 2017/745 wurde bereits voll berücksichtigt.

Die Herausgeber und Autoren wollen mit diesem Buch sowohl einen Ein- als auch Überblick über die verschiedenen Aspekte der Entwicklung, Herstellung bis hin zur Inverkehrbringung von Medizinprodukten geben. Mit dem Charakter eines Leitfadens soll es einen Einstieg in die Medizintechnik erleichtern und fokussiert sich dabei auf Medizinprodukte aus Kunststoffen und die damit einhergehend besonderen Anforderungen aus Material und Prozess an das Produkt.

Wir möchten allen danken, die bei der Entstehung des Buches mitgewirkt und unterstützt haben. Ein Dank gilt allen Mitautoren für ihre Beiträge und dem Hanser Verlag und seinen Mitarbeitern für die Realisierung dieser Idee.

Ganz persönlich möchten wir vor allem unseren Familien und Partnern danken, die uns durch ihren Rückhalt die Möglichkeit für dieses Buch gegeben haben. Der Partner ist ein wichtiger Teil im Leben und Wirken des Anderen.

Prof. Dr.-Ing. Stefan Roth und *Prof. Dr.-Ing. Thomas Seul, Januar 2020*

Angewandte Kunststofftechnik, Hochschule Schmalkalden

Die Autoren

Die Herausgeber

Prof. Dr.-Ing. Thomas Seul

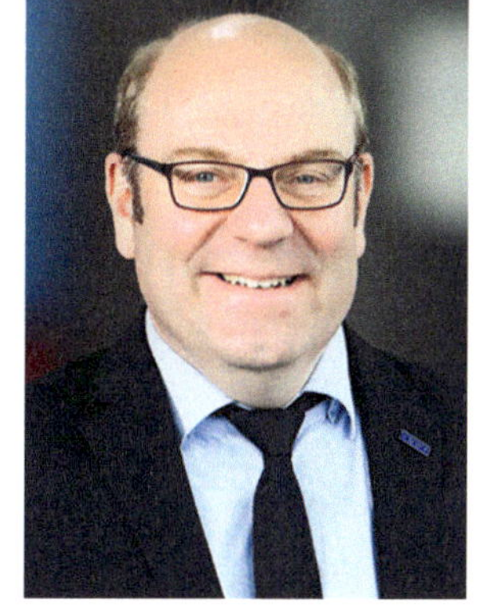

Prof. Thomas Seul hat seit dem Sommersemester 2007 an der Hochschule Schmalkalden die Professur für die Fertigungstechnik und Werkzeugkonstruktion inne. Er vertritt in der Fakultät Maschinenbau insbesondere die Lehr- und Forschungsaktivitäten in dem Studiengang Angewandte Kunststofftechnik.

Die Schwerpunkte seiner Forschungstätigkeiten liegen in der Produktentwicklung von Kunststoffbauteilen sowie in der Werkzeugkonstruktion, speziell für die Medizintechnikbranche.

Seine Karriere startete Prof. Thomas Seul mit einer Berufsausbildung zum Werkzeugmacher, Fachrichtung Spritzgussformenbau. Daran schloss sich sein erstes Studium im Maschinenbau, mit dem Studienschwerpunkt Konstruktion, in Iserlohn an. Sein zweites Studium, Lehramt/Sekundarstufe II mit beruflicher Fachrichtung Fertigungstechnik/Maschinentechnik, vollendete er 1999 erfolgreich an der Universität in Essen mit dem Staatsexamen.

Prof. Thomas Seul war Projektingenieur am Institut für Kunststoffe im Maschinenbau GmbH in Essen und wissenschaftlicher Mitarbeiter am Institut für Kunststoffverarbeitung (IKV) der RWTH in Aachen. Anschließend war er als Abteilungsleiter der Forschung & Entwicklung der Balda Medical GmbH & Co. KG in Bad Oeynhausen tätig. Seit 15. April 2010 ist Prof. Thomas Seul Präsident des Verbandes Deutscher Werkzeug- und Formenbauer (VDWF), Schwendi in Oberschwaben.

http://www.angewandte-kunststofftechnik.de

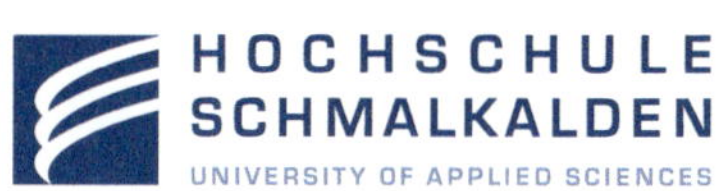

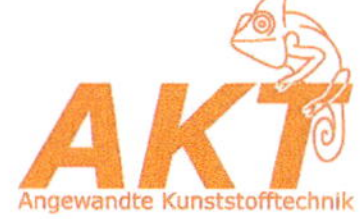

Prof. Dr.-Ing. Stefan Roth

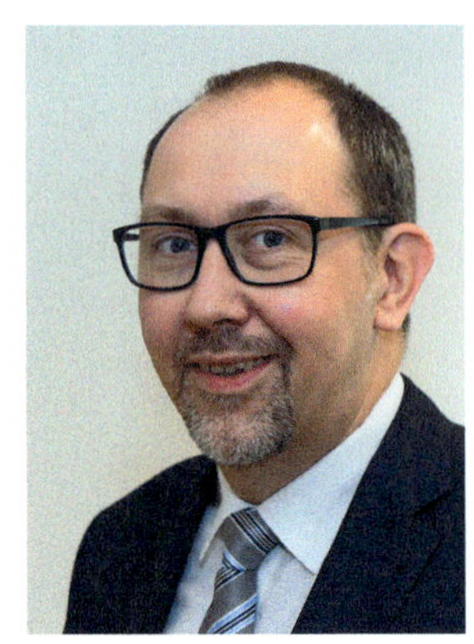

Prof. Dr.-Ing. Stefan Roth ist seit dem Sommersemester 2017 an der Hochschule Schmalkalden berufen für das Gebiet Produktentwicklung und Konstruktion. Die Charakterisierung und Prüfung von Kunststoffen, die Produktentwicklung mit Schwerpunkt Medizintechnik, sowie die Verfahren zur Aufbereitung, Extrusion und Additiven Fertigung bilden den Schwerpunkt seiner Forschungsarbeit.

Herr Prof. Roth hat Maschinenbau mit Schwerpunkt Konstruktion/Entwicklung an der Fachhochschule Ulm studiert, welches er im Weiteren durch ein Aufbaustudium Kunststofftechnik an der Technischen Universität Chemnitz ergänzte. Anschließend promovierte er an der Technischen Universität Chemnitz über das Thema Spritzgegossene Abschirmgehäuse aus stahlfasergefüllten Thermoplasten.

Er verfügt über langjährige industrielle Berufspraxis in der Produktentwicklung und Projektmanagement, u.a. im Automobilbereich und der Medizintechnik. Prof. Roth war bei der B. Braun Melsungen AG in leitender Funktion im Entwicklungsbereich für medizinische Einmalartikel und Infusionsgerätetechnik tätig. Seine Arbeitsfelder umfassten dabei die Materialauswahl von Kunststoffen für medizinische Einmalartikel und medizinische elektronische Geräte, Materialoptimierung und -modifizierung, Kunststoffanalytik sowie die Biokompatibilität von Kunststoffen.

Prof. Roth ist Vorsitzender des Arbeitskreises Kunststoffe in der Medizintechnik des Vereins Deutscher Ingenieure VDI und hat federführend die VDI-Richtlinie 2017 Medical-Grade-Plastics zur Beschreibung der Anforderungen an Kunststoffe in Medizinprodukten, In-vitro-Diagnostik-Anwendungen und pharmazeutischen Verpackungen mit konzipiert.

http://www.angewandte-kunststofftechnik.de

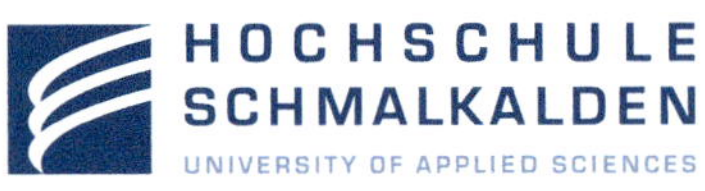

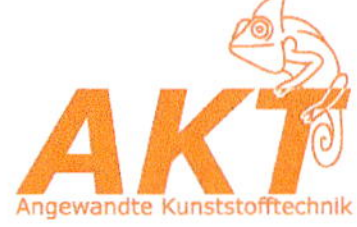

Die Mitverfasser

Dr. rer. biol. hum. Franziska Fuchs

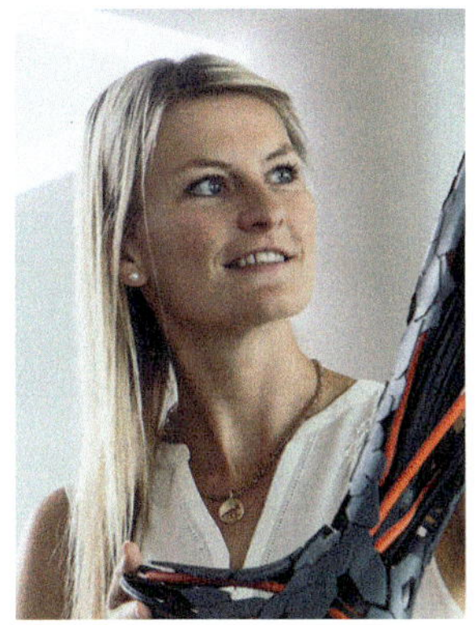

Dr. Franziska Fuchs beschäftigt sich seit ihrem Studium und Berufseinstieg 2012 bei EOS GmbH Electro Optical Systems intensiv mit industriellem 3D-Druck. Zwischen 2012 und 2016 entwickelte sie als Application Specialist Medical gemeinsam mit Kunden 3D-Druck-Medizinprodukte und beriet Unternehmen bei der Umstellung auf die additive Fertigung. Seit 2016 treibt sie als Business Development Manager Medical den Einsatz des industriellen 3D-Drucks in weiteren Feldern der Medizintechnik voran. Franziska Fuchs hat einen Bachelor in Wirtschaftsingenieurwesen sowie einen Master in Medical Systems Engineering abgeschlossen und an der Ludwig-Maximilians-Universität München zum Thema Additive Fertigung in der Medizintechnik promoviert.

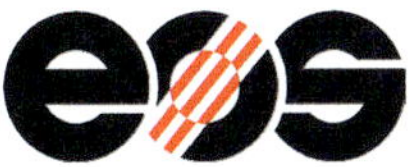

Madlen Himmel-Saar (M. Eng.)

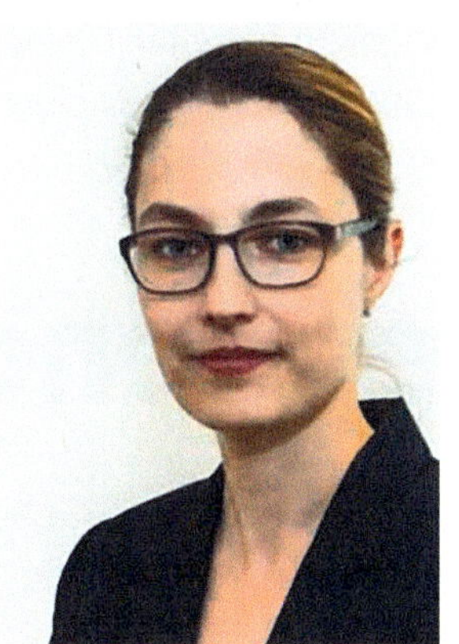

Madlen Himmel-Saar studierte an der Hochschule Schmalkalden Maschinenbau und erlangte hier den Abschluss Master of Engineering. Seit 2017 ist sie als wissenschaftliche Mitarbeiterin Teil des Teams Angewandte Kunststofftechnik unter der Leitung von Prof. Dr.-Ing. Thomas Seul und Prof. Dr.-Ing. Stefan Roth. Ihr Arbeitsgebiet beinhaltet u. a. die Mitarbeit in wissenschaftlichen Projekten, die Kunststoffanalyse und die Planung und Durchführung von Laborpraktika.

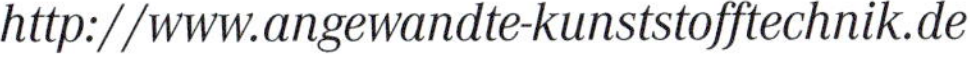

http://www.angewandte-kunststofftechnik.de

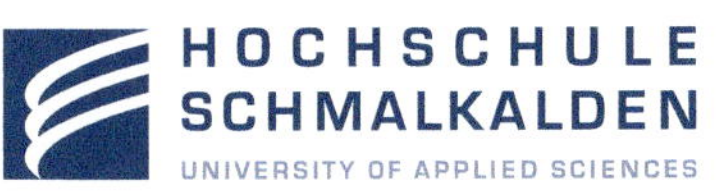

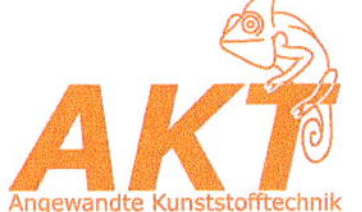

Thomas Hennig (M. Eng)

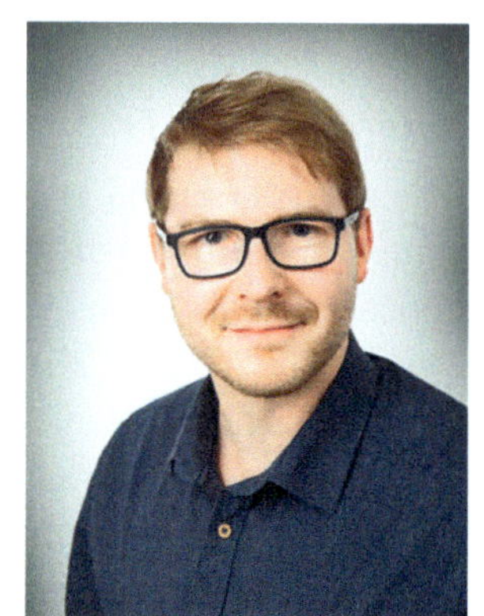

Herr Thomas Hennig beendete 2009 seine Ausbildung als Industriemechaniker mit anschließender Weiterbildung zum staatlich geprüften Techniker in Teilzeit. Es folgte 2013 ein Bachelorstudium mit Schwerpunkt allgemeiner Maschinenbau und 2017 der Masterstudiengang mit Spezialisierung im Fachbereich der angewandten Kunststofftechnik an der HS Schmalkalden. Die Mitwirkung in diesem Fachbuch erfolgt auf Grundlage der Masterarbeit bei der sfm medical devices GmbH in Wächtersbach mit dem Thema: „Erarbeitung eines Konzeptes zur systematischen Erstellung einer Entwicklungsakte am Beispiel eines Überleitsystems für pharmazeutische Produkte“.

Dr.-Ing. Kai Holl

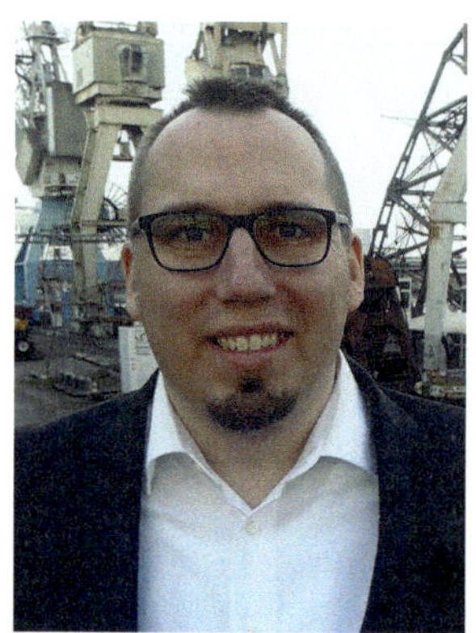

Herr Kai Holl ist gelernter Verfahrens- und Werkzeugmechaniker. Nach der Ausbildung studierte er Kunststofftechnik an der Hochschule Osnabrück. Von 2009 bis 2015 war er wissenschaftlicher Mitarbeiter an der Hochschule Schmalkalden. Er promovierte zum Thema „Beitrag zum Laserdurchstrahlschweißen von Kunststoffen in der Medizintechnik“ an der Technischen Universität Chemnitz. Seit 2015 ist er bei der Eppendorf Polymere GmbH, Hamburg als Projektleiter in der Entwicklung für Life-Science-Kunststoffprodukte tätig.

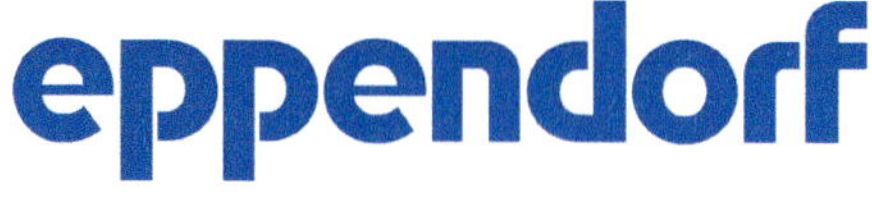

Eppendorf Polymere GmbH

Thomas Kremser (M. Sc.)

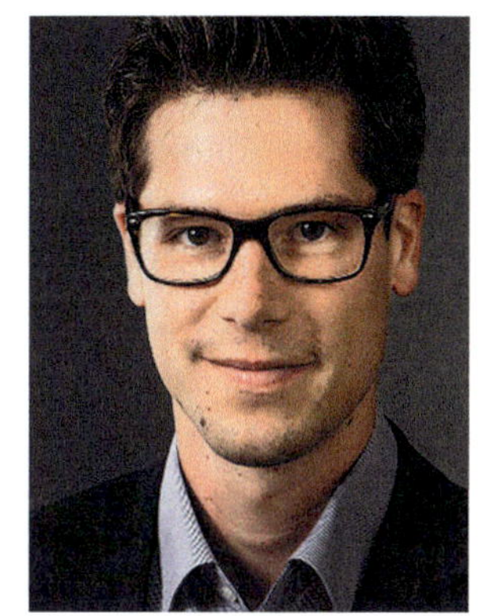

Thomas Kremser hat Medizintechnik an der Universität Erlangen-Nürnberg studiert. Er ist seit 2017 Mitarbeiter und Doktorand in der Arbeitsgruppe Materialwissenschaft bei der B. Braun Melsungen AG. Hier ist er im Tagesgeschäft hauptverantwortlich für die thermische und mechanische Kunststoffcharakterisierung. In seiner Doktorarbeit befasst er sich mit dem Einfluss von Strahlensterilisation und Alterung auf Polypropylen. Diese wird vom Leiter des Lehrstuhls für Polymerwerkstoffe der Universität Erlangen-Nürnberg Prof. Dr. rer. nat. habil. Dirk W. Schubert betreut.

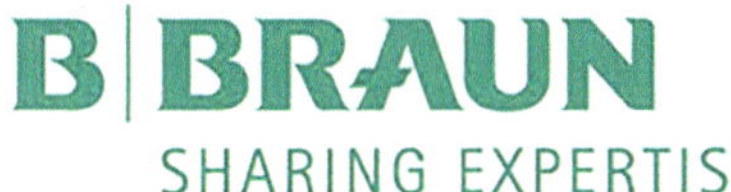

Andrea Müller (M. Eng.)

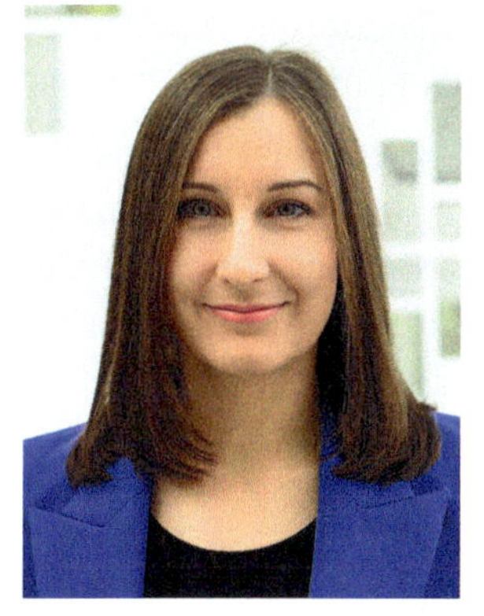

Frau Müller hat ihren Masterabschluss in Maschinenbau 2013 an der Hochschule Schmalkalden absolviert. Im Anschluss arbeite sie bis 2019 im Labor für Angewandte Kunststofftechnik der Hochschule Schmalkalden unter Leitung von Prof. Dr.-Ing. Thomas Seul im Bereich der regulatorischen Anforderungen in der Entwicklung von Medizinprodukten. Ihr Aufgabengebiet beinhaltete die Entwicklung eines risikobasierten Konzepts zur GMP-gerechten Qualifizierung von Spritzgießwerkzeugen und Validierung von Herstellungsprozessen. Zudem erarbeitete Frau Müller Strategien zur Produktentwicklung, Industrialisierung, Serienproduktion und Qualitätsmanagement in der Medizintechnik gemäß ISO 13485, ISO 14971, MPG, MDD/MDR und FDA 21 CFR Part 820. Frau Müller war an der Erstellung der DIN 16742 (Tolerierung von Kunststoffformteilen) und VDI 2017 (Medical-Grade-Plastics) beteiligt. Seit 2016 promoviert Frau Müller zum Thema „Einfluss der polymeren Degradation des Spritzgießprozesses auf die Zytotoxizität von Medizinprodukten" an der Hochschule Schmalkalden in Kooperation mit der Technischen Universität Chemnitz. Sie führte Zytotoxizitätsprüfungen gemäß ISO 10993-5 durch und untersuchte mittels statistischer Effektanalyse (DoE) die werkstofftechnischen und biologischen Veränderungen von Kunststoffen im Spritzgießprozess.

Dr.-Ing. Ruben Schlutter

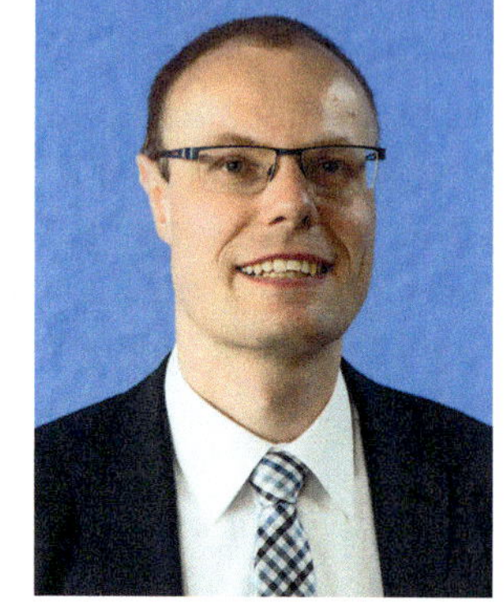

Dr. Schlutter studierte Maschinenbau mit dem Schwerpunkt Produktentwicklung/Konstruktion an der Fachhochschule Schmalkalden. Seit dem Abschluss seiner Promotion arbeitet er am Kunststoff-Institut für die mittelständische Wirtschaft NRW GmbH in Lüdenscheid im Bereich Werkzeugbeschichtungstechnologien und Oberflächenfunktionalisierung durch biozide Nanopartikel.

https://kunststoff-institut-luedenscheid.de/

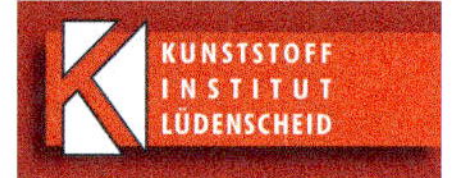

Dr. rer. nat. Stefan Seidel

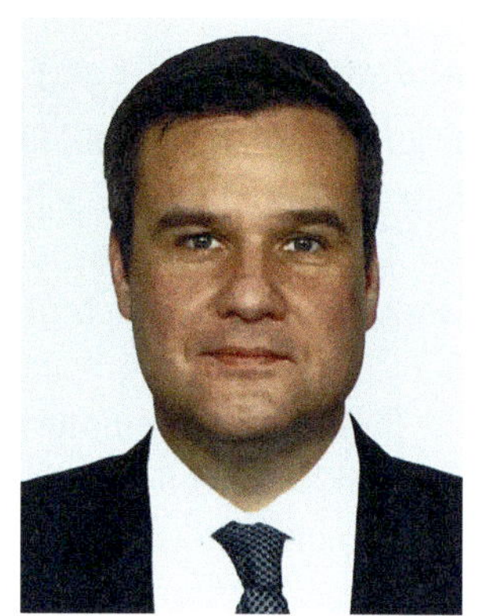

Dr. rer. nat. Stefan Seidel hat Chemie an der Freien Universität Berlin studiert und dort über das Thema „Chemie im Supersauren; Halogen-Kationen, Xenon als Komplexligand“ promoviert.

Seit 2006 ist Dr. Seidel bei der B. Braun Melsungen AG im Bereich der Zulassung von Medizinprodukten tätig. Neben der Sicherstellung der Konformität gemäß europäischen Regularien ist er als Leiter Regulatory Affairs für die weltweiten Zulassungen von nicht-aktiven Medizinprodukten für die Infusionstherapie verantwortlich.

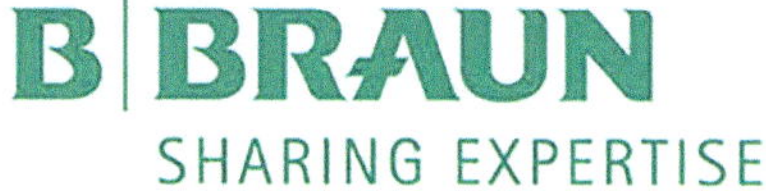

Annette Quick (Dipl.-Ing. FH)

Frau Annette Quick ist Diplomingenieurin Chemie (FH) und seit 1985 in verschiedenen Positionen in der Forschung und Entwicklung bei Roche tätig. Seit 2009 beschäftigt sie sich mit Fragestellungen zur Biokompatibilität bei Medizinprodukten. Sie leitet aktuell eine Abteilung in der Forschung und Entwicklung, die sich um die biologische Sicherheit von Medizinprodukten der Roche Diabetes Care GmbH kümmert.

1 Medizintechnik – Chancen und Risiken eines Wachstumsmarktes

Prof. Dr.-Ing. Stefan Roth und Prof. Dr.-Ing. Thomas Seul,
Angewandte Kunststofftechnik, Hochschule Schmalkalden

Die Branche der Medizintechnik präsentiert sich seit vielen Jahren als stabiler Wachstumsmarkt. Immer bessere Therapieformen unterstützt durch neue Technologien ermöglichen eine optimalere Behandlung von Patienten. Die damit einhergehende steigende Lebenserwartung führt zu einem stetig wachsenden Bedarf an Produkten der Medizintechnik.

Hinzu kommt, dass mit einem steigenden Lebensstandard, wie beispielsweise in den Ländern Asiens, sich neue, stark wachsende Märkte ergeben. Ein Kontinent wie Afrika mit einer jungen, stark wachsenden Bevölkerung und dem noch oftmals unzureichenden Zugang zu medizinischer Versorgung bietet für die nächsten Jahrzehnte das Potential zur Erschließung neuer Märkte. Entkoppelt von der gesamtwirtschaftlichen Entwicklung und konjunkturellen Zyklen, wächst der Gesundheitsmarkt Jahr für Jahr mit stabilen Wachstumsraten weltweit.

Was noch? Die Personalisierte Medizintechnik bzw. Individualisierte Medizin ist nicht nur eine europaweite Forschungsinitiative „personalised medicine 2020 and beyond" unter Beteiligung des Bundesministeriums für Bildung und Forschung (BMBF) [1], sondern auch ein interessanter Wachstumsmarkt in Bezug auf die Medizintechnik. Hierzu soll jeder Patient unter weitgehender Einbeziehung individueller Gegebenheiten über die funktionale Krankheitsdiagnose hinaus behandelt werden. Das schließt auch das fortlaufende Anpassen der Therapie an den Gesundungsfortschritt ein, so das BMBF. Ziel ist es, den Erkrankten individuelle maßgeschneiderte Prävention, Diagnose und Therapien anzubieten. Die hierzu notwendige Kombination aus Diagnostik, Pharmakologie, Biotechnologie und Health-IT stellen neue und zukunftsweisende Herausforderungen an die damit verbundene Medizintechnik und deren Produkte.

Die Sicherheit von Patienten und Anwendern hat für Medizinprodukte oberste Priorität. Durch regulatorische Vorgaben der Gesetzgeber, wie beispielsweise der Medizinprodukteverordnung der Europäischen Union 2017/745, sind hier umfangreiche Anforderungen an die Produktsicherheit definiert worden. Umfassende klinische Bewertungen, die intensive Validierung von Produkteigenschaften und den dazugehörigen Herstellprozessen, alles nachvollziehbar mit der Möglichkeit einer lückenlosen Rückverfolgbarkeit dokumentiert, sind Beispiele, wie Hersteller und Inverkehrbringer die Sicherheit von Produkten gewährleisten. Der Produktsicherheit, einhergehend mit stabilen Produkteigenschaften und Prozessen, wird damit der Vorrang vor Kosteneffizienz gegeben. Medizinprodukte unterliegen einem langen Lebenszyklus, jahrzehntelange Produktionszeiträume sind üblich, und sie erfahren, wenn erfolgreich im Markt etabliert, einen konstanten Absatz (Bild 1.1).

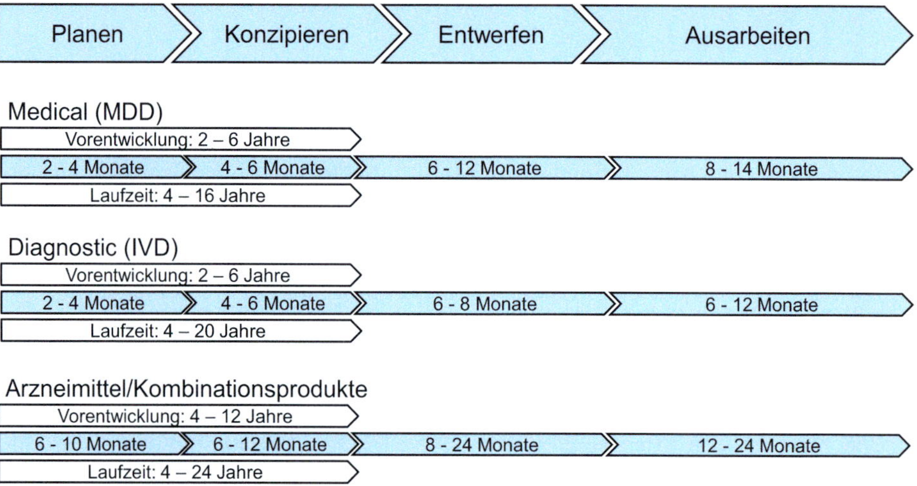

Bild 1.1 Entwicklungszeiträume (Vor- und Serienentwicklung) in unterschiedlichen Medizinmärkten und anschließende Laufzeit der Produkte im Markt

Für viele Unternehmen und Hersteller aus anderen Industriebereichen erscheint der Markt der Medizintechnik damit besonders vielversprechend und lukrativ. Gerade in Phasen wirtschaftlicher Stagnation wenden sich viele Hersteller diesem Markt daher verstärkt zu mit der Hoffnung auf ein stabiles und profitables Geschäft. Oftmals werden dabei die Herausforderungen der Medizintechnik unterschätzt. Das nötige Know-how und die Technologie zur Entwicklung und Herstellung eines Medizinprodukts sind nur eine Voraussetzung für einen erfolgreichen Markteintritt. Es bedarf vielmehr der absoluten Fokussierung auf die Produktsicherheit durch stabile Prozesse und nachvollziehbare Validierung. Ein risikobasierter Ansatz zur Bewertung der eigenen Aktivitäten zur Herstellung und Entwicklung im Hinblick auf die Patientensicherheit ist hier ein Aspekt und Beispiel für das „Mindset", das sich der Hersteller und Inverkehrbringer aneignen muss. Die entsprechende Denkweise und die daraus resultierenden Prozesse gilt es erfolgreich im Haus zu installieren und zu leben. Dies bedarf Zeit und Ausdauer, über mehrere Jahre hinweg. Letzteres ist insbesondere notwendig, um sich in der

Medizintechnik, die von langen Entwicklungsdauern und Zeiträumen von der Idee bis zum Markteintritt geprägt ist, erfolgreich zu etablieren.

Innerhalb des Entwicklungsfortschrittes gibt es Phasen, wie z.B. eine Klinische Studie, die vor dem Markteintritt des Produkts stehen und mitunter nur mit Abwarten verbunden sind (Bild 1.2). Diese heißt es erst mal durchzustehen, nicht nur technisch-inhaltlich, sondern auch wirtschaftlich. Nicht selten kommt es vor, dass Produkte nach jahrelanger Entwicklungszeit nicht realisiert werden. Die Gründe für das Scheitern sind weniger in der technischen Machbarkeit zu finden, sondern können in nicht erfolgreichen Klinischen Studien, die zum Beispiel den Patientennutzen nicht aufzeigen können, oder in der fehlenden Anerkennung, sprich der Zusicherung der Kostenübernahme für das Produkt durch die Gesundheitsversorgungssysteme, liegen.

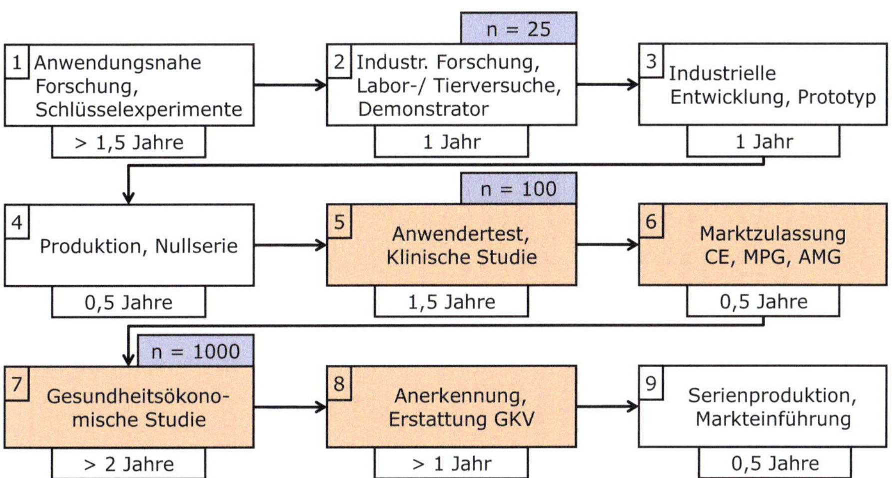

Bild 1.2 Entwicklungsschritte für ein Medizinprodukt von der Idee bis zur Markteinführung
MPG = Medizinproduktegesetz
AMG = Arzneimittelgesetz
GKV = Ges. Krankenversicherung
[Quellen: VDI/VDE/IT, 2008 / BIOTRONIK]

Entwicklungen in der Medizintechnik verbunden mit der erfolgreichen Inverkehrbringung der Produkte müssen notwendigerweise als Unternehmensziele mittel- und langfristig geplant und ausdauernd sowie parallel verfolgt werden, um sich letztendlich als Unternehmen erfolgreich in der Medizintechnik positionieren zu können.

Literatur zu Kapitel 1

[1] NN: Individualisierte Medizin - Neues Wissen über die molekularen Prozesse des Lebens erweitert das Verständnis von Gesundheit und Krankheit, URL *https://www.bmbf.de/de/individualisierte-medizin-378.html*, Abruf 20.11.2019

2 Kunststoffe in der Medizintechnik

Dr.-Ing. Kai Holl, Eppendorf Polymere GmbH

Dr.-Ing. Ruben Schlutter, KIMW, Lüdenscheid

Prof. Dr.-Ing. Thomas Seul, Angewandte Kunststofftechnik, Hochschule Schmalkalden

Seit nunmehr über 100 Jahren vollbringen Kunststoffe Pionierleistungen in der Medizintechnik und bei pharmazeutischen Primärverpackungen. Wie auch in anderen Branchen waren die ersten Anfänge durch Kunststoffe mit schwarzem Erscheinungsbild geprägt, wie beim Hörgerät in Bild 2.1 zu sehen.

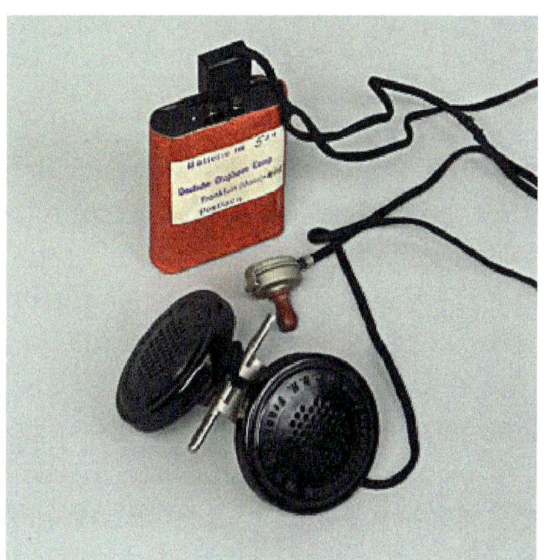

Bild 2.1 Hörgerät aus „Phenoplast" der Firma Deutsche Otophone Com. GmbH, Frankfurt/ Main mit Batterien und Ohrstecker, datiert auf 1950 [Quelle: Kunststoff-Museums-Verein e. V., Düsseldorf]

Kunststoffe sind mittlerweile unentbehrlich in den medizintechnischen Bereichen. Mittlerweile bestehen 45 % der weltweit eingesetzten medizinischen Geräte aus Kunststoffen [7]. Die daraus entstandenen Märkte sind faszinierend und zukunftsträchtig. Dennoch produzieren laut Schlötelburg (Deutsche Gesellschaft für Biomedizinische Technik) in Deutschland gerade einmal etwa 91 Unternehmen Produkte und Systeme für diesen hoch regulativen Markt.

Anforderungen wie Qualität, Liefertreue und z. B. GMP (Good-Manufacturing-Practice) haben einen gleich hohen Stellenwert für Lieferanten wie Zertifizierung und Dokumentation. Seit 1993 gibt es in der EU die Richtlinie 93/42/EWG für Medizinprodukte, die 2017 durch die Medizinprodukterichtlinie 2017/745 eine Novellierung erfahren hat. Diese unterteilt Medizinprodukte nach ihren Risiken für den Menschen in vier verschiedene Risikoklassen. Unter die *Klasse I* fallen Produkte mit einem geringen Risiko wie Verbandsmaterialien oder Prothesen. Einwegspritzen, Kanülen oder Kontaktlinsen fallen unter die *Risikoklasse IIa,* während Implantate oder Kondome in die *Klasse IIb* gehören. *Klasse-III*-Produkte haben das höchste Risiko für den Menschen, dazu gehören beispielsweise Hüftimplantate oder Nahtmaterial [1].

Ausgehend von den verschiedenen Risikoklassen werden im Folgenden Entwicklungen und Produkte beschrieben, in denen Kunststoffe eine Schlüsselfunktion eingenommen haben und sicherlich auch noch in Zukunft einnehmen werden.

2.1 Klasse I (Verbandsmaterialien, Prothesen)

Verbandsmittel gehören wohl mit zu den ältesten medizinischen Produkten der Welt. Bevor die ersten Verbandsmittel im industriellen und vor allem keimfreien Zustand hergestellt werden konnten, fanden beispielsweise Pflanzenblätter oder Baumrinden Anwendung [7]. Vor 150 Jahren wurden die ersten Heftpflaster hergestellt, indem Fischleim auf Seide aufgetragen wurde. Später verwendete man gezupfte Leinenreste zur Behandlung. Heftpflaster aus Kautschuk wurden Ende des 19. Jahrhunderts in Amerika erstmals gefertigt. Diese riefen jedoch Hautirritationen hervor und waren nicht lange haltbar. Durch die Zugabe von Zinkoxid gelang es Paul Beiersdorf 1901, den Kautschuk haltbarer und hautverträglicher zu machen. Damit revolutionierte er die Wundversorgung [8].

Pflaster, wie wir sie heute kennen, waren 1920 in Amerika und 1924 in Deutschland erstmals industriell herstellbar [8] [9]. In der neueren Zeit haben sich die Kunststoffe in der Wundversorgung weiter durchgesetzt. So gibt es Wundversorgungssysteme aus einer PP- oder PU-Matrix, in der Silberionen enthalten sind, die eine keimabtötende Wirkung haben. Ferner werden Folienverbände aus PU eingesetzt, die einerseits sauerstoff- und dampfdurchlässig sind und andererseits die Infektion der Wunde durch Bakterien verhindern [10].

Prothesen leiten sich von den griechischen Wörtern „pro“ (vor, anstatt) und „thesis“ (setzen, stellen) ab und bezeichnen den Ersatz von Gliedmaßen und Organen. Zur Klasse I der Medizinprodukte gehören nur Prothesen, die außerhalb des Körpers eingesetzt werden, sogenannte Exoprothesen. Endoprothesen, also Prothesen, die im Inneren des menschlichen Körpers eingesetzt werden, gehören zur Medizinklasse II. Sie werden auch Implantate genannt [10].

Die ersten Prothesen für Gliedmaßen wurden bereits um 2000 v. Chr. in Ägypten eingesetzt. Im Mittelalter wurden Prothesen aus Holz oder Eisen hergestellt. Diese erfüllten jedoch kaum die Anforderungen an die menschlichen Gliedmaßen. Der deutsche Unternehmer Otto Bock teilte die Prothesen für Beine in drei Baugruppen ein: den Schaft, das Knie- oder Wadenpassteil und den Fuß. Dies geschah nach dem ersten Weltkrieg. Diese Einteilung ist heute immer noch gültig. Die Materialien haben sich im Gegensatz zur Zeit des ersten Weltkrieges sehr verändert. Während zu Beginn des 20. Jahrhunderts vorwiegend Holz als Werkstoff verwendet wurde, finden seit 1950 Kunststoffe bei der Firma Otto Bock ein breites Anwendungsfeld [18]. Mit Hilfe moderner Prothesenfüße, wie z. B. dem Trias® Carbon-Prothesenfuß (Bild 2.2), ist ein leichtes aktives Gehen möglich.

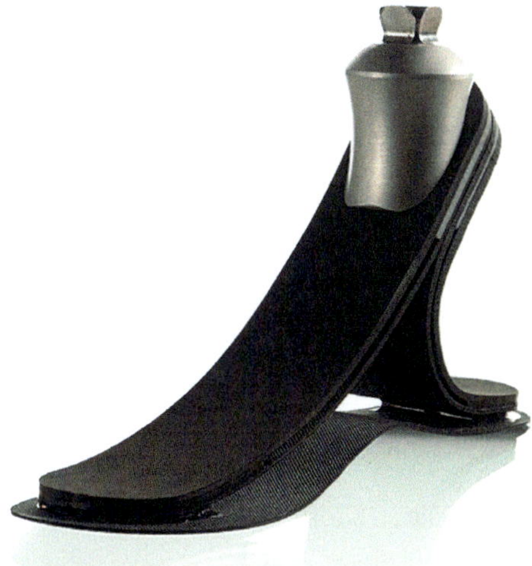

Bild 2.2
Trias® Carbon-Prothesenfuß der Firma Otto Bock, Duderstadt [Quelle: Otto Bock, Duderstadt]

2.2 Klasse IIa (Einwegartikel, Hörgeräte, Kontaktlinsen)

Die ersten Kontaktlinsen wurden aus Glas gefertigt und hatten für den Träger keinen hohen Tragekomfort. 1936 stellte William Feinbloom in den USA die ersten Kontaktlinsen aus PMMA her. Diese boten einen vielfach höheren Tragekomfort.

Während des 2. Weltkriegs hat man bei Piloten der Royal Air Force festgestellt, dass Splitter der Flugzeughauben aus PMMA in den Augen nicht durch das Immunsystem abgestoßen wurden. Durch diese Entdeckung konnte 1949 die erste Intraokularlinse aus PMMA von Harold Ridley implantiert werden. Neuere intraokulare Linsen bestehen aus Silikonkautschuk und benötigen nur noch einen kleinen Schnitt, um in das Auge eingesetzt zu werden [22].

Herkömmliche Kontaktlinsen hatten den Nachteil, dass diese trotz der Verwendung von PMMA relativ steif waren und keine Sauerstoffdurchlässigkeit besaßen. Bereits 1950 war durch George Butterfield (USA) die erste kleine sauerstoffdurchlässige Kontaktlinse herstellbar. Sie bot einen höheren Tragekomfort und eine höhere Sauerstoffpermeabilität.

1971 konnte der Komfort für den Träger nochmals gesteigert werden, als die ersten Hydrogellinsen auf den Markt kamen. Eine künstliche Linse lässt sich auch in das Auge implantieren. Meist wird diese nach Entfernung der natürlichen Linse im Rahmen der Operation des Grauen Stars implantiert (Bild 2.3). Ciba Vision brachte dann 1999 Silikon-Hydrogel-Kontaktlinsen auf den Markt. Diese Linsen besitzen die bisher höchste Sauerstoff- und Wasserpermeabilität bei einem Wassergehalt von bis zu 48 % [11].

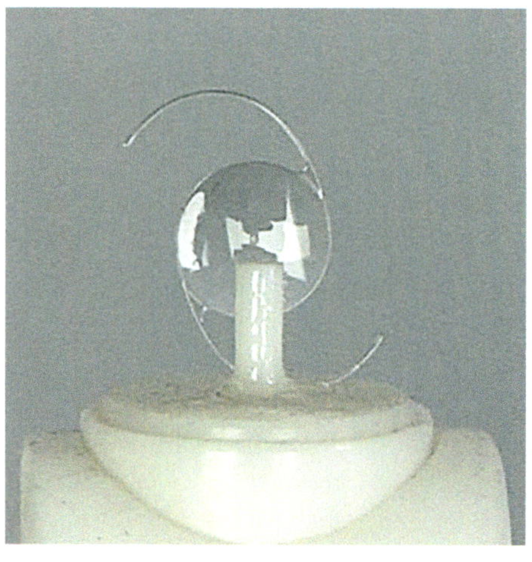

Bild 2.3
Intraokularlinse aus PMMA der Firma Domilens GmbH, Hamburg, datiert auf 1998 [Quelle: Kunststoff-Museums-Verein e. V., Düsseldorf]

In der Mitte des letzten Jahrhunderts war die Gefahr von Infektionen durch die Wiederverwendung von medizinischen Geräten aus Glas oder Metall trotz mittlerweile verbesserter Sterilisationsverfahren, wie Ethylenoxid oder Gammabestrahlung, noch sehr hoch. Um diese Gefahr zu minimieren, stieg in den fünfziger Jahren der Bedarf an Einmalartikeln aus Kunststoffen. Seit dieser Zeit begannen Firmen wie B. Braun, CODAN oder Becton Dickinson mit der Produktion von sterilen und sicheren Einwegprodukten, wie Kanülen, Einwegspritzen oder Infusionsgeräten.

B. Braun gelang 1962 eine Pionierleistung auf diesem Gebiet. Als Ersatz für Stahlkanülen wurden Kunststoffkapillaren eingeführt. Die „Braunüle" (Bild 2.4) war geboren. Nach dem Setzen der Kanüle wird der Stahlmandrin entfernt, und nur ein flexibler Schlauch bleibt in der Vene des Patienten und verursacht keine Verletzungen bei Armbewegungen. Bis heute wurden über 3,45 Milliarden Braunülen von B. Braun in alle Welt geliefert. Die Montage ist in Bild 2.5 zu sehen [12].

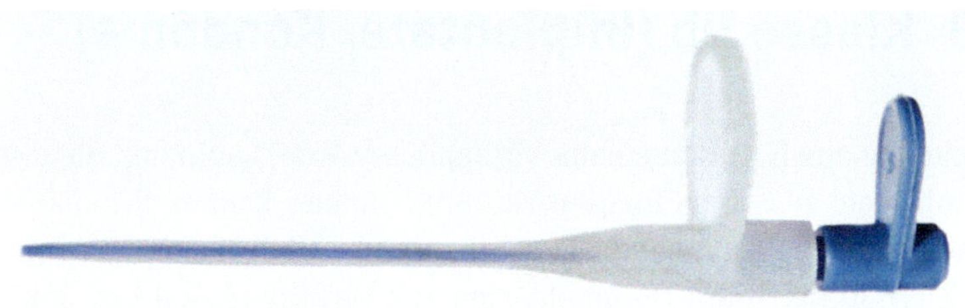

Bild 2.4 Braunüle® der Firma B. Braun, wie sie 1962 gefertigt wurde [Quelle: B. Braun, Melsungen]

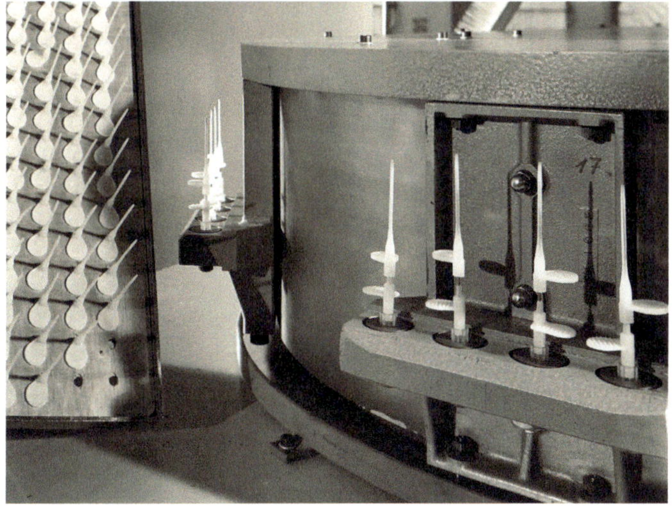

Bild 2.5 Braunüle® in der Montage [Quelle: B. Braun, Melsungen]

Spritzen aus Glas und Metall sollten ebenfalls zu dieser Zeit durch Kunststoff substituiert werden. Der Neuseeländer Colin Murdoch meldete 1956 die Einwegspritze aus Kunststoff zum Patent an. Das New Zealand Department of Health wollte von seiner Idee aber nichts wissen. Ihm wurde gesagt, Einwegspritzen aus Kunststoff würden weder Ärzte noch Patienten mögen [13]. Mittlerweile werden weltweit über 16 Milliarden Einwegspritzen, teilweise schon mit Medikamenten gefüllt, jährlich verbraucht [15].

2.3 Klasse IIb (Implantate, Kondome)

Bevor Kondome aus Naturkautschuk vorhanden waren, benutzten die alten Ägypter Ziegenblasen zur Empfängnisverhütung. Später kamen Schafsblinddärme, Fischblasen, Leinen- oder Samtsäcke hinzu. Dr. Condom empfahl am Hof von Charles II. (1630 bis 1685) Hammeldärme zur Verhütung und gab dem Kondom sowohl seinen Namen.

1855 stellte Charles Goodyear das erste Kondom aus Naturkautschuk her. Trotz der Wanddicke von 1 bis 2 mm und einer Längsnaht bedeutete es einen Durchbruch für das Kondom. Es sollte jedoch noch fast 50 Jahre dauern, bis 1901 Julius Fromm die Kondomproduktion revolutionierte, indem er Glaskolben in eine Latexlösung tauchte (Bild 2.6), die anschließend getrocknet und vulkanisiert wird. Um 1919 konnte Fromm die ersten maschinell gefertigten Kondome herstellen. Später kamen feuchtigkeits-, spermizidbeschichtete und aromatisierte Kondome hinzu. Mittlerweile beträgt die Wanddicke der von Fromm hergestellten Kondome nur noch 0,06 mm [2].

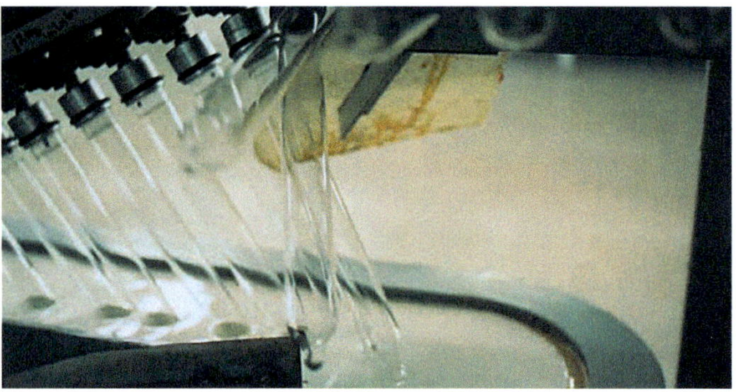

Bild 2.6 Kondomherstellung [Quelle: Ansell GmbH, Köln]

Dentalimplantate sind die einzigen Implantate, die der Klasse IIb zugeordnet werden. In der Zahnmedizin werden Implantate eingesetzt, die ein Rückbilden des Kieferkammknochens nach dem Ziehen eines Zahnes verhindern. Aus Polylactid wird eine passgenaue Kopie der Zahnwurzel hergestellt und an der Stelle, an der der Zahn saß, implantiert. Das Implantat verschließt die Wunde und verhindert somit das Eindringen von Keimen, Bakterien und Speiseresten. Das Einwachsen von Weichgewebe in den Knochen wird ebenfalls ausgeschlossen. Polylactid wird biologisch abgebaut, sodass die Wunde langsam zuwachsen kann [10] [16].

2.4 Klasse III (Hüftimplantate, Nahtmaterial, Stents)

Die ersten Aufzeichnungen über eine chirurgische Naht wurden vor 5000 Jahren gemacht. Bevor hier die Kunststoffe ihren Siegeszug antreten konnten, kamen für die Versorgung von Wunden Bogensehnen, Pflanzenfasern und Darmsaiten zum Einsatz. Dieses Nahtmaterial war jedoch nicht steril und führte in sehr vielen Fällen zu Wundinfektionen. Um 1860 kamen durch Joseph Lister und Curt Schimmelbusch die ersten Sterilisationsverfahren auf und die Anzahl der Wundinfektionen konnte verringert werden. Auf der Suche nach resorbierbarem Nahtmaterial fand Joseph Lister dann 1868 Darmsaiten, die aus Schafsdärmen hergestellt wurden. Diese wurden mit Karbolsäure desinfiziert und das erste „Catgut" war entstanden. Die wirksame Desinfektion der Därme im Herstellungsprozess stellte jedoch noch lange Zeit eine große Herausforderung in der Catgut-Herstellung dar. Der Durchbruch hierzu gelang erst einige Jahrzehnte später mit einer Zufallsbegegnung: Auf einer Zugfahrt trifft der Hersteller von medizinischen Artikeln, Carl Braun, den Chirurgen Dr. Franz Kuhn. Sie kommen ins fachliche Gespräch über die Möglichkeiten Catgut-Desinfektionen und entwickeln letztendlich gemeinsam 1908 das erste Verfahren zur industriellen Fertigung von sterilem Catgut im großem Maßstab und ermöglichen damit eine breite Anwendung. Katzendarm, wie der Name vermuten lässt, kam jedoch nie zur Anwendung, sondern Därme von Schafen und Ziegen. Dieses natürliche Nahtmaterial wurde in der EU noch bis 2001 verarbeitet [3] [4] [22].

1935 ließ W.H. Carothers sich das Polyamid patentieren [5] und das erste synthetische Nahtmaterial aus PA6 und PA6.6 war herstellbar. Gleichzeitig stellte B. Braun mit „Synthofil A®" sein erstes synthetisches Nahtmaterial aus PET her [12]. Weiteres synthetisches Nahtmaterial wurde aus Polypropylen hergestellt. Nahtmaterial aus Polypropylen hat den Vorteil, dass es glatt und als Einzelfaser einsetzbar ist. Ende der sechziger Jahre wurden die ersten synthetischen resorbierbaren Nahtmaterialien hergestellt. 1971 kam mit „Dexon®" von B. Braun ein synthetisches resorbierbares Nahtmaterial auf Basis von Polyglykolsäure auf den Markt. Bei Nahtmaterial auf Basis von Milchsäure zersetzt bzw. baut der Körper das Material durch Wasser ab [3] [4] [12] [22]. Die Resorption durch den Körper findet nicht schlagartig statt, sondern ist über den Aufbau von PLA (engl.: polylactic acid) einstellbar [6]. Durch die Resorption sind keine nachträglichen und unangenehmen Operationen zur Nahtentfernung im Inneren des Körpers mehr nötig.

Neben den Exoprothesen, die der Klasse I zugeordnet werden, gibt es Implantate, die im Inneren des menschlichen Körpers zur Anwendung kommen.

Zu den am häufigsten eingesetzten Implantaten gehören heute Kniegelenke und Hüftgelenke. Da das Kniegelenk das am stärksten belastete Gelenk im Körper ist, verschleißt es besonders häufig. Medizinisch betrachtet ist das Kniegelenk ein besonders aufeinander abgestimmtes System aus Knochen, Knorpel, Sehnen und Bändern. Sie sorgen für Stabilität und Beweglichkeit. Die Knochen sind an ihren Kontaktflächen mit Knorpel überzogen. Dieser minimiert Reibung und Verschleiß [20].

Bei einer Arthrose ist der Knorpel vollständig abgenutzt, sodass ein künstliches Kniegelenk zur Anwendung kommt. Die zerstörten oder geschädigten Gelenkteile werden entfernt und durch künstliche Gelenke ersetzt. Die Gelenkteile selbst bestehen häufig aus Metallen. Zwischen ihnen, dort wo normalerweise der Meniskus sitzt, wird eine Kunststoffscheibe eingesetzt. Diese minimiert den Verschleiß des Gelenks, sodass dieses länger im Einsatz bleiben kann [20].

In Fällen, in denen das Kniegelenk selbst unbeschädigt ist, wird nur der Knorpel ersetzt. Dabei wird der geschädigte Knorpel entfernt und eine Vertiefung in den Knochen gefräst. Hier wird der Knorpelersatz, bestehend aus Polyethylen, befestigt [10].

Ein Highlight auf der ersten K-Messe 1955 war der von der Firma Ticona erstmalig vorgestellte Werkstoff GUR® (Bild 2.7). Hierbei handelt es sich um ultrahochmolekulares Polyethylen (UHMW-PE), welches aufgrund seiner Verschleißfestigkeit und Schlagzähigkeit bis heute unter anderem bei künstlichen Hüftgelenken und Orthesen eingesetzt wird.

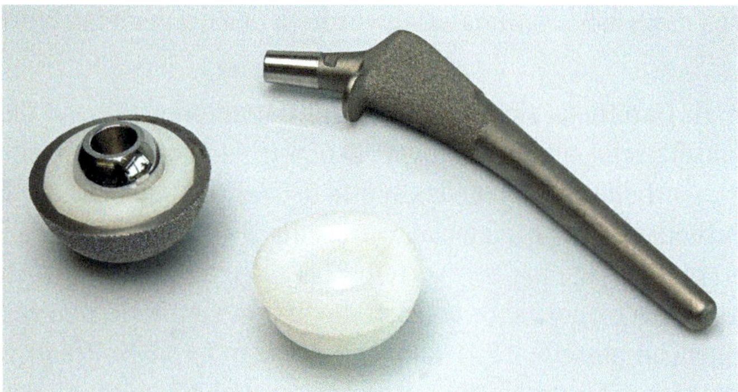

Bild 2.7 Ultrahochmolekulares Polyethylen (UHMW-PE), eingesetzt als Lagerschale in einem künstlichen Hüftgelenk [Quelle: Ticona, Kelsterbach]

Stents sind medizinische Implantate. Sie werden in Hohlorgane, beispielsweise Adern oder die Speiseröhre eingebracht, um einen Verschluss der Organe zu verhindern. Häufig werden Stents in Herzkranzgefäßen eingesetzt. Der Begriff geht auf den englischen Zahnarzt Charles Stent (1807 bis 1885) zurück. Er erfand ein thermoplastisches Material zur Abformung von Kiefer und Gesichtspartien. Dieses Material kann ebenfalls als Stützmaterial für Hohlorgane verwendet werden [17].

Durch die weiter fortschreitende Entwicklung der Kunststoffe und den Anspruch der biologischen Abbaubarkeit finden Kunststoffe immer häufiger Einsatz bei der Weiterentwicklung von Stents. Der Grundgedanke bioresorbierbarer Stents ist, die Adern so lange abzustützen, wie es medizinisch notwendig ist. Pionierarbeit leistet hier der Igaki-Tamai-Stent. Dieser wird aus PLA gefertigt und hält wenige Monate [18].

Ein weiteres Anwendungsfeld sind Herzklappen. Heute werden jedes Jahr ca. 160 Menschen, bezogen auf 1 000 000 Menschen, einer Herzklappenoperation unterzogen. In dieser Statistik sind jedoch nur Menschen mit erworbenen Herzklappenfehlern erfasst. Zusätzlich werden Kinder und Säuglinge mit angeborenen Herzklappenfehlern operiert. Dabei kommen bei jedem dritten Patienten biologische Herzklappen zum Einsatz. Diese bestehen aus Herzklappen von Schweinen oder Rindern, die auf einen PTFE-Ring aufgenäht werden. Vorteilhaft an diesen biologischen Herzklappenprothesen ist die natürliche Gestalt der Funktion. Eine Antikoagulationstherapie zur Verhinderung der Blutgerinnung an den Herzklappen ist nur unmittelbar nach der Operation notwendig. Biologische Herzklappenprothesen sind außerdem sehr leise in ihrer Funktion. Problematisch sind die ungewisse Dauerfestigkeit und die schlechte Reproduzierbarkeit in der Fertigung [10].

Rund 67 % der Patienten werden mechanische Herzklappenprothesen implantiert. Diese sind nach unterschiedlichen Funktionsprinzipien aufgebaut. Als Schließkörper dienten früher Kugeln. Heute werden die mechanischen Herzklappenprothesen in Kugel-, Hubscheiben- und Kippscheibenklappen unterschieden. Daneben gibt es zwei- und dreiflügelige Herzklappen. Vorteilhaft an diesen Konstruktionen sind ihre vergleichsweise einfache Fertigung und ihre lange Lebensdauer. Durch die Bewegung der Herzklappen entstehen allerdings Geräusche. Da es sich um nichtbiologische Fremdkörper handelt, muss außerdem lebenslang Blutgerinnseln an der Herzklappe durch Antikoagulationstherapien vorgebeugt werden.

Eine technische Innovation der Herstellung von dreiflügeligen Herzklappen aus PA12 wird in [19] beschrieben. Dabei gelang die Konstruktion eines Spritzgießwerkzeuges, mit dem dreidimensional geformte Herzklappen ohne Nacharbeit gefertigt werden können. Problematisch war vor allem, dass am Spritzgussteil keine Anguss- und keine Auswerfermarkierungen sichtbar sein durften. Das ist notwendig, damit sich an diesen Stellen keine Verwirbelungen oder Blutgerinnsel bilden können. Die Lösung des Problems wurde durch ein neues Kaltkanalsystem und die Evakuierung der Form erreicht.

Die so gefertigten Herzklappen werden in einen Titanring eingesetzt und gereinigt. Diese Herzklappen haben eine theoretische Lebensdauer von über 100 Jahren. Mittlerweile werden diese Herzklappen in Serie produziert [19].

2.5 Ausblick

Die Anwendungen von Kunststoffen in der Medizintechnik sind auch in Zukunft schier unerschöpflich. Ob als sichere Vorratskammer aus PVC für Blutkonserven oder für den einmaligen Gebrauch als Urindrainagebeutel (Bild 2.8). Ob als „MRT-transparente" Neuroinstrumente (Klasse III-Produkte) für computernavigierte Operationen oder als komplexe Systeme für die Blutzuckermessung oder Selbstmedikation, wie z. B. Inhalatoren (Bild 2.9).

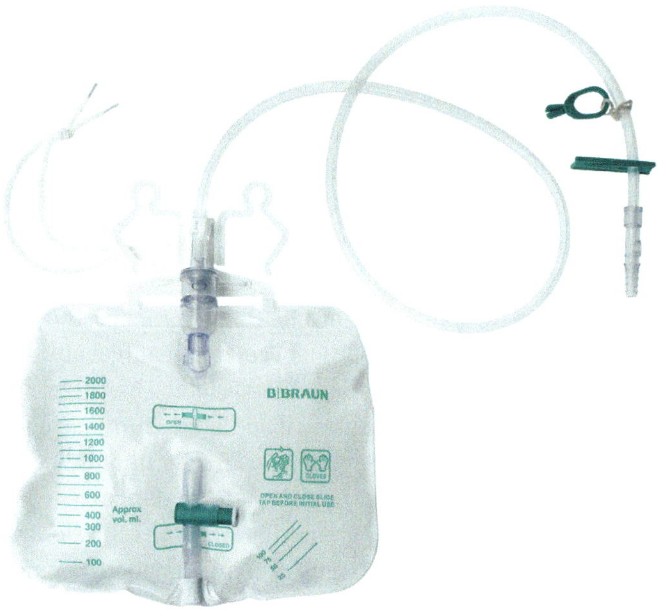

Bild 2.8 Ureofix® 112 Plus, Urindrainagebeutel 2000 ml, mit Handschuhen [Quelle: B. Braun, Melsungen]

Die Beispiele zeigen, die Medizintechnik ist äußerst interdisziplinär. Dies bedingt die Notwendigkeit der fächerübergreifenden Arbeitsweise in der Medizintechnik bzw. Life-Science.

Und zu guter Letzt, vergessen Sie bei allen Anstrengungen und dem Enthusiasmus bitte niemals den Patienten!

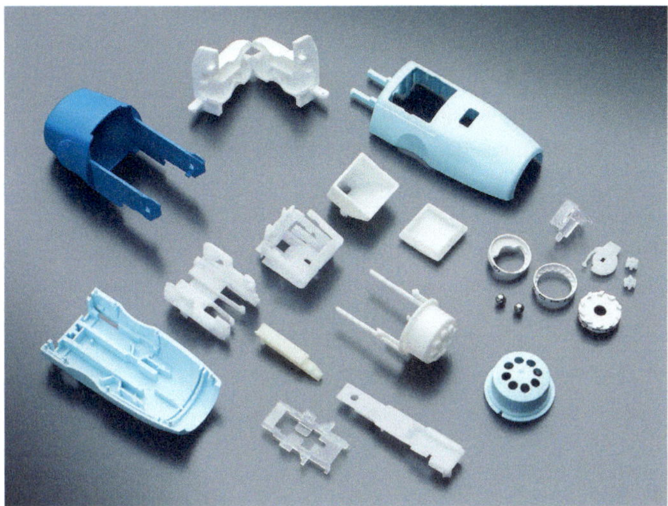

Bild 2.9 Trockenpulverinhalator SkyeHaler™ mit mechanischen Bauteilen aus POM (Hostaform®) und PBT (Celanex®) [Quelle: Ticona, Industriepark Frankfurt-Höchst]

Literatur zu Kapitel 2

[1] N. N.: Richtlinie 93/42/EWG Medizinprodukte, Fassung vom 21. 9. 2007

[2] N. N.: Die Geschichte des Kondoms, *www.condomi.com,* Firmenschrift Ansell GmbH, Köln 25. 02. 2010

[3] N. N.: Schon gewusst, Firmenschrift ETHICON GmbH, Norderstedt 25. 02. 2010

[4] Schramm, S.: Das Nähzeug der Chirurgen, In: Die Zeit, Hamburg, 02. 06. 2005

[5] N. N.: Die Kunststoff-Macher, Kunststoff-Museums-Verein e. V., Düsseldorf, 2004

[6] Kaiser, W.: Kunststoffchemie für Ingenieure, 2. Auflage 2007, Carl Hanser Verlag, München

[7] Schmitt, J.M; Beeres, M.: Geschichte und Trends der Medizintechnologie, BVMed, 2004 Berlin

[8] N. N.: Die kleine Pflasterfibel, Firmenschrift BSN medical GmbH, 2008 Hamburg

[9] N. N.: *http://www.bandaid.com/history.do* 26. 02. 2010

[10] Wintermantel, E; Ha,S-W.: Medizintechnik: Life Science Engineering, 5., überarb. u. erw. A. 2009, Springer Berlin

[11] Vogt, J.: Willkommen an Bord: Zeitreise in die Zukunft der Kontaktlinsentechnologie, Präsentation, Kontaktlinsentage 24. - 25. April 2009

[12] Koller, W.: Persönliche Nachricht 26. 02. 1020

[13] Moldofsky, L.: Innovators, TIME, New York, 03. 11. 1999

[14] N. N.: Report of the Global Injection Safety and Infection Control Meeting 23-25 October 2007 WHO - Geneva

[15] Wintermantel, E.; Ha, S.-W.: Medizintechnik mit biokompatiblen Werkstoffen und Verfahren, 3. Auflage 2002, Springer, Berlin, Heidelberg, New York

[16] Ring, M. E.: The Story of Dr. Charles Stent *http://www.fauchard.org/history/articles/jdh/v49n2_July01/charles_stent_49_2.html,* aufgerufen am 25. 02. 2010

[17] Urban, P.: Resorbierbare Stents, Schweiz Med Forum 2008;8(18–19):341–342 *http://www.medicalforum.ch/pdf/pdf_d/2008/2008-18/2008-18-361.PDF*, aufgerufen am 25.02.2010

[18] Ottobock SE & Co. KGaA, Duderstadt

[19] Pruner, H.: Flügel ins Herz, in Kunststoffe (09/2009), Seite 48 – 50

[20] Pundleiner, H.: Der Stoff, der Herzen höher schlagen lässt, Kunststoff-Museums-Verein (KMV) e.V., 2003

[21] N.N.: DKMpublic Datenbank, Kunststoff-Museums-Verein (KMV) e.V., 2010

[22] N.N.: BVMed Bilderpool *http://www.bvmed.de/bilderpool/Produkte*, aufgerufen am 04.03.2010

[23] N.N.: Mit Sicherheit viel Gefühl, *www.condomi.com* Firmenschrift Ansell GmbH, Köln 25.02.2010

3 Definition Medizinprodukt

Prof. Dr.-Ing. Stefan Roth, Angewandte Kunststofftechnik, Hochschule Schmalkalden

Dr. rer. nat. Stefan Seidel, Leiter Regulatory Affairs, B. Braun Melsungen AG

Die Herstellung, Zulassung, Inverkehrbringung und Überwachung von Medizinprodukten wird innerhalb der Europäischen Union durch die Medizinprodukteverordnung MDR 2017/745 verbindlich definiert. In Kapitel 1, Artikel 2 ist hierzu die Definition des Medizinprodukts festgelegt.

> *Medizinprodukt bezeichnet ein Instrument, einen Apparat, ein Gerät, eine Software, ein Implantat, ein Reagenz, ein Material oder einen anderen Gegenstand, das dem Hersteller zufolge für Menschen bestimmt ist und allein oder in Kombination einen oder mehrere der folgenden spezifischen medizinischen Zwecke erfüllen soll:*
>
> *Diagnose, Verhütung, Überwachung, Vorhersage, Prognose, Behandlung oder Linderung von Krankheiten,*
>
> *Diagnose, Überwachung, Behandlung, Linderung von oder Kompensierung von Verletzungen oder Behinderungen,*
>
> *Untersuchung, Ersatz oder Veränderung der Anatomie oder eines physiologischen oder pathologischen Vorgangs oder Zustands,*
>
> *Gewinnung von Informationen durch die In-vitro-Untersuchung von aus dem menschlichen Körper – auch aus Organ-, Blut- und Gewebespenden – stammenden Proben*
>
> *und dessen bestimmungsgemäße Hauptwirkung im oder am menschlichen Körper weder durch pharmakologische oder immunologische Mittel noch metabolisch erreicht wird, dessen Wirkungsweise aber durch solche Mittel unterstützt werden kann.*
>
> *Die folgenden Produkte gelten ebenfalls als Medizinprodukte: Produkte zur Empfängnisverhütung oder -förderung, Produkte, die speziell für die Reinigung, Desinfektion oder Sterilisation der […] genannten Produkte bestimmt sind. [1]*

Für Produkte, die dieser Definition entsprechen, sind die in der Medizinprodukteverordnung beschriebenen Anforderungen anzuwenden, wie zum Beispiel das entsprechende Verfahren zur CE-Konformitätsbewertung. Näheres hierzu ist im Kapitel „Regulatorische Anforderungen“ dieses Buches beschrieben.

Medizinprodukte werden durch den therapeutischen Nutzen für den Menschen definiert.

Aus der Definition geht eindeutig der therapeutische Nutzen für den Menschen als Patient als das zentrale Merkmal für ein Medizinprodukt hervor. Bei Produkten zur Überwachung und zur Diagnose, Therapie sowie Empfängnisverhütung wird in diesem Kontext ebenfalls von einem Medizinprodukt ausgegangen. Daneben wurden mit der Novellierung der MDR im Jahr 2017 weitere Produkte als Medizinprodukte definiert (s. MDR 2017/745, Kap. I, Art. 1 (2) und Annex XVI), die zwar keinen direkten therapeutischen Nutzen vorweisen, deren Einsatz aber aus Gründen bspw. des Patientenrisikos dem eines Medizinprodukts gleichzusetzen sind. Diese sind beispielsweise Kontaktlinsen, Produkte zur plastischen Modellierung von Körperpartien (z.B. Lippen), Produkte zur Fettabsaugung oder Produkte zur Haarentfernung. Produkte bestimmt für das Tätowieren oder Piercen werden ausdrücklich nicht als Medizinprodukte bezeichnet.

Daneben werden durch die Medizinprodukteverordnung weiterhin Produkte und Anwendungen abgegrenzt (s. MDR 2017/745, Kap. I, Art. 1 (6)), so zum Beispiel

- In-vitro-Diagnostika, diese werden in einer eigenen Verordnung IVDR 2017/746 [2] geregelt,
- Arzneimittel, menschliches Blut und Blutprodukte, hier gilt die Richtlinie 2001/83/EG [3],
- Kosmetikprodukte im Sinne der Verordnung (EG) Nr. 1223/2009 [4],
- Transplantate, Gewebe oder Zellen menschlichen und tierischen Ursprungs sowie deren Derivate,
- Lebensmittel, hier gelten die Bedingungen der Verordnung (EG) Nr. 178/2002 [5].

Ein In-vitro-Diagnostikum (IVD) grenzt sich dahingehend vom Medizinprodukt ab, dass es primär zur Untersuchung von aus dem menschlichen Körper stammenden Proben, wie zum Beispiel Blut, Urin oder Gewebe, bestimmt ist. Hier steht nicht der therapeutische Nutzen, sondern vielmehr die Gewinnung von Informationen über den Zustand des Patienten (s. auch IVDR 2017/746, Kap. I, Art. 2 (2)) im Vordergrund. Mit diesen Informationen sollen therapeutische Maßnahmen festgelegt und überwacht werden. Geräte des allgemeinen Laborbedarfs sind von dieser Verordnung ausgenommen. Invasive bzw. direkt am Körper angewandte Produkte zum Zweck der Probenentnahme fallen ebenfalls nicht unter das IVDR; es gilt die

Medizinprodukteverordnung. Sind In-vitro-Diagnostikprodukte Bestandteil eines Medizinprodukts, so ist das Gesamtprodukt weiterhin als Medizinprodukt zu betrachten, für den Teil, der das In-vitro-Diagnostikum ausmacht, gelten aber die Bestimmung der IVD-Richtlinie (s. auch IVDR 2017/749, Kap. I, Art. 1 (4)).

In-vitro-Diagnostika dienen alleinig zur Gewinnung von Informationen über den Zustand des Patienten.

Im Gegensatz zu den Medizinprodukten, welche die Unterstützung einer Therapie zum Ziel haben, werden durch den Begriff des Arzneimittels Stoffe oder Stoffzusammensetzungen beschrieben, die als Mittel zur Heilung oder zur Verhütung von Krankheiten dienen (s. auch Arzneimittelrichtlinie 2001/83/EG, Titel 1, Art. 1 (2)).

Als Arzneimittel werden Wirkstoffe bezeichnet, die zu Therapiezwecken mit dem Körper in Wechselwirkung treten.

Sowohl Medizinprodukte als auch Arzneimittel verfolgen einen therapeutischen Nutzen. Unter Arzneimittel werden aber folgerichtig immer Wirkstoffe für eine Therapie verstanden, wobei sich die Wirkungsweise zu den Medizinprodukten unterscheidet (s. Bild 3.1). Medizinprodukte interagieren mit dem Körper auf physikalischem Weg. Die Wirkung findet zielgerichtet und unmittelbar statt, wobei keine Wechselwirkung zwischen Medizinprodukt und Körper besteht. Das Arzneimittel hingegen wird vom Körper im ersten Schritt aufgenommen, es verteilt sich im Körper unspezifisch und die Wirkungsweise ist zeitverzögert.

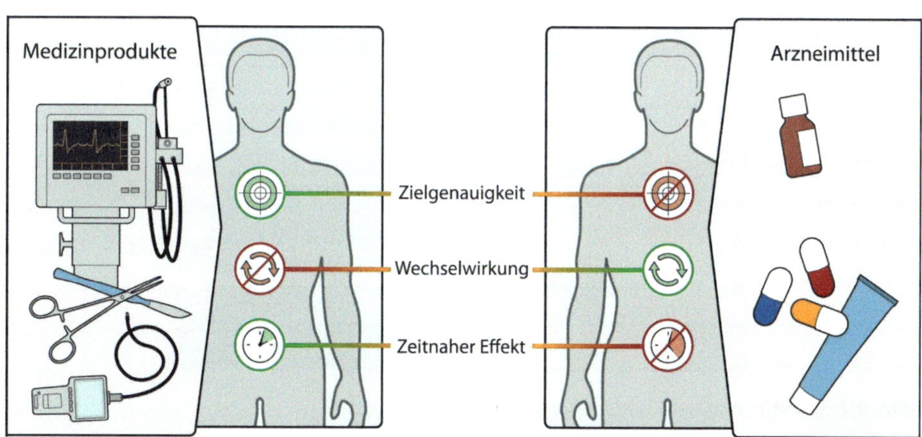

Bild 3.1 Wirkungsweise Medizinprodukt und Arzneimittel gegenübergestellt [Quelle: Industrieverband SPECTARIS]

Ein Fallbeispiel soll dies näher veranschaulichen: Ein Patient erhält eine Spritze mit einem Schmerzmittel verabreicht. Der therapeutische Nutzen ist die Behandlung der Schmerzen. Durch die Spritzennadel erfolgt die Punktion der Vene und damit der Zugang zum Patienten. Die Spritze leitet das Schmerzmittel in den Patienten. Spritze und Nadel sind Medizinprodukte, ihre Wirkung ist physikalischer Natur (lokaler Zugang zur Vene durch Punktion), es findet keine weitere Wechselwirkung statt. Das applizierte Schmerzmittel ist hingegen ein Arzneimittel, da es sich nach Injektion erst im Körper verteilt und der Wirkstoff zeitverzögert durch Wechselwirkung mit dem Körper den therapeutischen Effekt der Schmerzlinderung erbringt.

Die Anforderungen an Arzneimittel für den Einsatz am Menschen werden durch die Richtlinie 2001/83/EG [3] beschrieben. EU-Richtlinien erfahren im Gegensatz zu Verordnungen, die unmittelbar für alle EU-Mitgliedsstaaten gelten, eine Umsetzung in die nationale Gesetzgebung der jeweiligen Mitgliedsstaaten. In der Bundesrepublik Deutschland erfolgt dies durch das Arzneimittelgesetz (AMG) [6].

Werden die Effekte von Medizinprodukt und Arzneimittelprodukt für den therapeutischen Nutzen in einem Produkt vereint, so wird von sogenannten Kombinationsprodukten gesprochen. Erfolgt die Hauptwirkung des Kombinationsprodukts pharmakologisch, immunologisch oder metabolisch, also durch den Wirkstoff des Arzneimittels, so wird das Produkt als Arzneimittel verstanden und auch regulatorisch so behandelt. Ist der therapeutische Effekt durch das Medizinprodukt im Wesentlichen bedingt, handelt es sich um ein Medizinprodukt mit Arzneimittelanteil. Die Zulassung erfolgt gemäß der Medizinprodukteverordnung (Bild 3.2).

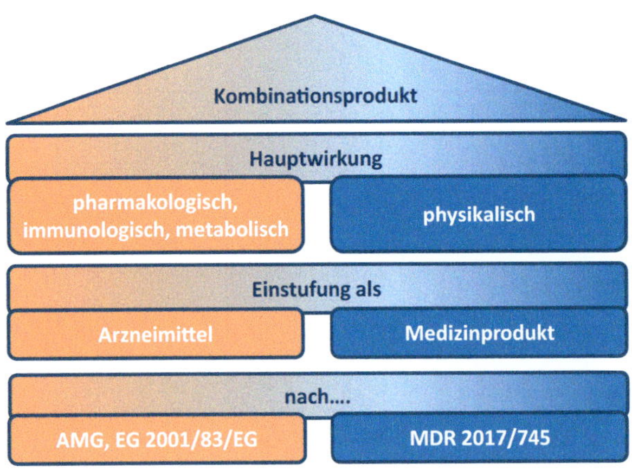

Bild 3.2 Unterteilung der Kombinationsprodukte

Die Entscheidung zur Zuordnung wird durch den Inverkehrbringer unter Hinzuziehung der Benannten Stelle getroffen. Erfolgt die Einstufung als Medizinprodukt, als Beispiel sei ein Katheter mit antimikrobieller Beschichtung genannt, so wird das Gesamtprodukt von der Benannten Stelle nach der Medizinprodukteverordnung [1] beurteilt. Die Beurteilung der Arzneimittelkomponente erfolgt in diesem Zusammenhang nach den Richtlinien für Arzneimittel, in Europa nach der Richtlinie 2001/83/EG [3]. Hierfür wird durch die Benannte Stelle die nationale Arzneimittelzulassungsbehörde, z. B. in Deutschland das Bundesinstitut für Arzneimittel und Medizinprodukte (BfArM) eingebunden, welches die Qualität, Sicherheit und Nutzen des Wirkstoffes gemäß Anhang I der Richtlinie für Arzneimittel 2001/83/EG überprüft [7].

Ist die Hauptwirkung des Kombinationsprodukts pharmakologischer Art, wie bei dem einfachen Beispiel eines Hühneraugenpflasters der Fall, erfolgt die Zulassung nach den Richtlinien für Arzneimittel. Der Medizinprodukteanteil, in diesem Falle das Heftpflaster an sich, muss jedoch nachweislich die grundlegenden Sicherheits- und Leistungsanforderungen gemäß der Richtlinie für Medizinprodukte erfüllen (s. auch MDR 2017/745 (10) [1]). Ein ähnliches Vorgehen ist analog für den US-amerikanischen Markt durch die Food-and-Drug-Administration (FDA) beschrieben [8].

Kombinationsprodukte bestehen aus einem Medizinprodukt und einem Arzneimittel. Je nach Hauptwirkung werden sie entweder als Arzneimittel oder als Medizinprodukt klassifiziert.

Abschließend soll Tabelle 3.1 zur besseren Veranschaulichung für die unterschiedliche Zuordnung von Produkten einige Produktbeispiele, deren Einordnung und die Grundlage dazu aufzeigen.

Tabelle 3.1 Beispiele und Begründung der Zuordnung von Produkten

Anwendungsbeispiel	Einordnung als	Begründung/Erläuterung
Heftpflaster, Verband	Medizinprodukt	Therapeutischer Nutzen, Behandlung von Krankheiten
Sehhilfen, Brillen	Medizinprodukt	Kompensierung der Sehschwäche
Künstliches Hüftgelenk	Medizinprodukt	Anatomischer Ersatz
Kondom	Medizinprodukt	Empfängnisverhütung
Schwangerschaftstest	In-vitro-Diagnostikum	Information zum Patientenzustand (Befruchtung)
Spritze	Medizinprodukt	Behandlung von Krankheiten
Blutzuckermessgerät		
Analysegerät, Teststreifen	In-vitro-Diagnostikum	Informationsgewinnung zum Blutzuckerspiegel
Stechlanzette	Medizinprodukt	Invasives Produkt, Zuordnung als Medizinprodukt

Tabelle 3.1 Beispiele und Begründung der Zuordnung von Produkten *(Fortsetzung)*

Anwendungsbeispiel	Einordnung als	Begründung/Erläuterung
Infusionslösung, z. B. Kochsalzlösung	Arzneimittel	Hauptwirkung pharmakologisch durch Infusionslösung
Röntgengerät	Medizinprodukt	Diagnose des Krankheitsbildes
Hühneraugenpflaster	Kombinationsprodukt → Einordnung als Arzneimittel	Hauptwirkung pharmakologisch durch Wirkstoff
Katheter mit antimikrobieller Beschichtung	Kombinationsprodukt → Einordnung als Medizinprodukt	Hauptwirkung physikalisch (Medikamentengabe durch Katheterfunktion)

Literatur zu Kapitel 3

[1] Verordnung (EU) 2017/745 des Europäischen Parlaments und des Rates vom 5. April 2017 über Medizinprodukte, zur Änderung der Richtlinie 2001/83/EG, der Verordnung (EG) Nr. 178/2002 und der Verordnung (EG) Nr. 1223/2009 und zur Aufhebung der Richtlinien 90/385/EWG und 93/42/EWG des Rates (ABl EU, 2017, Nr. L 117, S. 1 - 175)

[2] Verordnung (EU) 2017/746 des Europäischen Parlaments und des Rates vom 5. April 2017 über In-vitro-Diagnostika und zur Aufhebung der Richtlinie 98/79/EG und des Beschlusses 2010/227/EU der Kommission (ABl EU, 2017, Nr. L 117, S. 176 - 332)

[3] Richtlinie 2001/83/EG des Europäischen Parlaments und des Rates vom 6. November 2001 zur Schaffung eines Gemeinschaftskodexes für Humanarzneimittel (ABl EU, Nr. L 311 vom 28/11/2001 S. 67 - 128)

[4] Verordnung (EG) Nr. 1223/2009 des Europäischen Parlaments und des Rates vom 30. November 2009 über kosmetische Mittel (Neufassung) (ABl EU, Nr. L 343 vom 22/12/2009 S. 59 ff.)

[5] Verordnung (EG) Nr. 178/2002 des Europäischen Parlaments und des Rates vom 28. Januar 2002 zur Festlegung der allgemeinen Grundsätze und Anforderungen des Lebensmittelrechts, zur Errichtung der Europäischen Behörde für Lebensmittelsicherheit und zur Festlegung von Verfahren zur Lebensmittelsicherheit (ABl EU, Nr. L 031 vom 01/02/2002 S. 1 - 24)

[6] Arzneimittelgesetz (Gesetz über den Verkehr mit Arzneimitteln) in der Fassung der Bekanntmachung vom 12. 12. 2005 (BGBl. I S. 3394), zuletzt geändert durch Gesetz vom 06. 05. 2019 (BGBl. I S. 646) m. W. v. 11. 05. 2019

[7] N. N.: Hinweise zur Durchführung von Konsultationsverfahren und Einreichung von Unterlagen für Medizinprodukte mit dem die Wirkung des Produktes ergänzendem Arzneimittelanteil, URL *https://www.bfarm.de/DE/Arzneimittel/Arzneimittelzulassung/Zulassungsverfahren/National/Konsultationsverfahren/HinweiseKonsultationsverfahren.html,* Abruf 03. 08. 2019

[8] Guidance for Industry and FDA Staff: Current Good Manufacturing Practice Requirements for Combination Products, U. S. Department of Health and Human Services Food-and-Drug-Administration, Januar 2017

4 Regulatorische Anforderungen

Dr. rer. nat. Stefan Seidel, Leiter Regulatory Affairs,
B. Braun Melsungen AG

Prof. Dr.-Ing. Stefan Roth, Angewandte Kunststofftechnik,
Hochschule Schmalkalden

4.1 Rechtliche Grundlage für das Inverkehrbringen von Medizinprodukten in der Europäischen Union

Bis Ende der 1990er Jahre gab es innerhalb Europas verschiedene nationale Gesetzgebungen, die die technischen Anforderungen für bestimmte Produkte beschrieben.

In der Bundesrepublik Deutschland war beispielsweise der Umgang mit Medizinprodukten durch die 1985 in Kraft getretene Medizingeräteverordnung geregelt.

Seit Mitte der 1980er Jahre dient das sogenannte neue Konzept (engl.: „New Approach") der technischen Harmonisierung bestimmter Produktgruppen und dem Abbau von Handelshemmnissen innerhalb des europäischen Binnenmarktes. Nähere Erläuterungen dazu hat die Europäische Kommission im „Leitfaden für die Umsetzung der Produktvorschriften der EU 2016" (engl.: „Blue Guide") veröffentlicht (2016/C 272/01).

Die Grundlage bildet die Beschreibung der wesentlichen Produktanforderungen und der dazugehörigen Konformitätsbewertungsverfahren in entsprechenden europäischen Richtlinien, sowie die Verwendung von harmonisierten Normen zur Konformitätsvermutung und die Einbeziehung von Benannten Stellen in das Konformitätsbewertungsverfahren.

Durch produktspezifische Richtlinien, die innerhalb der Europäischen Union gelten, sind hierbei für unterschiedliche Produktgruppen (z. B. Spielzeuge, Maschinen, Messgeräte und Medizinprodukte) die wesentlichen Anforderungen an das Produkt definiert. Die Einhaltung der Produktanforderungen kann durch die Erfüllung sogenannter Harmonisierter Normen nachgewiesen werden. Harmonisierte Normen werden von den europäischen Normungsgremien, z. B. dem Europäischen Komitee für Normung CEN (frz.: Comité Européen de Normalisation), für verschiedene Produktgruppen im Auftrag der Europäischen Kommission erarbeitet und schließlich durch Veröffentlichung im Amtsblatt der EU bekannt gegeben. Dadurch ist in der EU einheitlich geregelt, welche Normen und Standards für das jeweilige Produkt Anwendung finden. Bei Einhaltung der Harmonisierten Normen wird davon ausgegangen, dass das Produkt den in den relevanten EU-Richtlinien festgelegten Anforderungen entspricht. Die Verwendung dieser Normen ist freiwillig und nicht per se verpflichtend. Stattdessen können andere technische Lösungen gewählt werden, um die grundlegenden Anforderungen der entsprechenden EU-Richtlinie zu erfüllen.

Die Prüfung der Einhaltung von Produktanforderungen erfolgt letztendlich über das Konformitätsbewertungsverfahren. Je nach Produkt kann dies durch den Hersteller selbst oder durch Hinzuziehung der Benannten Stellen, unabhängigen Prüfeinrichtungen wie dem TÜV, erfolgen. Benannte Stellen sind Konformitätsbewertungsstellen, die von der zuständigen nationalen Behörde benannt werden, um die Verfahren für die Konformitätsbewertung im Sinne der geltenden Richtlinie der Europäischen Union durchzuführen, wenn ein Dritter beteiligt werden muss. Die Einhaltung der Konformität und damit der geltenden Richtlinien innerhalb der EU wird schließlich durch die CE-Kennzeichnung direkt am Produkt sichtbar gemacht. Die Abkürzung CE stand ursprünglich für die Bezeichnung europäische Gemeinschaft, frz. Communautées Européennes. Heutzutage wird es aber rein als Bildsymbol verwendet, um die Konformität direkt am Produkt sichtbar zu machen.

Für Medizinprodukte wurden in den 1990er Jahren Richtlinien für drei Bereiche veröffentlicht:

- Aktive implantierbare medizinische Geräte (Richtlinie 90/385/EWG),
- Medizinprodukte (Richtlinie 93/42/EWG),
- In-vitro-Diagnostika (Richtlinie 98/79/EG).

Da die Vorgaben dieser Richtlinien jedoch nicht unmittelbar für alle Länder der EU wirksam und verbindlich waren, mussten sie in jedem EU-Mitgliedsstaat in nationalen Rechtsakten umgesetzt werden. Die deutsche Umsetzung der drei Medizinprodukte-Richtlinien war bisher das Medizinproduktegesetz, das die bis dahin gültige Medizingeräteverordnung abgelöst hat. Hierin ist die Umsetzung der in den Richtlinien beschriebenen Anforderungen insbesondere hinsichtlich Markt- und Herstellerüberwachung, sowie Überwachung und Akkreditierung von Benannten Stellen und Laboratorien dargelegt.

Seit Anfang der 2000er Jahre wurde in den europäischen Gremien über die Reformierung der Gesetzgebungen für Medizinprodukte diskutiert. Dies mündete in den 2012 von der EU-Kommission veröffentlichten Vorschlägen für entsprechende Verordnungen, die dann im Europäischen Rat und im Europäischen Parlament diskutiert und kommentiert wurden. Die daraus entstandenen Vorschläge der europäischen Gremien wurden in einem Vermittlungsverfahren (engl.: „Trilog“) der Gremien verabschiedet.

Im Mai 2017 wurden im Europäischen Amtsblatt zwei Verordnungen zur Ablösung der noch gültigen drei Richtlinien veröffentlicht:

- Die *Verordnung 2017/745 (Medizinprodukte)* zur Aufhebung der Richtlinien für aktive implantierbare medizinische Geräte und Medizinprodukte bis Mai 2020 sowie
- die *Verordnung 2017/746 (In-vitro-Diagnostika)* zur Aufhebung der Richtlinie für In-vitro-Diagnostika bis Mai 2022.

Im Unterschied zu den Richtlinien sind die Verordnungen direkt rechtsverbindlich für die EU-Mitgliedsstaaten und somit ab 2020 bzw. 2022 ohne Umsetzung in nationales Recht anwendbar.

4.2 Anforderungen der europäischen Medizinprodukteverordnung

In der europäischen Medizinprodukteverordnung ist in Artikel 2 folgende Definition von Medizinprodukten hinterlegt:

„Medizinprodukt" bezeichnet ein Instrument, einen Apparat, ein Gerät, eine Software, ein Implantat, ein Reagenz, ein Material oder einen anderen Gegenstand, das dem Hersteller zufolge für Menschen bestimmt ist und allein oder in Kombination einen oder mehrere der folgenden spezifischen medizinischen Zwecke erfüllen soll:

- Diagnose, Verhütung, Überwachung, Vorhersage, Prognose, Behandlung oder Linderung von Krankheiten,
- Diagnose, Überwachung, Behandlung, Linderung von, oder Kompensierung von Verletzungen oder Behinderungen,
- Untersuchung, Ersatz oder Veränderung der Anatomie oder eines physiologischen oder pathologischen Vorgangs oder Zustands,
- Gewinnung von Informationen durch die In-vitro-Untersuchung von aus dem menschlichen Körper - auch aus Organ-, Blut- und Gewebespenden - stammenden Proben

und dessen bestimmungsgemäße Hauptwirkung im oder am menschlichen Körper weder durch pharmakologische oder immunologische Mittel noch metabolisch erreicht wird, dessen Wirkungsweise aber durch solche Mittel unterstützt werden kann.

Die folgenden Produkte gelten ebenfalls als Medizinprodukte:

- Produkte zur Empfängnisverhütung oder -förderung,
- Produkte, die speziell für die Reinigung, Desinfektion oder Sterilisation [...] bestimmt sind.

Darüber hinaus fallen auch Produkte, die keine medizinische Zweckbestimmung haben, in den Geltungsbereich der Verordnung 2017/745. Dies sind z. B.:

- Kontaktlinsen für kosmetische Zwecke und
- Produkte zur Entfernung von Fettgewebe.

Eine Auflistung dieser Produkte ist im Anhang XVI der Verordnung zu finden.

Generell wird in der Verordnung im Vergleich zu den bisher geltenden Richtlinien ein größerer Fokus auf die Beschreibung der Aspekte der klinischen Sicherheit, der Marktüberwachung und der Anforderungen an die Benannten Stellen gelegt. Unverändert bleibt jedoch das Konzept der Durchführung eines in den entsprechenden Anhängen der Verordnung beschriebenen Konformitätsbewertungsverfahrens. Die Auswahl und Durchführung des entsprechenden Verfahrens führt der Hersteller, basierend auf der Risikoklasse des Produkts, auch unter Einbeziehung einer Benannten Stelle durch. Die Regeln zur Zuordnung der Risikoklasse eines Produkts sind im Anhang VIII der Verordnung beschrieben und basieren auf der Zweckbestimmung des Produkts. Insbesondere die Kontaktart und die Kontaktdauer mit dem Körper sind entscheidend für Risikoklassifizierung. Die Kriterien hierfür sind:

Anwendungsdauer	vorübergehend (< 60 min), kurzzeitig (< 30 Tage), langzeitig (> 30 Tage)
Art des Zuganges	nicht invasiv, invasiv durch Körperöffnungen, chirurgisch invasiv, implantierbar
Anwendungsort	nicht invasiv, am zentralen Kreislaufsystem, am zentralen Nervensystem, außerhalb
Energieversorgung	nicht aktiv, aktiv

So sind Produkte, die nicht invasiv sind und somit nur indirekten Körperkontakt haben, der niedrigsten Risikoklasse I zugeordnet, z. B. Infusionsüberleitungsgeräte, Spritzen, aber auch Gehhilfen und Pflaster. Sofern Produkte entweder über natürliche Körperöffnungen oder über einen chirurgischen Weg direkten Körperkontakt haben, z. B. Ernährungssonden, periphere Venenverweilkatheter oder auch Hörgeräte, fallen sie je nach Verweildauer im Körper in die Risikoklasse I (Körperkontakt bis zu 60 Minuten bei invasiven Produkten) oder in die Risikoklasse IIa (Körperkontakt bis zu 60 Minuten bzw. bis zu 30 Tagen bei chirurgisch-invasiven Produkten). Produkte, die einen Körperkontakt von mehr als 30 Tagen haben, sind der Risikoklasse IIb (invasive bzw. implantierbare Produkte) zugeordnet. Infusionspumpen als aktives Medizinprodukt fallen ebenfalls in diese Kategorie. Bestimmte implantierbare Produkte, z. B. Brustimplantate, Teil- oder Vollprothesen von Gelenken, werden der höchsten Risikoklasse III zugeordnet. Des Weiteren sind Produkte in direktem Kontakt mit dem zentralen Kreislaufsystem, z. B. zentralvenöse Katheter, oder dem zentralen Nervensystem, z. B. Produkte zur Regionalanästhesie (Rückenmarksnarkose) wie Epiduralkatheter, in die Risikoklasse III einzuordnen.

Entsprechend der Risikoklasse werden für die Zulassung des Medizinprodukts unterschiedliche Wege der Konformitätsbewertung durchlaufen (Bild 4.1).

Für Produkte der Risikoklasse I kann die Konformitätsbewertung durch den Hersteller komplett eigenverantwortlich vorgenommen werden. Dabei erklärt der Hersteller, dass das Produkt den einschlägigen Bestimmungen der Richtlinie entspricht, also die grundlegenden Anforderungen erfüllt werden. Die Einbeziehung einer Benannten Stelle ist nicht erforderlich, der Hersteller muss jedoch die entsprechende Dokumentation nach Anhang II (Produktinformation) und III (Überwachung nach Inverkehrbringung) verfügbar halten. Eine Ausnahme bilden hier lediglich Produkte der Klasse I, die eine Messfunktion besitzen und/oder für die Anwendung steril sein müssen, sowie wiederverwendbare chirurgische Instrumente. Hier ist der Nachweis eines Qualitätsmanagementsystems des Herstellers zu erbringen, der durch die Benannte Stelle ebenfalls in Form eines Audits überprüft wird.

Bei den Konformitätsbewertungsverfahren für Produkte der Risikoklasse IIa muss eine Benannte Stelle durch den Hersteller mit einbezogen werden. Diese prüft das Qualitätsmanagementsystem des Herstellers allgemein sowie zusätzlich die Technische Dokumentation repräsentativ für ein Produkt aus der jeweiligen Kategorie, der das inverkehrzubringende Produkt zugeordnet werden kann. Dies bedeutet, dass bei der Konformitätsbewertung nicht immer die Technische Dokumentation für jedes neu in den Verkehr gebrachte Produkt individuell bewertet werden muss, sondern es ausreichend ist, die Dokumentation für ein Produkt aus der Kategorie zu bewerten. Diese Bewertung kann dann stellvertretend für alle Produkte aus dieser Kategorie, die in den Verkehr gebracht werden sollen, herangezogen werden. Die Einteilung und Abgrenzung der Kategorien voneinander wird hierbei durch die EU vorgegeben und orientiert sich an dem Schlüssel der Produktfelder, für die die Benannten Stellen zuständig sind [1]. Einen Auszug für einige Produktcodes zeigt Tabelle 4.1. Bei den regelmäßigen Audits kann natürlich im Prinzip jede Dokumentation eines in Verkehr gebrachten Produkts überprüft werden.

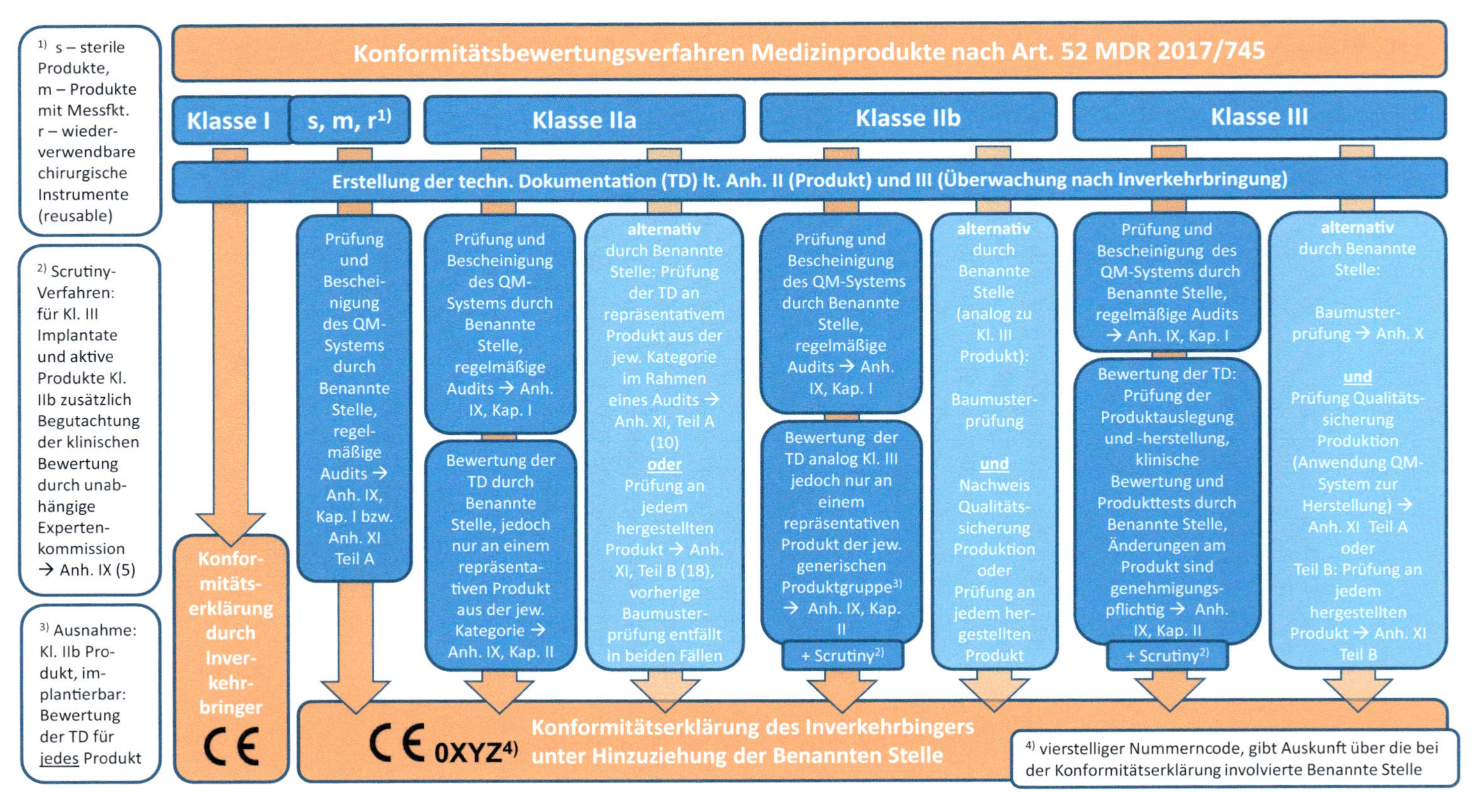

Bild 4.1 Die Verfahren der Konformitätsbewertung nach MDR

Tabelle 4.1 Auszug Produktcodes [1]

Code	Produkte
MDN 1201	Nichtaktive nichtimplantierbare Produkte für die Anästhesie, Notfall- und Intensivmedizin
MDN 1202	Nichtaktive nichtimplantierbare Produkte zur Verabreichung, Leitung und Entfernung von Stoffen einschließlich Dialyseprodukten
MDN 1203	Nichtaktive nichtimplantierbare Führungskatheter, Ballonkatheter, Führungsdrähte, Einführhilfen, Filter und damit zusammenhängende Instrumente
MDN 1204	Nichtaktive nichtimplantierbare Produkte zur Wund- oder Hautversorgung
MDN 1205	Nichtaktive nichtimplantierbare Produkte für die Orthopädie und Rehabilitation
MDA 0101	Aktive implantierbare Produkte zur Stimulation/Hemmung/Überwachung
MDA 0102	Aktive implantierbare Produkte zur Abgabe von Arzneistoffen und anderen Stoffen
MDA 0103	Aktive implantierbare Produkte zur Unterstützung oder zum Ersatz von Organfunktionen
MDA 0104	Aktive implantierbare Produkte unter Verwendung von Strahlung und andere aktive implantierbare Produkte

Für Produkte der Klasse IIb läuft das Bewertungsverfahren ähnlich ab, also beginnend mit der Prüfung des QM-Systems und Prüfung der Technischen Dokumentation, jedoch im Gegensatz zu Kl. IIa diesmal an einem repräsentativen Produkt pro „generischer Produktgruppe". Der Begriff der generischen Produktgruppe ist durch die MDR bisher nicht näher definiert (Stand Feb. 2019). Es wird davon ausgegangen, dass die EU dies in naher Zukunft näher präzisiert. Dabei ist zu erwarten, dass die Einteilung der Gruppen sich an der Global Medical Device Nomenclature (GMDN, *www.gmdnagency.org*) orientiert, einem Standard für Gattungsbezeichnungen, die für die Identifikation aller Medizinprodukte verwendet werden und Herstellern, Regierungsbehörden und Verbrauchern die einheitliche Einteilung und Strukturierung der Produkte ermöglichen. Die Begriffe der Produktgruppen sind hierbei enger gefasst als die der Kategorien, wie sie für die Auswahl der repräsentativen Produkte bei den Kl.-IIa-Produkten herangezogen werden. Somit ist zu erwarten, dass bei den Kl.-IIb-Produkten durch die engere Fassung der Produktgruppen die repräsentative Bewertung der Technischen Dokumentation für einen kleineren Produktkreis bei der Inverkehrbringung anwendbar ist.

Die Bewertung der Produkte der höchsten Risikoklasse III erfolgt analog zu Produkten der Klasse IIb. Es erfolgt wiederum die Prüfung des vollständigen Qualitätsmanagementsystems. Zusätzlich prüft jedoch die Benannte Stelle die Auslegung des inverkehrzubringenden Produkts anhand der Entwicklungsdokumentation, auch Design-Dossier genannt. Konstruktive Änderungen im Verlauf des Produktlebens müssen der Benannten Stelle angezeigt und von dieser genehmigt werden.

Es besteht alternativ zu den beschriebenen Verfahren für Klassse IIa, IIb und Klasse III Produkte auch die Möglichkeit der Konformitätsbewertung auf Grundlage der Produktkonformitätsprüfung direkt durch die Benannte Stelle. Für Klasse IIb und Klasse III Produkte werden im ersten Schritt die grundlegenden Anforderungen des Produkts anhand eines repräsentativen Exemplars, des Baumusters, direkt durch die Benannte Stelle geprüft und eine Baumusterprüfbescheinigung ausgestellt. Im zweiten Schritt hat der Inverkehrbringer dann die Option, entweder die Qualitätssicherung der Produktion für das Produkt (lt. Anh. XI, Teil A) oder die Produktprüfung an jedem hergestellten Teil durchzuführen (lt. Anh. XI, Teil B). Im ersten Fall wird die Anwendung eines Qualitätssicherungssystems im Hinblick auf das Produkt, welches in Verkehr gebracht werden soll, überprüft. Die Prüfung ist somit nicht allumfassend auf das gesamte QM-System bezogen, sondern nur auf die Qualitätssicherung des individuell inverkehrzubringenden Produkts. Die Überprüfung findet in Form eines Audits statt. Im Fall der Produktprüfung wird jedes produzierte Bauteil geprüft, um die Übereinstimmung mit den Anforderungen aus dem MDR zu gewährleisten. Darüber hinaus sichert der Inverkehrbringer auch die klinische Nachbeobachtung und Überwachung nach dem Inverkehrbringen zu. Die benannte Stelle stellt für jedes Produkt eine Produktprüfbescheinigung aus. Die Prüfung des Qualitätsmanagementsystems entfällt hier.

Für Produkte der Klasse IIa entfällt bei dem Weg der Produktkonformitätsprüfung die Baumusterprüfung. Die Baumusterprüfbescheinigung ist nicht erforderlich. Die Produktkonformität kann durch die Benannte Stelle direkt ermittelt werden, indem die Technische Dokumentation an einem repräsentativen Produkt aus der Produktkategorie überprüft wird (lt. Anhang XI, Teil A, Abschnitt 10). Die Überprüfung erfolgt im Rahmen eines Audits. Alternativ kann auch die Prüfung an jedem Produkt durch die Benannte Stelle analog zum Vorgehen für Klasse IIb und III erfolgen (lt. Anhang XI, Teil B, Abschnitt 18).

Dieser Weg zur CE-Kennzeichnung durch die Produktkonformitätsprüfung bietet sich nur an, wenn das Qualitätsmanagementsystem nicht vollumfänglich etabliert ist, nur einzelne Produkte oder Produkte von geringer Stückzahl wie beispielsweise Großgeräte in den Verkehr gebracht werden sollen. Die Prüfungen durch die Benannte Stelle sind aufwendig, Änderungen am Produkt sind anzeigepflichtig und können eine erneute Prüfung durch die Benannte Stelle nach sich ziehen. In fast allen Fällen haben Inverkehrbringer aber ein umfassendes Qualitätsmanagementsystem etabliert und gehen daher üblicherweise den Weg der Zulassung der Produkte durch Nachweis und Prüfung des Qualitätsmanagementsystems zusammen mit der Technischen Dokumentation durch die Benannte Stelle. Generell sind die durch die Benannte Stelle ausgestellten Bescheinigungen wie Qualitätsmanagementbescheinigung oder Baumusterprüfbescheinigung für eine Dauer von fünf Jahren gültig und können durch eine Neubewertung nach den o. g. Konformitätsbewertungsverfahren weiter verlängert werden.

Mit höherem Risiko in der Anwendung der Medizinprodukte wird die Benannte Stelle somit stärker in den Prozess der Konformitätsbewertung mit einbezogen bzw. die Verantwortlichkeit vom Hersteller an die Benannte Stelle übertragen. Unabhängig vom gewählten Konformitätsbewertungsverfahren muss der Hersteller ein Qualitätsmanagementsystem etablieren, die im Anhang I der Verordnung beschriebenen grundlegenden Leistungs- und Sicherheitsanforderungen an die Produkte erfüllen und die Nachweise hierfür gemäß Anhang II der Verordnung in der Technischen Dokumentation hinterlegen.

Ein wesentlicher Bestandteil des Nachweises zur Erfüllung der grundlegenden Leistungs- und Sicherheitsanforderungen ist die Bewertung des Nutzen-Risiko-Verhältnisses auf der Grundlage klinischer Daten. Diese klinische Bewertung kann auf Basis von verfügbarer wissenschaftlicher Fachliteratur erfolgen, sofern die Produkte, die Gegenstand der Bewertung sind, und die Produkte, auf die sich die Daten beziehen, gleichartig sind. Ansonsten sind klinische Prüfungen direkt mit dem Medizinprodukt durchzuführen, um ein etwaiges Risiko daraus zu bestimmen.

Für Klasse-III-Produkte und implantierbare Produkte müssen in jedem Fall klinische Prüfungen durchgeführt werden, außer das betreffende Produkt wurde durch Änderungen eines bereits vom Hersteller in Verkehr gebrachten Produkts konzipiert. Die Klinische Bewertung ist Bestandteil der Technischen Dokumentation.

Das Inverkehrbringen durch den Hersteller erfolgt letztendlich durch Anzeige bei der zuständigen Behörde, in deren Bereich der Hersteller des Produkts seinen Sitz hat. Mit der Anzeige werden Informationen zu Hersteller, Bestimmungszweck, Kontakt, zuständiger Behörde usw. in der Europäischen Datenbank für Medizinprodukte (EUDAMED) gespeichert, die von der Europäischen Kommission verwaltet wird.

Eine Übersicht vom Weg eines Medizinprodukts – von der Idee über die Entwicklung, Zulassung bis zur Anwendung – ist in folgendem Bild 4.2 zusammenfassend dargestellt.

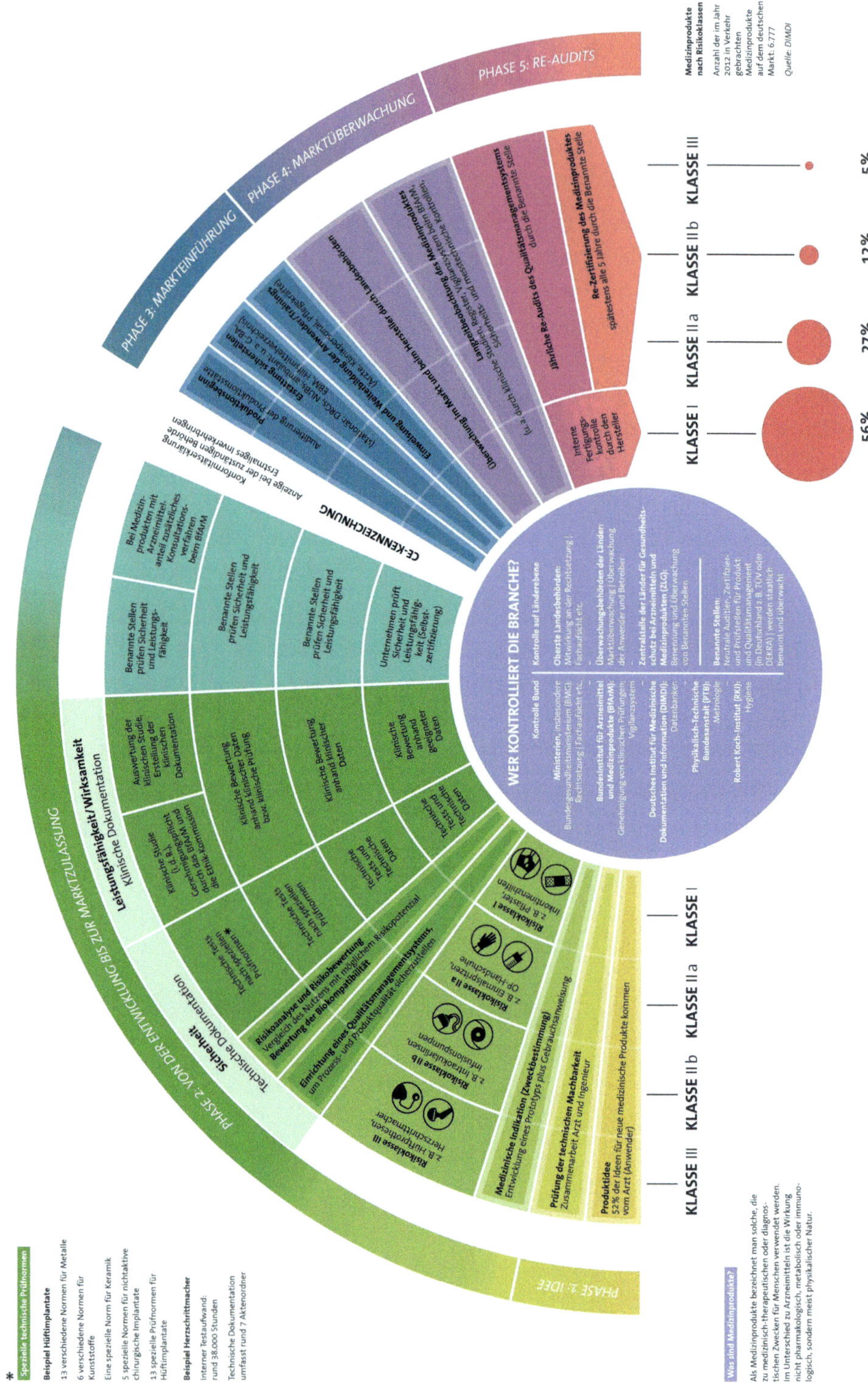

Bild 4.2 Der Weg des Medizinprodukts von der Idee bis zur Anwendung am Patienten [Quelle: BVMed] *Unter folgendem Download-Link können Sie die Grafik herunterladen: http://files.hanser.de/Files/Article/ARTK_ZCO_9783446449633_0001.pdf*

4.3 Grundlegende Sicherheits- und Leistungsanforderungen

Auswahl von Stoffen

In der Medizinprodukteverordnung werden durch den Anhang I die grundlegenden Sicherheits- und Leistungsanforderungen beschrieben. Grundsätzlich sind die Produkte so auszulegen und herzustellen, dass sie bei normaler Verwendung für ihre Zweckbestimmung geeignet sind und keine Risiken für Nutzer und Anwender dabei entstehen. Neben allgemeinen Anforderungen (Anh. I, Kap. I), wie der Etablierung eines Risikomanagementsystems, und Anforderungen an die mit dem Produkt gelieferten Informationen (Anh. I, Kap. III), wie Kennzeichnung und Gebrauchsanweisung, werden die Anforderungen an die Auslegung und Herstellung von Produkten im Anhang I, Kapitel II beschrieben. Der Abschnitt 10 legt hierbei die chemischen, physikalischen und biologischen Eigenschaften fest, wobei die allgemeinen Anforderungen an die Produkte hinsichtlich Auswahl und wechselseitiger Verträglichkeit der eingesetzten Werkstoffe und Stoffe, auch in Bezug auf biologische Gewebe, Zellen und Körperflüssigkeiten, in den Abschnitten 10.1 bis 10.3 beschrieben sind.

Für die in Medizinprodukten eingesetzten Stoffe, also auch Kunststoffe und andere Werkstoffe, sind im Abschnitt 10.4 besondere Anforderungen definiert. Der Hersteller muss die Risiken, die durch Stoffe oder Partikel, die aus dem Produkt freigesetzt werden können (einschließlich Abrieb, Abbauprodukten und Verarbeitungsrückständen), so weit wie möglich minimieren. Dabei ist insbesondere auf

- krebserzeugende (cancerogene),
- erbgutverändernde (mutagene) oder fortpflanzungsgefährdende (reproduktionstoxische) Stoffe („CMR-Stoffe“) und
- Stoffe mit endokrin (auf die natürliche Wirkweise von Hormonen störend) wirkenden Eigenschaften

zu achten. Generell dürfen diese kritischen Stoffe nur in einem Anteil kleiner als 0,1 % Massenanteil in Produkten oder den darin enthaltenen Produktbestandteilen oder den darin eingesetzten Werkstoffen enthalten sein. Die Konzentration darf nur mehr als 0,1 % Massenanteil betragen, wenn dies gemäß Abschnitt 10.4.2 gerechtfertigt ist.

Sofern ein Produkt, Produktbestandteile oder ein verwendeter Werkstoff CMR-Stoffe und/oder Stoffe mit endokriner Wirkung in einem Anteil von mehr als 0,1 % Massenanteil enthält, muss dies auf dem Produkt selbst und/oder auf der Einzelverpackung oder gegebenenfalls auf der Verkaufsverpackung mitsamt einer Liste der Stoffe angegeben werden. Bei der Auswahl der Werkstoffe für ein Medizinprodukt sollte daher bereits auf das Vorhandensein dieser Stoffe das Augenmerk gerichtet werden.

Ferner müssen die Produkte so ausgelegt und hergestellt werden, dass Risiken in Verbindung mit der Größe und den Eigenschaften der Partikel, die in den Körper des Patienten oder Anwenders eindringen können, so weit wie möglich verringert werden (Abschnitt 10.6).

Eine besondere Aufmerksamkeit wird im Abschnitt 10.6 auf Nanomaterialien gelenkt. Diese sind erstmals in der Medizinprodukteverordnung beschrieben und im Artikel 2, Abschnitt 18 definiert. Eine genauere Beschreibung steht jedoch bisweilen aus.

In der Vergangenheit stand auch immer wieder die Verwendung von Phtalaten, beispielsweise als Weichmacher in Kunststoffen, in der öffentlichen Diskussion. Die EU-Kommission hat hier den Klärungs- und Regelungsbedarf für Medizinprodukte erkannt und die Ausarbeitung einer Leitlinie dazu beauftragt, die bis zum Mai 2020 vorliegen soll.

Des Weiteren sollen auch Leitlinien für sonstige CMR-Stoffe und Stoffe mit endokriner Wirkung erarbeitet werden. Diese Leitlinien sollen mindestens eine Nutzen-Risiko-Bewertung des Vorhandenseins von diesen Stoffen beinhalten und die Zweckbestimmung des Produkts sowie die Verfügbarkeit alternativer Stoffe und Werkstoffe, Auslegungen oder medizinischer Behandlungen berücksichtigen. Der Nachweis der Erfüllung der in Anhang I beschriebenen Sicherheits- und Leistungsanforderungen muss in der gemäß Anhang II zu erstellenden Technischen Dokumentation enthalten sein.

4.4 Technische Dokumentation

Eine große Bedeutung zum Nachweis der Eigenschaften des Produkts und der damit verbundenen Herstellung kommt der Technischen Dokumentation zu. Gemäß Artikel 10 der Medizinprodukteverordnung muss der Hersteller für seine Produkte Technische Dokumentationen erstellen und diese aktuell halten. Neben dem Nachweis der Erfüllung der grundlegenden Sicherheits- und Leistungsanforderungen muss die Technische Dokumentation gemäß Anhang II der Medizinprodukteverordnung folgende Bestandteile enthalten:

- Produktbeschreibung und Spezifikation,
- vom Hersteller zu liefernde Informationen (z. B. Gebrauchsanweisung, Warnhinweise),
- Informationen zur Auslegung und Herstellung,
- Nutzen-Risiko-Analyse und Risikomanagement (z. B. klinische Bewertung, Risikoanalyse),
- Verifizierung und Validierung des Produkts.

Hinsichtlich der Anforderungen an Materialien und Stoffe müssen folgende, in den jeweiligen Abschnitten des Anhangs II aufgeführte, Informationen und Nachweise in der Technischen Dokumentation enthalten sein:

- Beschreibung der verwendeten Rohstoffe (Abschnitt 1.1 j)),
- vollständige Information und Spezifikation der Herstellungsprozesse inklusive der verwendeten Hilfsstoffe (Abschnitt 3 b)),
- detaillierte Informationen zum Testaufbau, vollständige Testprotokolle und die Testergebnisse hinsichtlich der Biokompatibilität einschließlich der Identifizierung aller Materialien in direktem oder indirektem Kontakt mit dem Patienten oder Anwender (Abschnitt 6.1 b)).

Die Technischen Dokumentationen werden gemäß dem jeweiligen Konformitätsbewertungsverfahren von der Benannten Stelle geprüft und bewertet.

Im Rahmen des Konformitätsbewertungsverfahrens nach Anhang IX (auf Grundlage des Qualitätsmanagementsystems und der Technischen Dokumentation) werden bei Produkten der Klasse IIa und IIb Bewertungen der Technischen Dokumentationen auf einer repräsentativen Basis durchgeführt. Die Auswahl der repräsentativen Stichproben erfolgt auf Basis noch zu veröffentlichender Leitlinien unter Berücksichtigung:

- der technologischen Neuartigkeit,
- Ähnlichkeiten in der Auslegung,
- Technologie,
- Herstellungs- und Sterilisationsverfahren,
- der Zweckbestimmung und
- der Ergebnisse aller relevanten früheren Bewertungen z. B. im Hinblick auf die physikalischen, chemischen, biologischen oder klinischen Eigenschaften.

Die Begründung der Auswahl muss von der Benannten Stelle dokumentiert werden.

Darüber hinaus wird die Bewertung der Technischen Dokumentation bei Produkten der Klasse III und bestimmten Produkten der Klasse IIb (implantierbare Produkte, z. B. Stents für die Speiseröhre oder Magenbypass-Implantate) für jedes Produkt vorgenommen.

Nach der initialen Bewertung muss die Benannte Stelle Überwachungsbewertungen auf mindestens jährlicher Basis durchführen. Diese Überwachungsbewertung muss bei Produkten der Klasse IIa und IIb eine Bewertung der Technischen Dokumentation auf der Grundlage weiterer repräsentativer Stichproben umfassen.

Bei Produkten der Klasse III umfasst die Überwachungsbewertung eine Prüfung der genehmigten Teile und/oder Materialien, die für die Unversehrtheit des Produkts unerlässlich sind. Dies schließt gegebenenfalls eine Überprüfung mit ein, ob die Mengen der hergestellten oder beschafften Teile und/oder Materialien den Mengen der fertigen Produkte entsprechen.

Des Weiteren muss die Benannte Stelle mindestens einmal alle fünf Jahre am Standort des Herstellers und gegebenenfalls der Zulieferer des Herstellers und/ oder seiner Subunternehmer ein unangekündigtes Audit durchführen.

Die Prüfung und Bewertung des Qualitätsmanagementsystems und der Technischen Dokumentation bildet damit die Grundlage für die Ausstellung eines Zertifikats durch die Benannte Stelle und somit für die CE-Kennzeichnung eines Produkts durch den Hersteller. Eine regelmäßige Überprüfung der Technischen Dokumentation und des Qualitätsmanagementsystems sollen zudem sicherstellen, dass die Konformität über den gesamten Herstellzeitraum des Produkts gegeben ist.

4.5 Grundlage für das Inverkehrbringen von Medizinprodukten – Beispiel Vereinigte Staaten von Amerika

Das in Europa angewandte Konformitätsbewertungsverfahren nimmt den Hersteller in die Verantwortung zur CE-Kennzeichnung und somit zur Sicherstellung der Einhaltung der entsprechenden Anforderung vor dem Inverkehrbringen eines Produkts. Es erfolgt keine staatliche Zulassung eines Medizinprodukts durch eine Behörde, wie es teilweise in anderen Ländern durchgeführt wird. Dies soll anhand des Zulassungsverfahrens für den bedeutenden US-amerikanischen Markt durch die dafür zuständige Behörde Food-and-Drug-Administration (FDA) im Folgenden erläutert werden.

Hierbei gibt es verschiedene Verfahren für die Zulassung der Produkte:

- *Premarket-Applications (PMAs):* Dieses Verfahren ist für neuartige, noch nicht auf dem US-Markt befindliche Produkte anzuwenden. Es werden umfassende Daten, inkl. klinischer Daten (klinische Studie) benötigt.
- *Investigational-Device-Applications (IDEs):* Dieses Verfahren ist für Produkte gedacht, die nicht auf dem US-Markt zugelassen sind und Gegenstand einer klinischen Studie sein sollen.
- *Premarket-Notifications (510(k)s):* Dieses Verfahren ist für Produkte anzuwenden, die gleichartig zu bereits auf dem US-Markt befindlichen Produkten sind. Daten aus einer klinischen Studie sind für die Produkte nicht gefordert.

Voraussetzung bei der Einreichung dieser Zulassungen ist die Erfüllung der in dem US-Gesetz „21 CFR (Code-of-Federal-Regulations) Part 820“ beschriebenen

Anforderungen an das Qualitätsmanagement. Dies beinhaltet auch die Erstellung und Pflege eines Design-History-Files (DHF), mit dem sich die gesamte Historie der Produktauslegung und -änderung nachvollziehen lässt. Die prozessrelevante Dokumentation wird in Form eines Device-Master-Record (DMR) und Device-History-Record (DHR) aufbereitet. Die Einhaltung der qualitätsmanagementbezogenen Anforderungen wird durch die FDA im Rahmen von Inspektionen beim Hersteller überprüft.

Die FDA hat bezüglich Ihrer Erwartungshaltung zur Erfüllung der Anforderungen zahlreiche Ratgeber für Hersteller veröffentlicht. Ein Beispiel ist die für Einreichungen bei der FDA geforderte Bewertung des potentiellen biologischen Risikos eines Produkts, das direkten oder indirekten Körperkontakt zum Patienten hat. Der von der FDA in 2016 veröffentlichte Ratgeber für Hersteller „Use-of-International-Standard, ISO 10993-1“, „Biological-Evaluation-of-Medical-Devices - Part 1: Evaluation-and-Testing-within-a-Risk-Management-Process“ beschreibt hierbei auch über die in der Norm beschriebenen Anforderungen hinausgehende Empfehlungen, z. B. hinsichtlich Auswahl von Tests und der Kennzeichnung von Produkten.

Die wesentlichen Elemente des Weges zur Zulassung und Inverkehrbringung eines Medizinprodukts finden sich somit auch in dem durch die amerikanische Gesetzgebung beschriebenen Verfahren wieder. An die Stelle der Bewertung der Konformität unter Einbeziehung einer Benannten Stelle, wie in der EU praktiziert, tritt hier die Prüfung der Zulassung durch die amerikanische Behörde auf Basis der gesetzlichen Vorschriften.

Literatur zu Kapitel 4

[1] Durchführungsverordnung (EU) 2017/2185 über das Verzeichnis der Codes und der ihnen entsprechenden Produktarten zur Bestimmung des Geltungsbereichs einer Benannten Stelle auf dem Gebiet der Medizinprodukte im Rahmen der Verordnung (EU) 2017/745 des Europäischen Parlamentes und des Rates, 23.11.2017, Amtsblatt der Europäischen Union

5 Grundsätze für die biologische Beurteilung – Biokompatibilität

Andrea Müller (M. Eng.), Angewandte Kunststofftechnik, Hochschule Schmalkalden

Annette Quick, Head of Biological Safety and Packaging, Roche Diabetes Care GmbH, Mannheim

Prof. Dr.-Ing. Thomas Seul, Angewandte Kunststofftechnik, Hochschule Schmalkalden

5.1 Bewertung und Prüfung innerhalb eines Risikomanagementsystems gemäß ISO 10993-1

Medizinprodukte dürfen den Patienten während der Anwendung nicht aufgrund der verwendeten Werkstoffe oder Herstellungsprozesse schädigen. Dazu muss nachgewiesen sein, dass die biologische Sicherheit (auch als Biokompatibilität bezeichnet) des Medizinprodukts gegeben ist. Zur Bewertung und Prüfung der biologischen Sicherheit ist die harmonisierte Normenreihe ISO 10993 zugrunde zu legen. Das Anliegen der ISO 10993 mit ihren Unternormen ist der Schutz des Menschen vor möglichen biologischen Risiken, die sich aus der Anwendung von Medizinprodukten ergeben.

Der Geltungsbereich der Norm ISO 10993 umfasst folgende Produkte [11]:

- Beurteilung von Produkten, von denen erwartet wird, dass sie direkt oder indirekt während der Verwendung mit dem Körper des Patienten in Kontakt kommen.
- Medizinprodukte, von denen erwartet wird, dass sie direkt oder indirekt mit dem Körper des behandelnden Personals wie zum Beispiel Ärzte, Schwestern und Pfleger in Kontakt kommen, wenn das Produkt diese schützen soll (z. B. OP-Handschuhe, Masken und andere Produkte).

ISO 10993-1 ist als Bewertungsstrategie zur biologischen Beurteilung von Medizinprodukten im Rahmen eines Risikomanagementprozesses vorgesehen. Dieser Risikomanagementprozess ist Bestandteil der umfassenden Beurteilung und Entwicklung von Medizinprodukten. Dieser Ansatz kombiniert die Überprüfung und Bewertung vorhandener Daten aus sämtlichen Quellen mit der Durchführung von zusätzlichen Prüfungen, sofern diese nach Risikobeurteilung erforderlich sind, wodurch eine umfassende Beurteilung ermöglicht wird. Diese vollständige Beurteilung muss hinsichtlich der biologischen Reaktionen auf jedes Medizinprodukt gemäß seiner Gebrauchssicherheit erfolgen. Die ISO 10993 behandelt die Ermittlung der Wirkungen von Medizinprodukten auf Gewebe in erster Linie allgemein und weniger auf eine konkrete Anwendung eines Medizinprodukts bezogen. Deshalb werden für eine vollständige Beurteilung der biologischen Sicherheit die Medizinprodukte nach der Art und Dauer ihres voraussichtlichen Kontaktes mit menschlichem Gewebe beim Gebrauch wie folgt eingeteilt [11] [29]:

- Art des Körperkontaktes:
  - Produkt mit Kontakt zu Körperoberflächen (intakte Haut, Schleimhaut, verletzte oder geschädigte Hautpartien)
  - Produkt, das von außen mit dem Körperinnern in Kontakt kommt (Blutgefäßsystem indirekt, Gewebe/Knochen/Dentin, zirkulierendes Blut)
  - Implantierbares Produkt (Gewebe/Knochen, Blut)
- Kontaktdauer:
  - kurzzeitig (≤ 24 h)
  - länger (> 24 h bis 30 Tage)
  - dauernd (> 30 Tage)

Zu beachten ist, dass Medizinprodukte ohne Körperkontakt nicht in den Anwendungsbereich der ISO 10993 fallen und Produkte mit wiederholtem Körperkontakt angemessene Bewertungen und Prüfungen erfordern, welche die Gesamtkontaktzeit betrachten.

Die Bewertung der biologischen Sicherheit eines Medizinprodukts sollte individuell für das zu beurteilende Produkt geplant werden, um die Gefährdungen zu identifizieren und die Risiken von bekannten Gefährdungen besser abzuschätzen. Die Prüfstrategie sollte eine Begründung für die Auswahl von Prüfungen enthalten und auch mit der Begründung auf den eventuellen Verzicht von Prüfungen ergänzt werden. Die Begründung sollte ein eindeutiger und wissenschaftlich begründeter Plan für die Bewertung der biologischen Sicherheit sein, mit dem nachgewiesen wird, dass alle Biogefährdungen berücksichtigt und relevante Risiken beurteilt und kontrolliert wurden. Bei der Bewertung sind folgende biologische Effekte auf ihre Relevanz zu beurteilen, um die in Erwägung zu ziehenden Prüfungen zu bestimmen [11]:

- Physikalische und/oder chemische Information
- Zytotoxizität
- Sensibilisierung

- Irritation oder intrakutane Reaktivität
- Materialbedingte Pyrogenität
- Akute systemische Toxizität
- Subakute Toxizität
- Subchronische Toxizität
- Chronische Toxizität
- Implantationseffekte
- Hämokompatibilität
- Genotoxizität
- Karzinogenität
- Reproduktions-/Entwicklungstoxizität
- Abbau (im menschlichen Körper)

Wenn die biologische Prüfung von Medizinprodukten als Teil des gesamten Risikomanagementprozesses für notwendig erachtet wird, muss die Prüfung am sterilen Endprodukt vorgenommen werden.

Der Abschluss der Beurteilung der biologischen Sicherheit erfolgt in einem Bericht, in welchem das Gesamtrisiko bewertet und analysiert wird. Der Bericht zur biologischen Beurteilung sollte eine Zusammenfassung der Ergebnisse der Gesamtbeurteilung enthalten und bestätigen, dass die Risikoanalyse und -kontrolle abgeschlossen wurden. Der Bericht sollte von der dafür zuständigen und bevollmächtigten Person unterschrieben werden.

Die Aufgabe der ISO 10993-1 ist es, den Rahmen vorzugeben, innerhalb dessen eine biologische Beurteilung geplant wird. Die Norm ist nicht dafür vorgesehen, eine starre Vorgabe von Prüfverfahren bereitzustellen, da dies entweder zu einer unnötigen Einschränkung bei der Entwicklung und Verwendung neuartiger Medizinprodukte oder zu einem falschen Sicherheitsgefühl bei der allgemeinen Anwendung von Medizinprodukten führen kann. Biologische Prüfungen beruhen unter anderem auf chemischen und biologischen Prüfverfahren unter Laborbedingungen sowie auf Tiermodellen, sodass das voraussichtliche Verhalten bei der Anwendung eines Medizinprodukts im Menschen nur mit Vorsicht vorausgesagt werden kann, da nicht eindeutig geschlussfolgert werden kann, dass dieselbe biologische Reaktion auch bei dieser Art auftritt. Außerdem weisen Unterschiede bei der Art der Reaktion auf das gleiche Material zwischen einzelnen Menschen darauf hin, dass bei einigen Patienten sogar bei anerkannten Materialien unerwünschte Reaktionen auftreten können [7] [11].

Der Blick in die zukünftigen Änderungen des ISO 10993 Normenwerks verrät, dass die Anzahl und Belastung von Versuchstieren minimiert werden soll, indem Prüfungen von chemischen, physikalischen, morphologischen und topographischen Merkmalen und In-vitro-Modellen Vorzug gegeben werden soll. Diese Verfahren können zugleich relevante Informationen im Vergleich zu aus In-vivo-Modellen erhaltenen Informationen liefern. Es sollte also verstärkt Wert auf den Aufbau einer Wissensdatenbank gelegt werden, die Daten über Werkstoffe und eigene Medizinprodukte enthält. Nur dann lassen sich aufbauend auf dieser Datenbank mit Hilfe von chemischen und physikalischen Prüfungen biologische Prüfungen einsparen und Änderungen des Werkstoffes oder des Herstellungsverfahrens bewerten (siehe Abschnitt 5.2). ■

Im FDA Guidance-Dokument „Use of International Standard ISO 10993-1, Biological evaluation of medical devices – Part 1: Evaluation and testing within a risk management process“ vom 16. Juni 2016 wird im dritten Abschnitt zum Risikomanagement für biologische Beurteilungen auf Folgendes hingewiesen: Die biologische Beurteilung sollte generell mit der Beurteilung des Medizinprodukts beginnen, einschließlich der Materialkomponenten, der Herstellungsprozesse und der klinischen Verwendung des Produkts. Angesichts dieser Informationen sollten die potentiellen Risiken aus der Perspektive der biologischen Sicherheit identifiziert werden. In Anbetracht der möglichen biologischen Auswirkungen sollte ein Plan zur Bewertung der biologischen Sicherheit entwickelt werden, um entweder durch Biokompatibilitätstests oder andere Bewertungen die Risiken angemessen bewerten zu können [6]. Eine Strategie für die Vorgehensweise bei einer biologischen Beurteilung von Medizinprodukten als Teil eines Risikomanagementprozesses zeigt Bild 5.1.

- Medizinprodukt verstehen und Änderungen am Produkt während seines Lebenszyklus erkennen
- Auswirkungen von löslichen Substanzen des Produkts verstehen (bedingt die Kommunikation mit Lieferanten über die Komponenten des Ausgangswerkstoffes)
- Kann die klinische Sicherheit anhand von wenigen Tests am Endprodukt vorhergesagt werden?
- Risiken während der Lebensdauer des Produkts bewerten (denn durch lange Produktlebenszyklen könnten in der Zukunft wertvolle Informationen die biologische Bewertung von heute verändern)

■

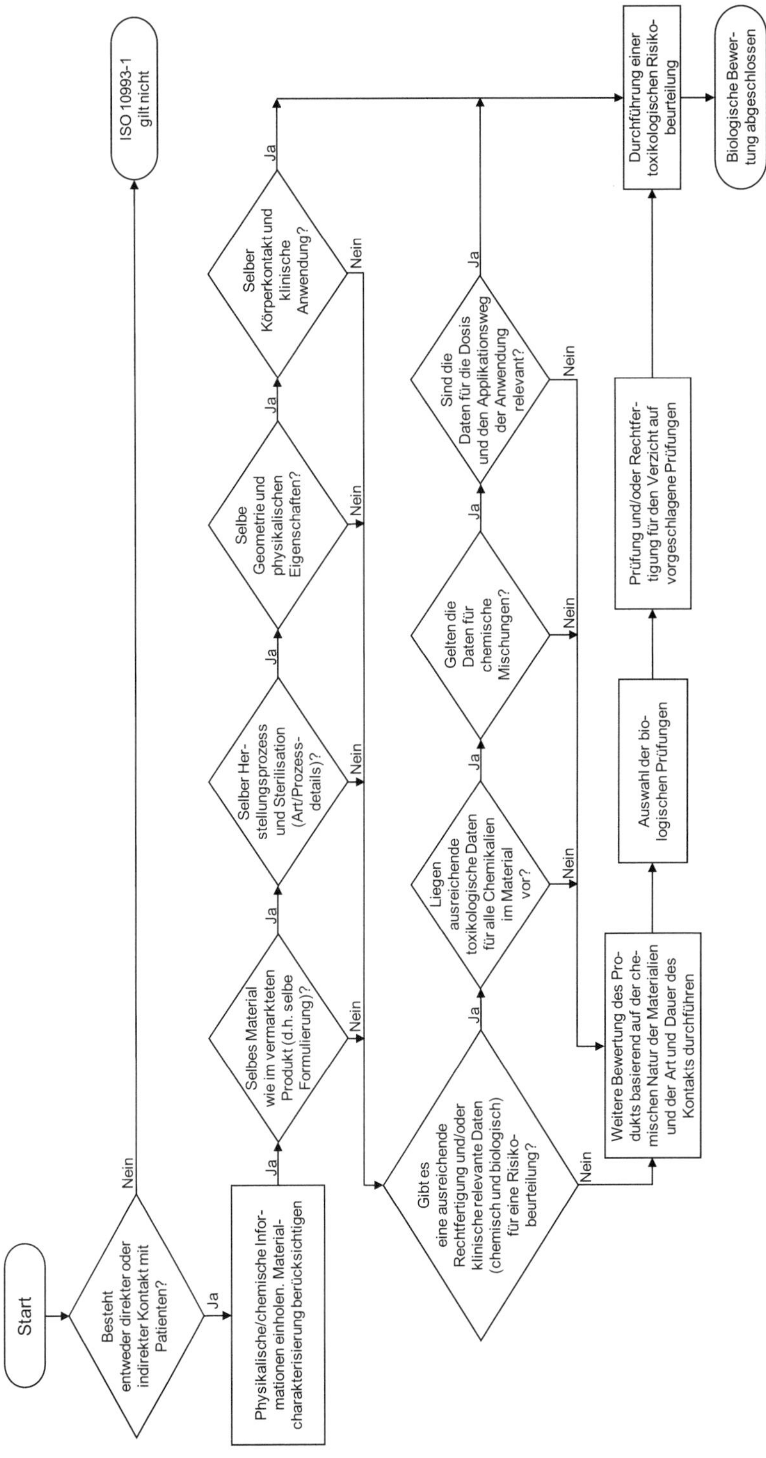

Bild 5.1 Vorgehensweise bei einer biologischen Beurteilung von Medizinprodukten als Teil eines Risikomanagementprozesses [11]

5.2 Material- und chemische Charakterisierung

Material- und chemische Charakterisierung gemäß ISO 10993-18

Die Material- und chemische Charakterisierung ist ein entscheidender erster Schritt im Prozess der biologischen Beurteilung. Der Umfang der erforderlichen chemischen Charakterisierung ist abhängig davon, welche vorklinischen, klinischen und toxikologischen Daten vorliegen, sowie von der Art und Dauer des Körperkontakts mit dem Medizinprodukt (Abschnitt 5.1). Allerdings muss die Charakterisierung mindestens auf die chemischen Bestandteile des Medizinprodukts eingehen sowie auf mögliche Rückstände von Prozesshilfsmitteln oder Additiven, die bei der Herstellung verwendet wurden [11]. Neben den in der ISO 10993-1 genannten biologischen Risiken wird auch die Anwendung von chemischen bzw. physikalisch-chemischen Prüfungen gefordert. Auch in ISO 14971 „Anwendung des Risikomanagements auf Medizinprodukte“ wird herausgestellt, dass bei einer toxikologischen Risikoanalyse die chemische Beschaffenheit des Werkstoffes berücksichtigt werden sollte.

Die ISO 10993-18 „Chemische Charakterisierung von Werkstoffen“ beschreibt einen Rahmen für die Identitätsbestimmung eines Werkstoffes und die qualitative und quantitative Bestimmung seiner chemischen Bestandteile. Die so gewonnenen Angaben über die chemische Charakterisierung können als Teil der Beurteilung der allgemeinen biologischen Sicherheit eines Medizinprodukts genutzt werden. Ziel der ISO 10993-18 ist der Erhalt folgender Informationen, die wertvoll sind für die Vorhersage der biologischen Reaktionen von Werkstoffen [14]:

- chemische Zusammensetzung der im Herstellungsverfahren verwendeten Werkstoffe einschließlich der Zusatzstoffe und Rückstände aus dem Verfahren, z. B. chemische Spurensubstanzen, Reinigungs-, Desinfektions- und Prüfmittel, Säuren und alkalische Substanzen;
- Charakterisierung der Werkstoffe, die für die Herstellung von Medizinprodukten verwendet werden sollen, wie auch von Medizinprodukten in ihrer endgültigen Form;
- Identifizierung der Werkstoffe für die Herstellung von Medizinprodukten;
- Möglichkeit der Werkstoffe für Medizinprodukte, Substanzen oder Abbauprodukte aus dem Herstellungsverfahren freizusetzen;
- Veränderungen in den Herstellungsmaterialien, die durch Veränderungen im Herstellungsverfahren oder ungenügende Kontrolle des Herstellungsverfahrens entstehen.

Kunststoffe können eine komplexe Zusammensetzung aufweisen. Die Einzelheiten über die Zusammensetzung sollten zunächst beim Werkstofflieferanten erfragt werden. Beim Fehlen solcher Einzelheiten sollten die für den Werkstoff geeigneten analytischen Verfahren angewendet werden, um Daten über die Zusammensetzung zu gewinnen. Die Feststellung der Werkstoffbestandteile, die für die Verwendung bei der Herstellung eines Medizinprodukts vorgesehen sind, ermöglicht die Untersuchung der jedem Bestandteil eigenen Toxizität. Die gewonnenen Daten können dann als Teil der Gesamtbeurteilung der biologischen Sicherheit des Medizinprodukts verwendet werden [14].

Typische Prüfverfahren, die bei der chemischen Charakterisierung von Kunststoffen Anwendung finden, sind z. B.:

- GC/MS
- LC/MS
- ICP/MS
- HPLC/MS
- FTIR

Es ist erforderlich, Informationen zu gewinnen, die das Ausmaß der Bestandteile zeigen, die unter den tatsächlichen Anwendungsbedingungen des Endprodukts verfügbar sind, um das durch sie entstehende Risiko abschätzen zu können. Die einzelnen Schritte der chemischen Charakterisierung sind in Bild 5.2 aufgeführt. Dies kann aus Extraktionsuntersuchungen am Werkstoff abgeschätzt werden. Es werden geeignete Extraktionsbedingungen angewendet, um sicherzustellen, dass jeder Bestandteil, der während der Anwendung möglicherweise aus dem Endprodukt herausgelöst wird, in den Extraktionsmedien gelöst wird. Der gewonnene Extrakt kann qualitativ und/oder quantitativ analysiert werden, um Daten zu gewinnen. Der Abschluss der chemischen Charakterisierung erfordert die enge Zusammenarbeit der Werkstoffentwickler, analytisch tätigen Chemiker, Produktentwickler und Toxikologen [14].

Bei Fehlen jeglicher Ausgangsdaten über die Zusammensetzung wird eine Literaturrecherche zur Feststellung der Ausgangs- und Zusatzstoffe als Unterstützung bei der Wahl der geeignetsten Analyseverfahren empfohlen. Auch der Rohstofflieferant kann eine hilfreiche Quelle für geeignete analytische Verfahren sein. Darüber hinaus können durch Kommunikation mit dem Rohstofflieferanten Informationen darüber gewonnen werden, welche Bestandteile nicht im Ausgangswerkstoff enthalten sind und somit bei der aufwendigen chemischen Charakterisierung ausgeschlossen werden können.

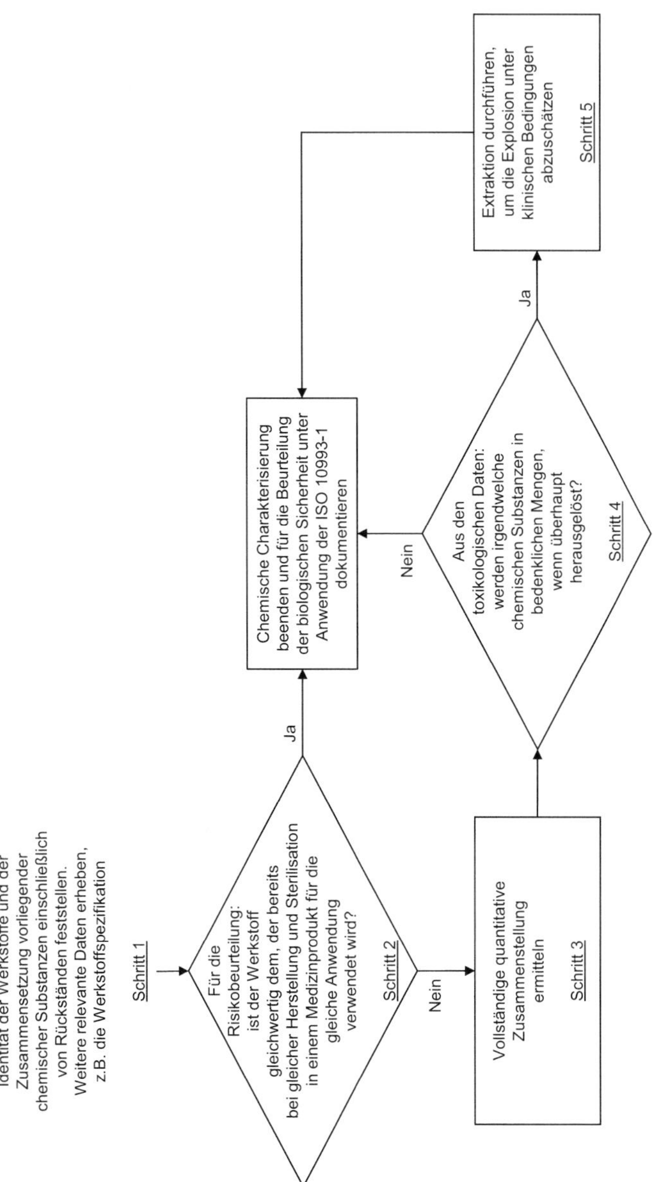

Bild 5.2 Flussdiagramm zur chemischen Charakterisierung [14]

Die verwendeten analytischen Verfahren müssen validiert, begründet und dokumentiert sein. Die Validierung eines analytischen Verfahrens ist der Prozess, durch den nachgewiesen wird, dass die Leistungsmerkmale des Verfahrens den Anforderungen für die vorgesehene analytische Anwendung entsprechen. Analytische Verfahren müssen je nach Fall hinsichtlich der folgenden begründeten analytischen Merkmale validiert sein [14]:

- Genauigkeit
- Präzision
- Spezifität
- Nachweisgrenze
- quantitative Erfassungsgrenze
- Linearität
- Bereich
- Unempfindlichkeit
- Robustheit
- Eignung des Systems

Anwendung des „Bridging-Approach" zur Vermeidung von unnötigen Tierversuchen

Es gilt der Grundsatz, dass In-vitro-Prüfverfahren bei der Anwendung gegenüber In-vivo-Prüfungen wann immer möglich bevorzugt werden müssen. Zudem sind In-vitro-Prüfungen zuverlässig, ethisch und moralisch vertretbar und können durch Validierungen reproduzierbare Ergebnisse in kurzer Zeit liefern. Somit trägt die Anwendung von Prüfungen der EN ISO 10993-Reihe als Teil des entsprechenden Risikomanagementprozesses zur wissenschaftlichen Validität des Prozesses der Beurteilung biologischer Reaktionen bei, sorgt in geeigneter Weise für den moralisch vertretbaren Einsatz von Versuchstieren und trägt zu einem höheren Vertrauen der Öffentlichkeit in die biologische Sicherheit von Medizinprodukten bei [11].

Der sogenannte „Bridging-Approach" gliedert sich in mehrere Stufen: Die ISO 10993-1 fordert zur Bewertung sowohl Literaturdaten als auch produktspezifische Prüfdaten. Bei der biologischen Prüfung soll zuerst mit geeigneten physikalisch-chemischen Methoden eine Materialcharakterisierung durchgeführt werden, um mögliche herauslösbare Substanzen zu identifizieren und zu bewerten. Anschließend sollen In-vitro-Tests durchgeführt werden. Als letzte Stufe sind tierexperimentelle Untersuchungen vorzunehmen, sofern zur Klärung der jeweiligen Fragestellung keine alternativen In-vitro-Prüfmethoden zur Verfügung stehen [1].

Der „Bridging-Approach" wird zudem auch angewandt, wenn z. B. eingeschränkte Änderungen im Herstellprozess, der chemischen Zusammensetzung des Rohstoffes, des Lieferanten, der Rohstoffcharge, Reinigungsverfahren oder Verpackungsmaterialien auftreten. Sorgfältige physikalisch-chemische Prüfungen im Sinne der ISO 10993-18 können dann unter Umständen die Frage klären, ob in den genannten Fällen auf biologische Prüfungen verzichtet werden kann. Sollte sich hierbei herausstellen, dass die zu vergleichenden Produkte chemisch vergleichbar sind und im Blick auf herauslösbare Substanzen keine Unterschiede aufweisen, kann dies als Nachweis dienen, bereits vorliegende biologische Prüfergebnisse auf das zu bewertende Medizinprodukt anzuwenden [1]. Der Vorteil des „Bridging-Approach“ ist dann, dass die Bewertung der biologischen Sicherheit für den Medizinproduktehersteller mittels einer Risikobewertung regulatorisch eingehalten wird, gepaart mit einer Zeit- und Kostenersparnis und gleichzeitiger Reduzierung oder Vermeidung von Tierversuchen.

5.3 Zytotoxizität als Indikatortest zur Beurteilung der biologischen Sicherheit

Die zuvor beschriebene Risikobewertung in Verbindung mit der Art und Dauer des Kontaktes des Medizinprodukts mit dem Patienten kann dazu führen, dass Zytotoxizitätsprüfungen mit dem Endprodukt durchgeführt werden. Prüfungen auf Zytotoxizität, bei denen Zellkulturtechniken eingesetzt werden, werden angewendet, um den Zelltod, die Hemmung der Zellvermehrung, die Koloniebildung und andere Effekte auf Zellen zu bestimmen, die durch Medizinprodukte, Werkstoffe und/oder deren Extrakte verursacht werden [26][12].

Für die biologischen Prüfungen mit Zellkulturen existieren standardisierte Testverfahren. Dabei unterscheidet man drei Verfahren der Exposition gegenüber den Prüfkörpern [13] [28]:

- Prüfung von Extrakten,
- Prüfung mit direktem Kontakt,
- Prüfung ohne direkten Kontakt zwischen Zellen und Prüfkörper (Diffusion).

Bei Tests mit direktem Kontakt zwischen Zellen und Werkstoffprobe wird eine Zellkulturschale mit Zellen besiedelt und der Werkstoff auf die Zellen aufgebracht, ohne den Zellrasen zu schädigen. Im Anschluss können die Zellen lichtmikroskopisch untersucht werden. Mit Hilfe der Tests mit Extrakten ist es möglich, durch die Extraktion der Kunststoffproben mit einem Extraktionsmedium die Freisetzung von Substanzen aus dem Werkstoff zu bewerten [2]. Am Ende der Expositionszeit erfolgt eine Beurteilung hinsichtlich des Vorliegens und Grades der zytotoxischen Wirkung. Die Auswahl einer oder mehrerer dieser Kategorien hängt von der Art der zu beurteilenden Probe, der möglichen Applikationsstelle und der Art der Anwendung ab. Diese Auswahl bestimmt dann die Einzelheiten der Vorbereitung der zu prüfenden Proben, die Vorbereitung der Kulturzellen und die Art, wie die Zellen den Proben oder deren Extrakten ausgesetzt werden [12].

Für die Zytotoxizitätsprüfungen wird häufig die Zelllinie L929 eingesetzt (Bild 5.3). Die Mausfibroblasten werden auch in der ISO 10993-5 zur Anwendung bei Zytotoxizitätsprüfungen empfohlen. Die Aufbewahrung der Zellen muss bei −80 °C oder darunter im entsprechenden Kulturmedium, das jedoch ein Kälteschutzmittel, z. B. Dimethylsulfoxid oder Glycerin, enthält, erfolgen. Eine Langzeitaufbewahrung (mehrere Monate bis viele Jahre) ist nur bei −130 °C oder darunter möglich, um eine gleichbleibende Qualität der Zellen und somit konstante Versuchsbedingungen zu gewährleisten [12].

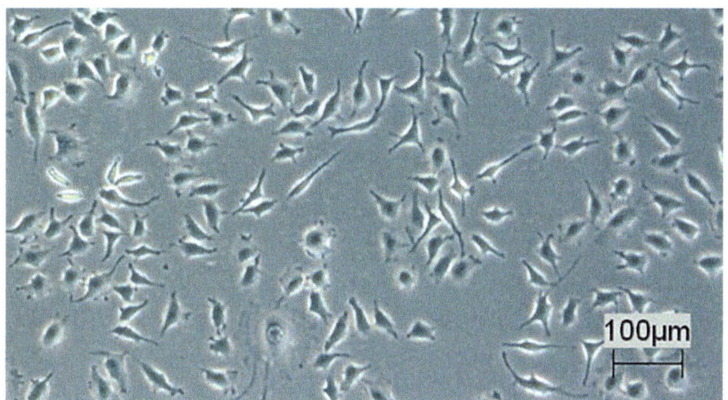

Bild 5.3 Zelllinie L929 (Mausfibroblasten) zur Durchführung von Zytotoxizitätsprüfungen

Die Probenvorbereitung muss in Übereinstimmung mit ISO 10993-12 erfolgen. In jeden Versuch sind Negativ- und Positivkontrollen einzubeziehen. Wenn die Negativ-, Positivkontrollen oder die Blindprobe nicht die erwartete Reaktion im Prüfsystem liefern, dann ist der Versuch zu wiederholen.

Begriffserklärungen:

- Prüfmuster: Werkstoff, Extrakt, der/das der biologischen Prüfung unterzogen wird
- Positivkontrolle: Material, das bei der Zytotoxizitätsprüfung eine reproduzierbare zytotoxische Reaktion hervorruft (z. B. mit organischem Zinn stabilisiertes Polyurethan)
- Blindprobe: Extraktionsmedium (ohne Prüfmuster), das den gleichen Bedingungen ausgesetzt ist wie das Prüfmuster während der Extraktion (Medium mit Serum)
- Negativkontrolle: Material, das bei der Zytotoxizitätsprüfung keine zytotoxische Reaktion hervorruft (z. B. PE-HD)

Die Extraktionstemperatur für ein Zellkulturmedium mit Serum sollte 37 °C betragen, weil Extraktionstemperaturen von mehr als 37 °C die chemischen Eigenschaften und/oder die Stabilität des Serums und weiterer Bestandteile im Kulturmedium negativ beeinflussen können. Bei polymeren Prüfmustern sollte die Extraktionstemperatur die Glasübergangstemperatur nicht überschreiten, da eine höhere Temperatur die Zusammensetzung des Extraktionsmittels verändern kann. Das bevorzugte Extraktionsmedium ist Kulturmedium mit Serum (z. B. fetales Kälberserum). Die Verwendung von Kulturmedium mit Serum wird für die Extraktion bevorzugt, weil dieses Medium in der Lage ist, sowohl das Zellwachstum zu fördern als auch polare und nichtpolare Substanzen zu extrahieren [12].

Eine auftretende Zytotoxizität ist in erster Linie nur ein Indikator auf die Möglichkeit eines adversen Effektes in In-vivo-Systemen. Es kann nicht zwangsläufig ausschließlich aufgrund der Zytotoxizitätswerte bestimmt werden, dass das Medizinprodukt für eine gegebene klinische Anwendung ungeeignet ist. Im Gegensatz dazu kann eine nicht-zytotoxische Reaktion nicht so gedeutet werden, dass weitere in der ISO 10993 beschriebene Endpunkte damit bestanden werden könnten. Daher sollte eine Zytotoxizitätsprüfung nur als erster wichtiger Indikator angesehen werden, welcher allerdings nicht alle biologischen Reaktionen abbilden kann.

Direkter Kontakt

Diese Prüfung erlaubt sowohl eine qualitative als auch eine semi-quantitative Beurteilung der Zytotoxizität. Für diese Methode sollte das Prüfmuster eines festen Werkstoffes mindestens eine ebene Oberfläche aufweisen.

Vorsichtig sind einzelne Probekörper des Prüfmusters auf die Zellschicht in der Mitte jedes Kulturgefäßes zu geben. Es ist sicherzustellen, dass der Probekörper ungefähr ein Zehntel der Oberfläche der Zellschicht bedeckt. Es ist darauf zu achten, den Probekörper nicht unnötig auf dem Zellrasen zu bewegen, um eine mechanische Schädigung des Zellrasens zu vermeiden. Der Probekörper kann alternativ bereits vor der Zugabe der Zellen in das Kulturgefäß gegeben werden.

Prüfung durch indirekten Kontakt (Diffusion)

Diese Prüfung erlaubt eine qualitative Beurteilung der Zytotoxizität durch die Methode der Agardiffusion. Bei dieser Methode wird auf einen angewachsenen Zellrasen eine Schicht geschmolzenes Agar mit Kulturmedium gegeben. Auf die verfestigte Agar-Schicht wird in jedes Kulturgefäß vorsichtig das Prüfmuster gegeben. Es ist sicherzustellen, dass der Probekörper ungefähr ein Zehntel der Oberfläche der Zellschicht bedeckt. Danach sind die Kulturgefäße z. B. für 24 h bei 37 °C zu inkubieren. Im Anschluss wird der Probekörper entfernt und die zytotoxische Wirkung z. B. mit Neutralrot als Vitalfarbstoff untersucht. Eine weitere Alternative zur Prüfung durch indirekten Kontakt ist die Prüfung durch Filterdiffusion. Die Anwendung dieser Verfahren gilt in der Praxis nicht als Standardverfahren und ein Heranziehen dieses Tests ist besonders für die Anwendung zu begründen [12].

Prüfung an Extrakten

Es sind vier mögliche und standardisierte Testverfahren zur Beurteilung der Zytotoxizität im Anhang der ISO 10993-5 aufgeführt:

- Aufnahme von Neutralrot
- Zellkoloniebildung
- MTT
- XTT

Die Prüfung an Extrakten wird in der Industrie häufig als Zytotoxizitätsprüfung genutzt, da sie eine hohe Reproduzierbarkeit, Empfindlichkeit und Genauigkeit besitzt. Die folgenden Ausführungen auf die Zytotoxizitätsprüfung werden am Beispiel der XTT-Methode erläutert. Der XTT-Test dient der Bestimmung der metabolischen Aktivität von Zellen und ist eine Weiterentwicklung des MTT-Tests [23]. XTT (2,3-Bis(2-methoxy-4-nitro-5-sulfophenyl)-5-[(phenylamino)carbonyl]-2H- tetrazoliumhydroxid) wird in lebensfähigen Zellen metabolisch zu einem wasserlöslichen Formazanprodukt reduziert. Die Anzahl lebensfähiger Zellen korreliert mit der durch photometrische Messungen bestimmten Farbintensität. Eine Reduktion der Lebensfähigkeit von Zellen um mehr als 30 % wird als eine zytotoxische Wirkung angesehen [12].

Die einzelnen Schritte der XTT-Zytotoxizitätsprüfung gliedern sich beispielsweise wie folgt:

- Ablösen der L929-Zellen aus der Zellkulturflasche, zentrifugieren und mit Kulturmedium (Medium mit Serum) auf erforderliche Dichte einstellen
- Aussaat der Zellen auf Mikrotiterplatten
- Inkubieren (bei 37 °C/5 % CO_2/24 h)
- Mikroskopische Kontrolle, ob Zellwachstum gleichmäßig über die Mikrotiterplatte verteilt ist
- Kulturmedium entfernen
- Zellen mit Prüfmusterextrakt behandeln
- Zusätzlich Behandlungsmedium der Negativkontrolle, Positivkontrolle und Blindprobe hinzugeben
- Inkubieren (bei 37 °C/5 % CO_2)
- Mikroskopische Beurteilung von morphologischen Veränderungen (qualitative Bewertung)
- Zugabe von XTT-Lösung
- Inkubieren (bei 37 °C/5 % CO_2/3 bis 5 h)
- Feststellen der Absorption im Plattenlesegerät (quantitative Bewertung)

Bestimmung der Zytotoxizität – Qualitative Bewertung

Die zytotoxischen Wirkungen können entweder auf qualitative oder quantitative Weise bestimmt werden. Die quantitative Bewertung der Zytotoxizität ist jedoch vorzuziehen. Die Zellen sind unter dem Mikroskop, falls verlangt unter Anwendung einer zytochemischen Anfärbung, zu untersuchen. Die Zytotoxizität kann auch eine allgemeine Veränderung der Zellaktivität beschreiben. Eine zytotoxische Substanz muss nicht unmittelbar zum Zelltod führen, sondern kann auf die normale Zellaktivität einen Einfluss haben, z. B. Änderung des Proliferationsverhaltens (Teilungsfähigkeit) oder Zunahme des Zellwachstums. Daher sind bei der quantitativen Bewertung vielfältige Veränderungen zu bewerten, z. B. der allgemeinen Morphologie, der Vakuolisierung, der Ablösung, der Zellauflösung und der Zellmembranintegrität. Die Abweichungen von der normalen Morphologie sind im Prüfbericht in beschreibender Form, z. B. in Form einer Foto-Dokumentation, oder als Zahlenwert anzugeben. Eine zweckmäßige Verfahrensweise zur Gradeinteilung der Prüfmuster ist in der Tabelle 5.1 und Tabelle 5.2 angegeben. Das Erreichen einer numerischen Gradeinteilung von mehr als 2 wird als zytotoxische Wirkung angesehen.

Tabelle 5.1 Qualitative morphologiebezogene Gradeinteilung der Zytotoxizität von Extrakten [12]

Gradeinteilung	Reaktivität	Zustand aller Kulturen
0	keine	Diskrete intrazytoplasmatische Granuli, keine Zellauflösung, keine Verringerung des Zellwachstums
1	gering	Nicht mehr als 20 % der Zellen sind rund, lose anhaftend und ohne intrazytoplasmatische Granuli oder zeigen Änderungen in der Morphologie, vereinzelt sind aufgelöste Zellen vorhanden, nur geringe Wachstumshemmung bemerkbar
2	schwach	Nicht mehr als 50 % der Zellen sind rund, frei von intrazytoplasmatischen Granuli, keine ausgedehnte Zellauflösung; nicht mehr als 50 % Wachstumshemmung bemerkbar
3	mäßig	Nicht mehr als 70 % der Zellschichten enthalten runde Zellen oder sind aufgelöst; Zellschichten sind nicht vollständig zerstört, jedoch ist mehr als 50 % Wachstumshemmung bemerkbar
4	stark	Fast vollständige oder vollständige Zerstörung der Zellschichten

Tabelle 5.2 Gradeinteilung der Reaktivität bei den Agar- und Filterdiffusionsversuchen und der Prüfung durch direkten Kontakt [12]

Gradeinteilung	Reaktivität	Beschreibung der Reaktivitätszone
0	keine	Keine nachweisbare Zone unter dem Probekörper oder um ihn herum
1	gering	Einige fehlgebildete oder degenerierte Zellen unter dem Probekörper
2	schwach	Auf die Fläche unter dem Probekörper begrenzte Zone
3	mäßig	Zone erstreckt sich bis 1,0 cm über den Probekörper hinaus
4	stark	Zone erstreckt sich mehr als 1,0 cm über den Probekörper hinaus

Bestimmung der Zytotoxizität - Quantitative Bewertung

Wie zuvor wird die quantitative Bewertung der Zytotoxizität am Verfahren der XTT-Methode gezeigt. Eine Abnahme der Anzahl lebender Zellen führt zu einer Abnahme der Gesamtaktivität der mitochondrialen Dehydrogenase in der Probe. Wie durch die optische Dichte bei 450 nm gezeigt, korreliert diese Abnahme direkt mit der Menge an gebildetem orangefarbenen Formazan. Zum Berechnen der Verringerung der Lebensfähigkeit im Vergleich zur Blindprobe wird die folgende Gleichung angewendet:

$$\text{Viab.}_{\%} = \frac{100 \times OD_{450e}}{OD_{450b}} \qquad \text{Formel 5.1}$$

$\text{Viab.}_{\%}$ Wert der Zelllebensfähigkeit

OD_{450e} optische Dichte des Extrakts des Prüfmusters

OD_{450b} der Mittelwert der gemessenen optischen Dichte der Blindproben

Je kleiner der $\text{Viab.}_{\%}$-Wert, umso höher ist das zytotoxische Potential des Prüfgegenstandes. Wenn die Lebensfähigkeit auf < 70 % der Blindprobe reduziert ist, weist der Prüfgegenstand ein zytotoxisches Potential auf [12].

5.4 Einfluss der Spritzgießverarbeitung auf die Zytotoxizität

Die biologische Sicherheit kann durch zahlreiche Faktoren negativ beeinflusst werden. Die Kunststoffverarbeitung kann durch verschiedene Prozessparameter, z. B. Verarbeitungstemperaturen, zur Degradation der Polymermoleküle führen. Diese Degradationsprodukte können wiederum zu einer Veränderung des zytotoxischen Potentials führen und damit ein Indiz zu einer Beeinträchtigung der biologischen Sicherheit sein. Das Ziel der im Folgenden dargestellten Untersuchungen ist es, den Einfluss der Spritzgießverarbeitung auf die Zytotoxizität von Medizinprodukten zu untersuchen und somit auf potentielle Einflüsse auf die biologische Sicherheit hinzuweisen. Die Zytotoxizität wurde ausgewählt, da es sich dabei um eine sensitive In-vitro-Methode handelt, die einfach und schnell durchzuführen ist. Es wurden umfangreiche Analysen zu Verarbeitungsparametern, polymerer Degradation und deren Degradationsprodukten sowie der Zytotoxizität verschiedener Medical-Grade-Plastics durchgeführt. Es zeigt sich, dass bei bestimmten Werkstoffen die Verarbeitungsparameter einen signifikanten Einfluss auf das zytotoxische Potential des Endprodukts haben können.

5.4.1 Polymere Degradation während der Verarbeitung

Kunststoffe werden bei der Verarbeitung durch Spritzgießen kurzfristig hohen Temperaturen, verbunden mit mechanischer Beanspruchung, ausgesetzt. Dies kann zu molekularen Veränderungen des Werkstoffes führen [18]. Die chemische Degradation bei Kunststoffen während der Verarbeitung kann mechanische, thermische und thermo-oxidative Ursachen haben [22] [25]. Die chemische Degradation bezeichnet die irreversiblen Änderungen oder die Schädigung von chemischen Bindungen der Kunststoffmoleküle durch mechanische und/oder thermische Beanspruchung. Das Molekulargewicht wird dabei verringert und niedermolekulare Degradations- und Freisetzungsprodukte können entstehen [3]. Bei der thermisch-oxidativen Degradation schreitet bei steigenden Temperaturen die Kettenspaltung durch Oxidation im Gegensatz zur rein thermischen oder mechanischen Degradation schneller voran. Die zunehmende Zahl an Kettenbrüchen ist auf eine temperaturbedingte Überschreitung der Bindungsenergie und eine zusätzliche Energiezufuhr durch Oxidation zurückzuführen [19].

Während der Kunststoffverarbeitung laufen verschiedene thermische, mechanische und thermisch-oxidative Prozesse ab, welche als Einflussfaktoren die molekulare Degradation begünstigen können. Die thermische Belastung beginnt ggf. mit der Vortrocknung des Granulates bei sauerstoffreicher Umgebung (Bild 5.4). Bei der Plastifizierung wird Sauerstoff durch die Luft in die Schneckengänge eingezogen und greift bei höheren Temperaturen die Molekülstruktur des Polymers an [3]. In der Schnecke und der Maschinendüse treten Scherbeanspruchungen auf. Insbesondere die thermische Degradation, welche durch die Verweilzeit und Massetemperatur bestimmt wird, hat nach [8] einen großen Einfluss auf die molekulare Degradation. Auch nachgelagerte Verfahren, wie z. B. Fügetechniken wie Verschweißen oder Verkleben oder auch Strahlensterilisation spritzgegossener Bauteile oder Produkte können den Kunststoff aufgrund von Wärmeeinwirkung oder Strahlenbeanspruchung zusätzlich schädigen.

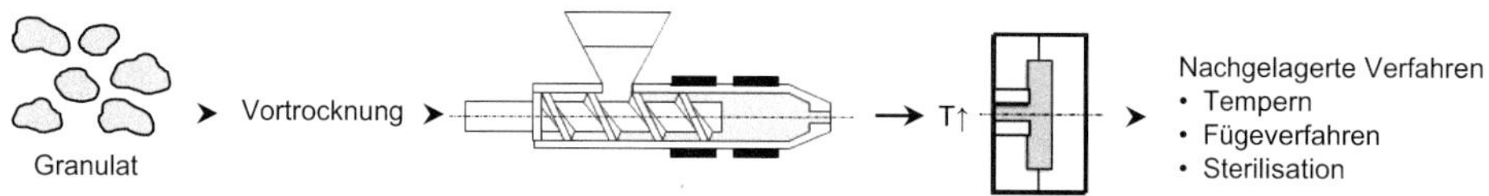

Bild 5.4 Mechanische, thermische und thermo-oxidative Belastungen des Werkstoffes im Verarbeitungsprozess

Bei Kunststoffen, die überwiegend gesättigte Makromolekülketten enthalten, findet die Oxidation nach dem Schema des Radikalkettenmechanismus statt [19]. Der Radikalkettenmechanismus der thermischen Oxidation ist eine durch ein freies Radikal initiierte Reaktion [9] [10] [29]. An der freien Bindung des Radikals lagert sich Sauerstoff an, wodurch reaktive Hydroperoxidradikale entstehen. Diese reagieren mit einem weiteren Polymermolekül unter Bildung eines Hydroperoxids. Der Zerfall der Hydroperoxide ist u.a. verantwortlich für die Abnahme des Molekulargewichts. Da die Endeigenschaften eines Kunststoffes insbesondere durch die Art und Anordnung der Monomerbausteine, das Molekulargewicht und die Molekulargewichtsverteilung sowie durch die Radikalkonzentration bestimmt werden, sind die Bildung und Zersetzung von Hydroperoxiden die Schlüsselreaktionen bei der Betrachtung von Abbaumechanismen [16] [15] [10].

Nachweismethode zur polymeren Degradation – DSC

Die Dynamische Differenzkalorimetrie (DSC) ermittelt die Reaktionsenthalpie in Abhängigkeit von der Temperatur. Es können die physikalischen und chemischen Prozesse, die mit einer Veränderung der spezifischen Wärme zusammenhängen, untersucht werden [4]. Der erste Aufheizvorgang gibt Informationen über den Istzustand der Probe, z.B. bedingt durch die thermische und mechanische Vorgeschichte. Der zweite Aufheizvorgang liefert nach einer definierten Abkühlung materialspezifische Kennwerte. [4] zeigt, dass die Veränderungen der chemischen Struktur zu unterschiedlichen Kristallisations- und Schmelzverhalten führen. Der Nachweis der chemischen Degradation erfolgt über die zweite Aufheizkurve durch eine verringerte Kristallinität und evtl. Peaktemperatur.

Nachweismethode zur polymeren Degradation – OIT

Die Oxidationsinduktionstemperatur (OIT) ist ein relatives Maß der Beständigkeit eines Werkstoffes gegen oxidative Zersetzung. Die Oxidation wird durch die kalorimetrische Messung der Temperatur beim Beginn der exothermen Oxidation des Werkstoffes bestimmt. Die Verringerung der Oxidationsinduktionstemperatur ist ein Nachweis für die chemische Degradation des Werkstoffes [19] [24]. Die Versuche werden bei einer festgelegten Heizrate unter Sauerstoffatmosphäre mit der dynamischen OIT-Methode durchgeführt.

5.4.2 Werkstoffe und Spritzgießverarbeitung

Es werden thermoplastische Kunststoffe untersucht, die häufig für Medizinprodukte eingesetzt werden. Damit wird gewährleistet, dass die Forschungsergebnisse eine breite Anwendung in der Medizin- und Kunststofftechnik finden können. Folgende Medical-Grade-Plastics wurden ohne Zugabe von Masterbatch untersucht:

- PC Polycarbonat
- POM Polyoxymethylen
- MABS Methyl Methacrylate Acrylonitrile Butadiene Styrene
- SBC Styrene Butadiene Copolymer

Gemäß Anhang 15 des EG-GMP-Leitfadens müssen in der Funktionsqualifizierung von Medizinprodukten (OQ: Operational Qualification) Funktionstests zur Bestätigung der oberen und unteren Prozessgrenzen sowie die Worst-Case-Bedingungen geprüft werden. Daher werden auch die Worst-Case-Bedingungen der Prozesse betrachtet. Es werden die folgenden Abkürzungen verwendet, um die verschiedenen Versuchseinstellungen der Probekörperfertigung zu beschreiben:

G	Granulat
S	Probekörper 1BA Zugstab, 1 mm, gemäß ISO 294
u-	Prozesseinstellung unterhalb der Empfehlung des Granulatherstellers → geringe Werkstoffschädigung → geringe Degradation erwartet
o	Prozesseinstellung an der oberen Grenze der Empfehlung des Granulatherstellers
o+	Prozesseinstellung über der oberen Grenze der Empfehlung des Granulatherstellers → hohe Werkstoffschädigung → hohe Degradation erwartet

Bild 5.5 fasst alle aus der Literatur [27] [20] und durch Vorversuche bekannten Einflussgrößen des polymeren Abbaus während der Spritzgießverarbeitung zusammen.

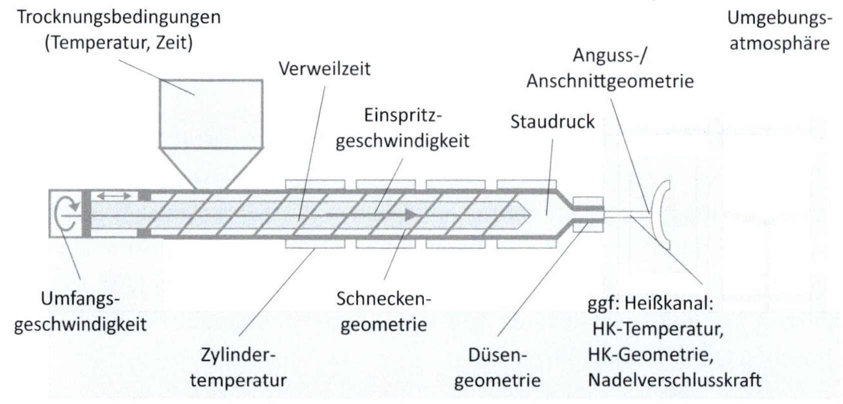

Bild 5.5 Einflussgrößen der polymeren Degradation während der Spritzgießverarbeitung

Aus der Vielzahl der Einflussgrößen wurden folgende Prozessparameter zur Herstellung der Probekörper in den Prozessparametereinstellungen u, o und o+ variiert:

- Massetemperatur [°C]
- Vortrocknungstemperatur/-dauer [°C]/[h]
- Umfangsgeschwindigkeit [mm • s^{-1}]
- Staudruck [bar]
- Einspritzgeschwindigkeit [cm^3 • s^{-1}]
- Restkühlzeit (beeinflusst Verweilzeit) [s]

5.4.3 Biologische und chemische Bewertungsverfahren

Die In-vitro-Zytotoxizitäts-Prüfung gemäß ISO 10993-5 ist ein reproduzierbares und sensitives Testsystem, welches in der Lage ist, auf biologisch relevante Veränderungen der Prüfkörper hinzuweisen. Deshalb wurde dieses Testverfahren als Indikator für adverse biologische Effekte gewählt. Für die biologischen Prüfungen wird die Zelllinie L929 (Mausfibroblasten) bei der XTT-Prüfung eingesetzt. Mit Hilfe der Tests mit Extrakten ist es möglich, durch die Extraktion der Probekörper mit einem Vehikel die Freisetzung von Substanzen aus dem Werkstoff zu simulieren [2].

[21] beschreibt, dass bei den einflussbestimmenden Faktoren auf die biologische Sicherheit besonders niedermolekularen Substanzen, die eine hohe Migrationstendenz aus dem Kunststoff haben, Beachtung geschenkt werden sollte. Zersetzungsprodukte aus der Verarbeitung, wie Formaldehyd aus POM oder Essigsäure aus Acetat-Polymeren, können einen negativen Einfluss auf die Zelllebensfähigkeit haben. Daher wurde für die folgenden Untersuchungen der Formaldehydgehalt an POM-Prüfmustern bestimmt. Der Formaldehydgehalt einer Feststoffprobe ist als die Menge an Formaldehyd zu verstehen, die in einem wässrigen Extrakt der Probe enthalten ist. Zur Durchführung der Formaldehydgehalts-Bestimmung ist das Formaldehyd mittels Flüssigchromatographie quantitativ als Derivat abzutrennen.

5.4.4 Wissenschaftliche Ergebnisse und Interpretation

DSC

Veränderungen der molekularen Struktur der Polymere führen zu Veränderungen in den Schmelzbedingungen. Der Nachweis von polymerer Degradation mittels DSC erfolgt anhand der zweiten Aufheizkurve durch eine Reduzierung der Peak-Schmelztemperatur T_m. Aufgrund der mechanischen und thermischen Vorschädigung des Werkstoffes während der Verarbeitung wird T_m reduziert, was auf eine Reduzierung der Molekülkettenlänge hinweist. Bild 5.6 zeigt, dass die Verschiebung von T_m hin zu niedrigeren Temperaturen insbesondere für die Versuchseinstellung der Probekörper S o+ signifikant ist (hohe Massetemperatur, hohe Vortrocknungsbedingungen, hohe Einspritzgeschwindigkeit, hoher Staudruck und hohe Verweilzeit). Am Beispiel von POM konnte somit gezeigt werden, dass diese Verarbeitungsparameter einen signifikanten Einfluss auf die polymere Degradation haben.

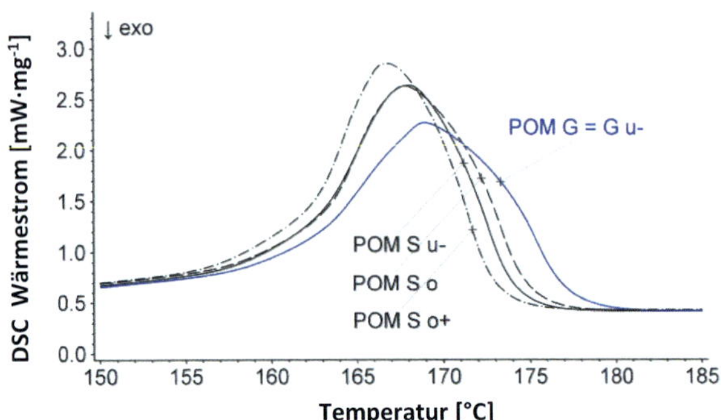

Bild 5.6 Nachweis der polymeren Degradation mittels DSC-Prüfung (10 K/min, 10 mg, Gas: N_2, zweite Aufheizung)

OIT (dynamisch)

Die Bestimmung der OIT ist nicht für alle untersuchten Werkstoffe geeignet. Mit POM konnten mit dieser Methode keine reproduzierbaren Ergebnisse erzielt werden [17]. Die Auswertung wird am Beispiel von SBC in Bild 5.7 und Bild 5.8 aufgezeigt. Dargestellt wird der Wärmestrom über der Versuchstemperatur. Es ist zu erkennen, dass sich mit höherer Vorbelastung des Werkstoffes die Oxidationsinduktionstemperatur verringert. Dies ist auf die durch die polymere Degradation hervorgerufene Reduzierung der Molekülketten zurückzuführen [17].

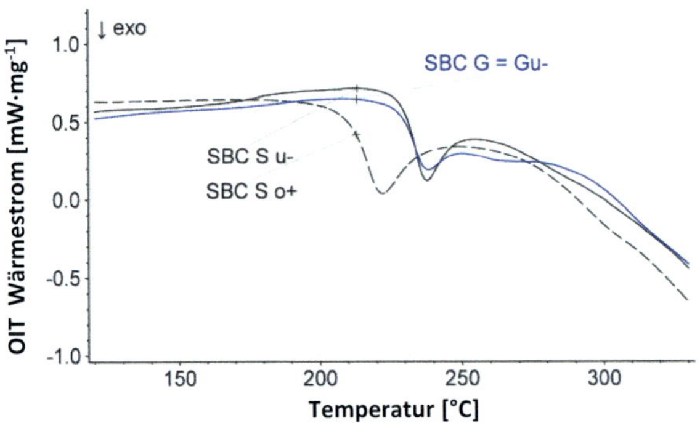

Bild 5.7 Nachweis der polymeren Degradation mittels OIT-Prüfung (dynamisch) (20 K/min, 12 mg, Gas: O_2) [17]

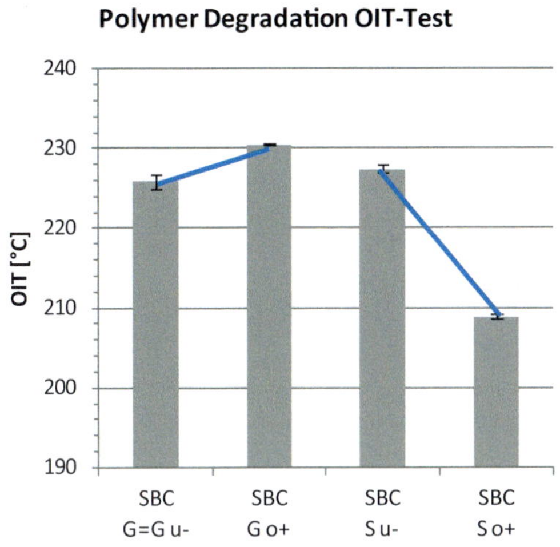

Bild 5.8 Vergleich der polymeren Degradation von Granulat (G) und Probekörper (S) mit variablen Versuchseinstellungen (u-, o, o+) mittels OIT-Prüfung (dynamisch), Versuchswiederholungen: 3 [17]

Zytotoxizität und Formaldehydgehalt

Die Zytotoxizität wird mit der 100% Extrakt-Konzentration durchgeführt (Tabelle 5.3). Die Probekörper der Werkstoffe PC, SBC und MABS beeinflussen die Zelllebensfähigkeit nicht signifikant. Bei diesen Werkstoffen führt eine Änderung der Herstellungsparameter somit nicht zu einem zytotoxischen Effekt im Sinne der [12].

POM weist im Rahmen dieser Untersuchungen bei niedriger Vorbelastung keine Reduzierung der Zelllebensfähigkeit auf. Werden die Proben jedoch bei hoher mechanischer und thermischer Belastung im Spritzgießprozess gefertigt, nimmt die Zelllebensfähigkeit signifikant um 75% ab. Dies bedeutet, dass 75% aller Zellen, welche in Kontakt mit dem Extrakt der POM-Probekörper kommen, negativ beeinflusst werden. Je niedriger die Zelllebensfähigkeit, desto größer ist der zytotoxische Effekt der hergestellten Probekörper. Daher sind diese Probekörper gemäß ISO 10993-5 als zytotoxisch einzustufen.

Tabelle 5.3 Ergebnisse der Zytotoxizitäts-Prüfung (37 °C, 5% CO_2) und Formaldehydgehalt (ISO 17226-1) zum Nachweis der negativen Beeinflussung der biologischen Sicherheit

Werkstoff und Versuchseinstellung	Zelllebensfähigkeit XTT [%] 100% Extrakt-Konzentration	Formaldehydgehalt HPLC [$\mu g \cdot g^{-1}$]
SBC S u-	101	*
SBC So+	100	*
PC S u-	122	*
PC S o+	99	*

Tabelle 5.3 Ergebnisse der Zytotoxizitäts-Prüfung (37 °C, 5 % CO_2) und Formaldehydgehalt (ISO 17226-1) zum Nachweis der negativen Beeinflussung der biologischen Sicherheit *(Fortsetzung)*

Werkstoff und Versuchs-einstellung	Zelllebensfähigkeit XTT [%] 100 % Extrakt-Konzentration	Formaldehydgehalt HPLC [$\mu g \cdot g^{-1}$]
POM S u-	94	< 2,0**
POM S o	105	< 2,0**
POM S o+	25	20,0
MABS S u-	97	*
MABS S o+	96	*

* Nachweis des Formaldehydgehalts erfolgt ausschließlich an POM-Proben
** Wert liegt unterhalb der Bestimmungsgrenze für diese Methode

Um die Ursache dieser toxischen Zellreaktion zu ergründen, werden die Zytotoxizitäts-Tests mit einer Formaldehydgehalt-Bestimmung ergänzt (Tabelle 5.3). Es zeigt sich, dass bei den Versuchseinstellungen mit einer signifikanten Reduktion der Zelllebensfähigkeit auch ein erhöhter Formaldehydgehalt in den Proben nachweisbar ist. Formaldehyd ist ein farbloses, stechend riechendes Gas und entsteht bei POM als Degradationsprodukt bei zu hohen Verarbeitungstemperaturen und zu langen Verweilzeiten im Spritzgießprozess. Das Vorkommen von Formaldehyd bei Medizinprodukten sollte aufgrund akuter Toxizität und karzinogener Wirkung vermieden werden.

An den durchgeführten Versuchen ist zu erkennen, dass das zytotoxische Potential und damit die biologische Sicherheit bei bestimmten Werkstoffen alleine durch die Spritzgießverarbeitung negativ beeinflusst werden kann. Dies kann auf die Schädigung der Werkstoffe im Spritzgießprozess und die daraus entstehende polymere Degradation zurückgeführt werden.

5.4.5 Praxisorientierte Vermeidungsmaßnahmen zur Beeinträchtigung der biologischen Sicherheit

Kritische Qualitätsattribute (CQA: Critical Quality Attributes) beeinflussen gemäß GMP [5] entscheidend die Bauteilqualität. Kritische Prozessparameter (CPP: Critical Process Parameters) können bestimmte CQAs beeinflussen und sollten daher mit ihren Grenzen bzgl. Spritzguss definiert, kontrolliert und dokumentiert werden. Ein kritisches Qualitätsattribut kann bei bestimmten Medizinprodukten die biologische Sicherheit sein. Im Rahmen der Prozessvalidierung erfolgt die Festlegung der Spritzgussparameter für das Produkt. Treten nach der erfolgreichen Prozessvalidierung signifikante Änderungen dieser Parameter auf, sollte der Einfluss dieser Änderung auf das Produkt und dessen biologische Sicherheit bewertet werden.

Die biologische Sicherheit kann, wie in den zuvor beschriebenen Untersuchungen dargestellt, durch Änderungen im Prozess beeinflusst werden. Durch die Änderung der thermischen Verhältnisse bzw. der Erhöhung der Scherung im Spritzgießprozess treten zytotoxische Effekte bei bestimmten Werkstoff-Prozess-Kombinationen auf. Die folgende Aufstellung gliedert Einflussfaktoren auf die thermischen Verhältnisse und die Scherbeanspruchung bei der Spritzgießverarbeitung bzw. die thermische Stabilität des Werkstoffes in drei Kategorien. Denn die Produkteigenschaften - und daher auch die biologische Sicherheit - können vom Werkstoff, der Produktgeometrie (sowie vom Werkzeugkonzept insb. der Heißkanaltechnik) und vom Verarbeitungsprozess beeinflusst werden.

Mögliche Auswirkungen von:

Werkstoff

- Chargenschwankung, wenn diese eine Prozessänderung über das validierte Prozessfenster hinaus zur Folge hat
- Änderung des Stabilisator-Gehalts, wenn dieser eine vorzeitige Zersetzung des Werkstoffes zur Folge hat

Geometrie des Werkzeugs

- Werkzeugänderung, wenn aufgrund von Geometrieänderungen am Artikel Geometrieänderungen der Kavitäten notwendig werden
- Werkzeugkorrektur, wenn aufgrund von technischen Fehlern Werkzeugkorrekturen notwendig werden, die eine Beeinflussung der Artikelgeometrie zur Folge haben können
- Einflussgrößen des Werkzeuges auf die thermischen Verhältnisse der Schmelze z. B. durch Scherungsverhalten:
  - Heiß-/Kaltkanalgeometrie
  - Anschnittgeometrie
  - Scharfe Kanten
  - Dünnstellen
  - Wanddickensprünge
  - Entlüftungen

Spritzgießprozess

- Beeinflussung der thermischen Verhältnisse der Schmelze:
  - Massetemperatur (Zylinder-, Düsen-, Heißkanaltemperatur)
  - Verweilzeit (kann auch durch Restkühlzeit und Prozessstörungen beeinflusst werden)
  - Auslegung der Plastifiziereinheit (L/D-Verhältnis)
  - Schnecken- und Düsengeometrie

- Staudruckhöhe
- Schneckenumfangsgeschwindigkeit
- Einspritzgeschwindigkeit

5.4.6 Zusammenfassung der wissenschaftlichen Untersuchungen

Die Änderung von Prozessparametern im Spritzgießprozess über die bei der Prozessqualifizierung ermittelten Prozessgrenzen hinaus stellt eine Änderung der Herstellbedingungen dar. Eine Änderung des Herstellprozesses im Sinne der ISO 10993 bedeutet wiederum, dass die biologische Sicherheit des Medizinprodukts erneut bewertet werden muss. Im aufgezeigten Fall des Werkstoffes POM ist diese Regelung nachvollziehbar und dringend zu empfehlen. Denn durch die entstehenden Degradationsprodukte, wie Formaldehyd, kann die biologische Sicherheit negativ beeinflusst werden. Durch Einsatz verschiedener analytischer Methoden, mit denen extrahierbare und herauslösbare Substanzen detektiert werden können, ist es möglich, Substanzen mit Gefährdungspotential zu identifizieren, zu quantifizieren und gegebenenfalls toxikologisch zu bewerten (Bild 5.9). Gemeinsam mit den oben genannten Methoden zur polymeren Degradation, den Zytotoxizitätsversuchen und den chemischen Analysen ist es möglich, ein Verständnis für die chemischen Vorgänge bei der Spritzgießverarbeitung zu erlangen, welches letztendlich die Bewertung der biologischen Sicherheit ermöglicht.

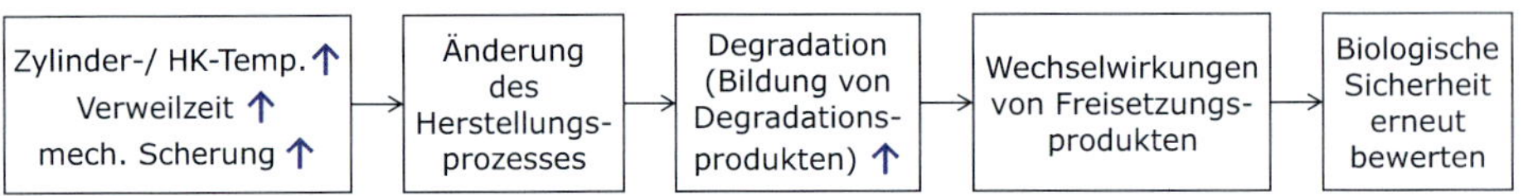

Bild 5.9 Zusammenhang zwischen der Änderung von Prozessparametern in der Kunststoffverarbeitung, polymerer Degradation und der biologischen Sicherheit

Jedoch zeigen Prozessänderungen nicht immer diese negativen Effekte auf. Bei den untersuchten Werkstoffen PC, SBC und MABS können auch bei Worst-Case-Bedingungen im Spritzguss und teilweise signifikanter polymerer Degradation keine Veränderungen in der Zytotoxizität festgestellt werden. Die Schlussfolgerung für die Medizinproduktehersteller muss also eine Risikobewertung der eingesetzten Werkstoffe inklusive der angewandten Prozesse sein.

Danksagung

Wir möchten der Roche Diabetes Care GmbH für die Unterstützung bei der Werkstoffauswahl, die Durchführung und Auswertung der Zytotoxizitäts-Prüfungen und weitere analytische Nachweisversuche sowie für die finanzielle Unterstützung dieses Forschungsprojektes danken.

Abkürzungen

FTIR	Fourier-transformierte Infrarotspektroskopie
GC	Gaschromatographie
HPLC	Hochleistungs-Flüssigchromatographie
ICP	Induktiv gekoppeltes Plasma (Analyse)
LC	Flüssigchromatographie
MS	Massenspektroskopie
XTT	2,3-Bis(2-methoxy-4-nitro-5-sulfophenyl)-5-[(phenylamino)carbonyl]-2H-tetrazoliumhydroxid

Literatur zu Kapitel 5

[1] Dannhorn, D. R.: Prüfung und Bewertung der Biokompatibilität von Kunststoffen in der Medizintechnik. VDI-Dreiländertagung Kunststoffe in der Medizintechnik, Friedrichshafen, 2014

[2] Dillingham, E.: Primary acute toxicity screen for biomaterials: Rationale, in vitro/ in vivo relationship and interlaboratory performance. In: Cell-culture test methods, ASTM special technical publication 810, Philadelphia, PA, 1983

[3] Ehrhard, G.: Konstruieren mit Kunststoffen. Carl Hanser Verlag, München, Wien, 1999

[4] Ehrenstein, G.-W.; Riedel, G.; Trawiel, P.: Praxis der thermischen Analyse. München, Wien: Carl Hanser Verlag, 2003

[5] N. N.: EU Guidelines for Good Manufacturing Practice for Medicinal Products for Human and Veterinary Use, Annex 15: Qualification and Validation, 2015

[6] FDA Guidance „Use of International Standard ISO 10993-1, Biological evaluation of medical devices - Part 1: Evaluation and testing within a risk management process“ vom 16. Juni 2016

[7] N. N.: FDA Design Control Guidance for Medical Device Manufacturers, 1997

[8] Gardner, P.; Ashton, H.; Tock, P.: A Study of the Effect of Processing Conditions on the Degradation of Polypropylene. Proceedings AddCon'95, Schweiz, 1995

[9] Gächter, R.; Müller, H.: Taschenbuch der Kunststoff-Additive, 3. Ausgabe, Carl Hanser Verlag, München, 1990

[10] Gugumus, F.: Re-examination of the Role of Hydroperoxides in Polyethylene and Polypropylene: Chemical and Physical Aspects of Hydroperoxides Polyethylene. In: Polymer Degradation and Stability 49, 1995

[11] DIN EN ISO 10993-1:2018-08 Biologische Beurteilung von Medizinprodukten - Teil 1: Beurteilung und Prüfungen im Rahmen eines Risikomanagementsystems

[12] DIN EN ISO 10993-5:2009-10 Biologische Beurteilung von Medizinprodukten - Teil 5: Prüfungen auf In-vitro-Zytotoxizität

[13] DIN EN ISO 10993-12:2017-10 Biologische Beurteilung von Medizinprodukten - Teil 12: Probenvorbereitung und Referenzmaterialien

[14] DIN EN ISO 10993-18:2009-08 Biologische Beurteilung von Medizinprodukten – Teil 18: Chemische Charakterisierung von Werkstoffen

[15] Kron, A.; Stenberg, B.; Reitberger, T.: Characterisation of Polypropylene Peroxides, their Thermo-oxidative Stability and Reactivity towards Dimethylsulfide. In: Polymer Degradation and Stability 54, 1996

[16] Kron, A.; Stenberg, B.; Reitberger, T.; Billigham, N. C.: Chemoluminescence from Oxidation of Polypropylene Correlation with Peroxide Concentration. In: Polymer Degradation and Stability 53, 1996

[17] Kühne, S.: Untersuchungen zum chemischen Abbau während der Verarbeitung durch Bestimmung der Oxidationsinduktionszeit/-temperatur. Masterarbeit, Hochschule Schmalkalden, 2017

[18] Menges, G.; Haberstroh, E.; Michaeli, W.; Schmachtenberg, E.: Werkstoffkunde Kunststoffe. Carl Hanser Verlag, München, Wien, 2002

[19] Pongratz, S.: Alterung von Kunststoffen während der Verarbeitung und im Gebrauch. Universität Erlangen-Nürnberg, Dissertation, 2000

[20] Pongratz, S.: Die Alterung von Thermoplasten. Universität Erlangen-Nürnberg, Habilitationsschrift, 2005

[21] Richter, F.: Regularien in der Kunststoffindustrie. Vogel Buchverlag, Würzburg, 2012

[22] Ries, H.: Veränderung von Werkstoff- und Formteilstruktur beim Spritzgießen von Thermoplasten. Dissertation, RWTH Aachen, IKV, 1988

[23] Schmitz, S.: Der Experimentator - Zellkultur. Spektrum Akademischer Verlag Heidelberg, 3. Auflage, 2011

[24] Schnabel, W.: Polymer Degradation. München, Wien: Carl Hanser Verlag, 1981

[25] Shivdekar, S.: Evaluation of Shelf Life of Resin, In: ANTEC 23. – 25.03.2015, Orlando, FL, USA

[26] Wintermantel, E.: Inauguration lecture. ETH-Zürich, Schweiz, 1993

[27] Whiteside, B. R.; Martyn, M. T.; Coates, P. D.: Micromoulding: Process Evaluation. In: SPE ANTEC Technical Papers 50, 2004

[28] Wintermantel, E.; Ha, S.-W.: Medizintechnik – Life Science Engineering. Springer Verlag, 2008

[29] Zweifel, H.: Stabilization of Polymeric Materials, Springer Verlag, Berlin, 1998

6 Produktentwicklung von Medizinprodukten

Prof. Dr.-Ing. Thomas Seul, Angewandte Kunststofftechnik, Hochschule Schmalkalden

Thomas Henning, sfm medical devices GmbH

Grundsätzliches Vorgehen bei der Entwicklung von Medizinprodukten

Dieser Abschnitt vermittelt einen Überblick über die wichtigsten Richtlinien und Normen. Thema ist hierbei die normkonforme Dokumentation der Tätigkeiten, die im Entwicklungsprozess von Medizinprodukten in Europa und in den USA einzuhalten sind.

Es gibt keine einheitlichen und klaren Leitlinien, die zugleich die Anforderungen der EU und der USA erfüllen. Um beiden Anforderungen gerecht zu werden, muss zunächst die DIN EN ISO 13485:2016 betrachtet werden. Der ISO-Norm gegenüber steht die Verordnung 21 CFR Part 820 (Quality-System-Regulation) für den US-amerikanischen Markt.

Die Informationen aus beiden Regelwerken dienen der Definition einer Vorgehensweise, die beschreibt, welche Schritte und Tätigkeiten durchlaufen werden müssen und wie die Entwicklung eines Medizinprodukts zu dokumentieren ist.

Generell gilt: Bei Medizinprodukten bestehen entlang des gesamten Produktlebenszyklus verschärfte Anforderungen vonseiten der Gesetzgebung. Sie gehören damit zu einer der wenigen Produktgruppen, deren Entwicklung und Inverkehrbringung durch spezifische Gesetze geregelt werden.

Grundsätzlich heißt es gemäß 93/42/EWG:

> *„Die Produkte müssen so ausgelegt und hergestellt sein, dass ihre Anwendung weder den klinischen Zustand und die Sicherheit der Patienten noch die Sicherheit und Gesundheit der Anwender oder gegebenenfalls Dritter oder die Sicherheit von Eigentum direkt oder indirekt gefährdet, wenn sie unter den vorgesehenen Bedingungen und zu den vorgesehenen Zwecken eingesetzt werden.*
> *Etwaige Risiken im Zusammenhang mit ihrer Anwendung müssen im Vergleich zu der nützlichen Wirkung für den Patienten vertretbar und mit einem hohen Maß an Schutz von Gesundheit und Sicherheit vereinbar sein.“ [1]*

Ebenso beschreibt die Verordnung 2017/745 über Medizinprodukte Medical Device Regulation (MDR) folgende allgemeine Anforderungen:

> *„Die Produkte erzielen die von ihrem Hersteller vorgesehene Leistung und werden so ausgelegt und hergestellt, dass sie sich unter normalen Verwendungsbedingungen für ihre Zweckbestimmung eignen. Sie sind sicher und wirksam und gefährden weder den klinischen Zustand und die Sicherheit der Patienten noch die Sicherheit und die Gesundheit der Anwender oder gegebenenfalls Dritter, wobei etwaige Risiken im Zusammenhang mit ihrer Anwendung gemessen am Nutzen für den Patienten vertretbar und mit einem hohen Maß an Gesundheitsschutz und Sicherheit vereinbar sein müssen; hierbei ist der allgemein anerkannte Stand der Technik zugrunde zu legen." [11]*

Der Entwickler bzw. Hersteller von Medizinprodukten steht vor besonderen Herausforderungen, vergleicht man den Entwicklungsablauf und dessen Dokumentation mit denen anderer Branchen. Diese speziellen Anforderungen folgen aus der Tatsache, dass bei Medizinprodukten ein wesentlich höheres Risiko für Anwender, Patienten oder Dritte besteht. Eine gesetzeskonforme Entwicklung verlangt daher, dass Anforderungen systematisch dokumentiert und nachvollziehbar verfolgt werden. Zu Beginn sind klare Zielsetzungen essentiell. Sie müssen eine Zweckbestimmung oder einen „Intended-Use" und alle weiteren Anforderungen definieren. Aus der Zweckbestimmung lässt sich ein zweckdienliches Lastenheft ableiten, das sich im Pflichtenheft widerspiegeln muss.

Zweckbestimmung

„Zweckbestimmung ist die Verwendung, für die das Medizinprodukt in der Kennzeichnung, der Gebrauchsanweisung oder den Werbematerialien nach den Angaben des in Nummer 15 genannten Personenkreises* bestimmt ist", MPG § 3 Nr. 10 [2]

* Anmerkung durch den Autor: Personenkreis, gemeint ist hier der Hersteller im Hinblick auf das erstmalige Inverkehrbringen im eigenen Namen

Lastenheft

Der Begriff „Lastenheft" ist nach VDI-Richtlinie 2519 bzw. VDI/VDE-Richtlinie 3694 folgendermaßen definiert:

„Zusammenstellung aller Anforderungen eines Auftraggebers hinsichtlich Liefer- und Leistungsumfang. Im Lastenheft sind die Anforderungen aus Anwendersicht einschließlich aller Randbedingungen zu beschreiben. Diese sollen quantifizierbar und prüfbar sein.

Im Lastenheft wird definiert, WAS zu lösen ist und WOFÜR.

Das Lastenheft wird vom Auftraggeber oder in dessen Auftrag erstellt. Es dient als Ausschreibungs-, Angebots- und/oder Vertragsgrundlage."

Pflichtenheft

Der Begriff „Pflichtenheft“ ist nach VDI-Richtlinie 2519 bzw. VDI/VDE-Richtlinie 3694 folgendermaßen definiert:

„Beschreibung der Realisierung aller Anforderungen des Lastenheftes. Das Pflichtenheft enthält das Lastenheft. Im Pflichtenheft werden die Anwendervorgaben detailliert und die Realisierungsanforderungen beschrieben.

Im Pflichtenheft wird definiert, WIE und WOMIT die Anforderungen zu realisieren sind.

Es wird eine definitive Aussage über die Realisierung wie z. B. des Materialfluss- bzw. Automatisierungssystems konkret ausgearbeitet.

Das Pflichtenheft wird in der Regel nach Auftragserteilung vom Auftragnehmer erstellt, falls erforderlich unter Mitwirkung des Auftraggebers.

Der Auftragnehmer prüft bei der Erstellung des Pflichtenheftes die Widerspruchsfreiheit und Realisierbarkeit der im Lastenheft genannten Anforderungen. Das Pflichtenheft bedarf der Genehmigung durch den Auftraggeber. Nach der Genehmigung durch den Auftraggeber wird das Pflichtenheft die verbindliche Vereinbarung für die Realisierung und Abwicklung des Projekts für Auftraggeber und Auftragnehmer.“ ■

Klar definierte und messbare **Produkt-Spezifikationen → CQA**

Strukturierte und kontrollierte **Prozesse → CPP**

bilden die Grundlage für eine erfolgreiche Validierung zur Herstellung von Medizinprodukten

- Eine **Technische Zeichnung** bildet lediglich einen Teil der Produkt-Spezifikationen ab, z.B. Prüf- und Funktionsmaße, Toleranzen, Oberflächenangaben. Sie reicht aber für eine vollständige Beschreibung aller notwendigen Produktspezifikationen nicht aus.
- Nur durch den **Produktsteckbrief *(Lastenheft Produkt)*** können diese Produktanforderungen vollständig festgelegt und dokumentiert werden, z.B. Zweckbestimmung, Annahmekriterien, Werkstoffe, Designanforderungen, Prüfungen, Timeline usw.

Bild 6.1 CAQ-basierte Produktspezifikationen zur Ableitung von herstellungsbedingten CPP

Ebenso essentiell ist die Ausrichtung der Entwicklung auf die Anforderungen des Anwenders oder Patienten. Die Gesetzgebung hat den Zweck, den Anwender und Patienten vor möglichen Risiken bei Medizinprodukten zu schützen. Dies wird zugleich von den Kontrollinstanzen überprüft und ist somit entscheidend für die Zulassung eines Medizinprodukts. Alle anderen Anforderungen und Interessen müssen sich dem Kundennutzen und den Bedürfnissen unterordnen.

Ein weiterer wichtiger Punkt ist die „Traceability“, also die Nachverfolgbarkeit. Es muss klar sein, wo die Anforderungen herkommen. Sind es Anforderungen aus der Organisation des Unternehmens, aus Normen und Gesetzen oder Kundenanforderungen/-bedürfnisse? Auch Spezifikationen, die sich daraus ergeben, müssen klar formuliert und nachvollziehbar sein.

Weiter muss geklärt sein, wie die Anforderungen überprüft werden und ob letztendlich alle Spezifikationen innerhalb der Akzeptanzgrenzen liegen.

Die Einhaltung der vorgeschriebenen Dokumentation und die realistische Wiedergabe bzw. Beschreibung der Prozesse erscheinen sehr aufwendig, sind aber zwingend erforderlich. Kann eine gesetzeskonforme Dokumentation der Entwicklung nicht nachgewiesen werden, steht die Zulassung eines Medizinprodukts auf dem Spiel, da hierfür die Übereinstimmung mit der jeweiligen Gesetzgebung bzw. die Zustimmung der Behörde notwendig ist (vgl. [3]).

Die einheitliche europäische Richtlinie teilt sich auf in die Medical Device Directive (MDD) 90/42/EWG, zuständig für Medizinprodukte, sowie in die Richtlinie für aktive implantierbare medizinische Geräte (Active Inplantable Medical Device Directive, AIMDD) 90/385/EWG und die Richtlinie für In-vitro-Diagnostik (In Vitro Diagnostic Directive, IVDD) 98/79/EG.

Die MDD wird derzeit von der Verordnung über Medizinprodukte (EU) 2017/745 Medical Device Regulation (MDR) abgelöst und ist ab 2020 allgemeingültig. Während die MDD keine konkreten Forderungen an die technische Dokumentation stellt, werden diese in der MDR viel stärker konkretisiert (vgl. [4]).

Der Inhalt und die Unterschiede der MDD zur MDR sollen an dieser Stelle nicht vertieft werden, da die konkreten Forderungen der MDR ohnehin noch zur Diskussion stehen. Will ein Unternehmen in Deutschland Medizinprodukte vertreiben, muss die Konformität mit dem MPG (Medizinproduktegesetz) nachgewiesen werden. Dabei handelt es sich um die deutsche Umsetzung der europäischen Richtlinie. Anders als die MDD ist die MPG verbindlich, da es sich um ein Gesetz handelt. Derzeit haben alle Länder des europäischen Marktes eine eigene Umsetzung der MDD. Dies entfällt in Zukunft mit der Einführung der MDR (bis jetzt sind sowohl MPG und MDR gültig). Das MPG sorgt dafür, dass die Inhalte der MDD in Deutschland rechtlich bindend werden.

Das europäische Pendant zur US-amerikanischen 21 CFR Part 820 bildet die DIN EN ISO 13485:2016 (neu überarbeitete Fassung von 2016). Diese beschreibt alle Anforderungen an das Qualitätsmanagementsystem eines Medizinprodukteherstellers und muss, ähnlich der ISO 9001, zertifiziert werden.

Die Forderungen an die Entwicklung eines Medizinprodukts und deren Dokumentation können der DIN EN ISO 13485:2016 entnommen werden. Allgemein fordert die Norm in Kapitel 7.3, Unterkapitel 7.3.1: „Die Organisation muss Verfahren für die Entwicklung dokumentieren." [5], dies ist somit identisch mit der FDA-Forderung der 21 CFR Part 820.

Zunächst geht die europäische Norm auf die Entwicklungsplanung ein. Es wird gefordert, dass die Organisation die Entwicklung plant und lenkt, Dokumente zur Planung erstellt, aufrechterhält und aktualisiert. Dokumentiert werden müssen die verschiedenen Entwicklungsphasen und die in den einzelnen Phasen benötigten Bewertungen. Auch müssen Verfahren zur Sicherstellung der Rückverfolgbarkeit der Entwicklungsergebnisse auf die Entwicklungseingabe dokumentiert werden. Weiter gilt es Verfahren zu dokumentieren, die die Verifizierung, Validierung und Tätigkeiten des Designtransfers beschreiben (vgl. [5]).

Sowohl die DIN EN ISO 13485:2016 als auch die 21 CFR Part 820.30 stellen diese Anforderungen.

Besondere Aufmerksamkeit muss dem zehnten Punkt des Kapitels 7.3 in der DIN EN ISO 13485:2016 zuteilwerden. Dort wird seit der letzten Überarbeitung eine sogenannte Entwicklungsakte gefordert. Dabei handelt es sich um eine Annäherung an die US-amerikanische Richtlinie, die einen Design-History-File (DHF) fordert. Im Folgenden werden der DHF und die Entwicklungsakte näher betrachtet.

Die Entwicklungsakte und der Design-History-File

In der DIN EN ISO 13485:2016, Kapitel 7.3.10 Entwicklungsakten heißt es:

> *„Die Organisation muss für jede Art von Medizinprodukt oder jede Medizinproduktegruppe eine Entwicklungsakte aufrechterhalten. Diese Akte muss Aufzeichnungen enthalten oder auf diese verweisen, die zum Nachweis der Konformität mit den Anforderungen an die Entwicklung erstellt wurden und Aufzeichnungen über Entwicklungsänderungen." [5]*

Dem gegenüber steht der Design-History-File (DHF), dort heißt es in 21 CFR Part 820.30 (j):

> *„Each manufacturer shall establish and maintain a DHF for each type of device. The DHF shall contain or reference the records necessary to demonstrate that the design was developed in accordance with the approved design plan and the requirements of this part." [6]*

Der Inhalt der DIN EN ISO-Norm entspricht sinngemäß somit dem angeführten Zitat aus der FDA-Verordnung. Es werden Unterlagen gefordert bzw. ein Verweis auf Unterlagen, die nachweisen, dass sich der Hersteller an die genehmigten Verfahren bzw. an seine eigenen Vorgaben gehalten hat (vgl. [3]). Eine Methodik zur Erstellung eines FDA-konformen DHF ist daher ebenso geeignet, eine Entwicklungsakte abzubilden. Für die FDA-Zulassung wird empfohlen, dass sich ein DHF an der Vorgehensweise des angewendeten Entwicklungsmodells orientiert (vgl. [3]).

Grundsätzlich muss der DHF folgende Punkte enthalten:

- Design-Input und Design-Output mit Spezifikationen, Zeichnungen usw.
- Design-Output mit Spezifikationen, Zeichnungen, aber auch die Design-FMEA (Failure Mode and Effects Analysis)
- Design-Verifikation und Design-Validierung
- Design-Transfer

Im DHF soll nicht nur der zeitliche Verlauf der Entwicklung nachvollziehbar dokumentiert werden. Das Ziel ist vielmehr, eine vollständige Historie der Entwicklung mit allen Veränderungen festzuhalten. Gibt es zum Beispiel neue Designeingaben aufgrund veränderter Marktanforderungen, muss die Designänderung nachvollziehbar dokumentiert im DHF ersichtlich sein. Wobei nicht nur die eigentliche Änderung, sondern auch die Ursache und die Folgen der Änderung auf das System und den Nutzer betrachtet werden müssen (vgl. [7]).

Traceability-Matrix

Für den Design-History-File wird eine Methode benötigt, die es ermöglicht, alle Informationen und Dokumente übersichtlich darzustellen. In diesem Dokument soll ersichtlich sein, wie die einzelnen Spezifikationen und Anforderungen miteinander verknüpft sind. Hierzu hat sich die Verwendung einer Traceability-Matrix bewährt.

Um ein DHF zu erstellen und alle Anforderungen übersichtlich zu dokumentieren, kann die Hilfestellung mittels einer Excel-Tabelle verwenden werden. Diese muss sämtliche Anforderungen der einzelnen Interessengruppen beinhalten. Ausgehend davon werden die Entwicklungsergebnisse mit den jeweiligen Anforderungen verknüpft. Wie dies im Speziellen aussehen soll, wird in den Regularien nicht vorgegeben. Als Struktur für die TM erscheint jedoch beispielsweise das V- oder das Wasserfallmodell empfehlenswert.

Entwicklung eines Medizinprodukts vom Projektstart bis zum Prototyp

Die FDA verlangt für die Entwicklung die Verwendung des Wasserfallmodells. Dies muss sich auch im DHF widerspiegeln. Das heißt, aus der Dokumentation für die Entwicklung muss ersichtlich sein, dass systematisch gearbeitet wurde und dass sich der Entwickler an seine eigenen Vorgaben gehalten hat (vgl. [3]).

Die erste Phase der Entwicklung bilden die „User-Needs“ – frei übersetzt: „Was der Nutzer braucht“. Dieser Begriff scheint irreführend, da dieser Teil des Wasserfallmodells in verschiedenen Veröffentlichungen auch „Analysephase“ genannt wird und sich auf alle Interessengruppen bzw. Stakeholder bezieht (vgl. [3]).

Zuerst soll hier geklärt werden, welche Forderungen die ISO-Norm an die „Ermittlung der Anforderungen bezüglich des Produkts“ oder der „User-Needs“ stellt.

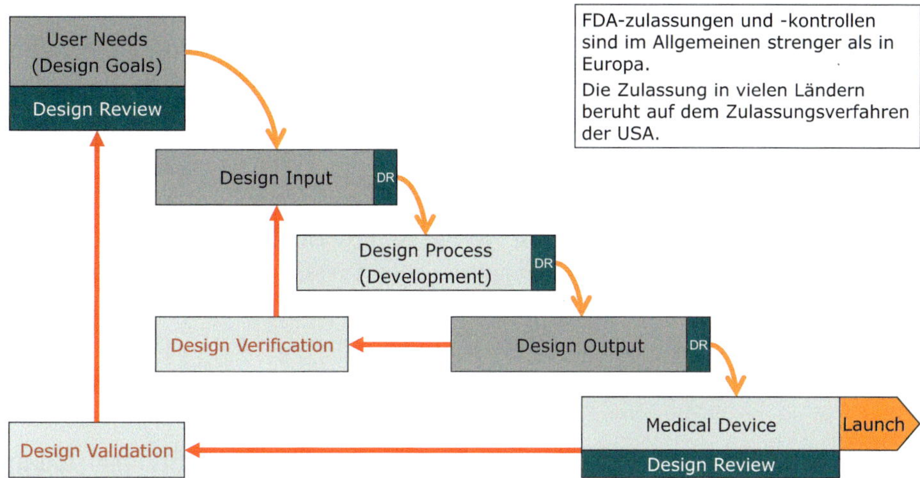

Bild 6.2 Entwicklung eines Medizinprodukts nach dem FDA-Regelwerk 21 CFR 820.30 (Quality System Regulation) [Quelle: FDA]

In der europäischen Norm heißt es in Kapitel 7.2.1 Ermittlung der Anforderungen bezüglich des Produkts:

„Die Organisation muss Folgendes ermitteln:

a) die vom Kunden festgelegten Anforderungen einschließlich der Anforderungen hinsichtlich Lieferung und Tätigkeiten nach der Lieferung;

b) vom Kunden nicht angegebene Anforderungen, die jedoch für den festgelegten oder den bestimmungsgemäßen Gebrauch, soweit bekannt, notwendig sind;

c) anwendbare regulatorische Anforderungen bezüglich des Produkts;

d) jede erforderliche Anwenderschulung zur Sicherstellung der festgelegten Leistung und der sicheren Anwendung des Medizinprodukts;

e) alle weiteren von der Organisation als notwendig ermittelten Anforderungen." [5]

Tatsächlich gibt es viel mehr Interessengruppen, die Einfluss auf die Produktanforderungen nehmen möchten oder sollten. Die ISO-Norm fasst diese Gruppen im Kapitel 7.2.1 zusammen, die FDA spricht in der 21 CFR Part 820.30 (c) nur von Anforderungen der Nutzer oder Patienten.

User-Needs und Stakeholder-Requirements

Um die verschiedenen Interessen zu berücksichtigen und zu bewerten, sollten diese im Verlauf der Ausarbeitung eindeutig voneinander getrennt werden. Daher wird in der Analysephase von den „Stakeholder-Requirements" statt von „User-Needs" gesprochen. Die Stakeholder-Requirements sind keine konkreten Beschreibungen von Lösungen oder Anforderungen an das Medizinprodukt. Dieser gedankliche Schnitt sollte eingehalten werden, da sonst die Gefahr besteht, dass im späteren Verlauf nicht klar ist, was zu validieren ist und was verifiziert werden muss.

Design-Input und Design-Review

In der zweiten Phase wird definiert, welche Anforderungen sich für das System ergeben. Darüber hinaus werden die spezifischen Systemeigenschaften festgelegt. Daher heißt diese Phase auch „Definitionsphase", oder nach dem Wasserfallmodell „Design-Input". Auch die Risikoanalyse oder eine Anwender-FMEA (Failure-Mode-and-Effects-Analysis) muss bei Erstellung des Design-Inputs berücksichtigt werden.

Folgende Forderungen an die Entwicklungseingabe oder den Design-Input sind in der DIN EN ISO 13485:2016 definiert:

a) „Funktions-, Leistungs-, Gebrauchstauglichkeits- und Sicherheitsanforderungen entsprechend dem bestimmungsgemäßen Gebrauch;
b) anwendbare regulatorische Anforderungen und Normen;
c) anwendbare(s) Ergebnisse(se) aus dem Risikomanagement;
d) soweit angemessen, Informationen, die aus früheren ähnlichen Designs abgeleitet wurden;
e) andere wesentliche Anforderungen für die Entwicklung des Produkts und der Prozesse." [5]

Die DIN EN ISO 13485:2016 beschreibt zur Entwicklungsbewertung, Kapitel 7.3.5:

„In geeigneten Phasen müssen systematische Entwicklungsbewertungen nach geplanten und dokumentierten Regelungen durchgeführt werden, um:

a) die Fähigkeit der Entwicklungsergebnisse zur Erfüllung der Anforderungen zu beurteilen;
b) notwendige Maßnahmen zu identifizieren und vorzuschlagen." [5]

Hierbei müssen alle Projektbeteiligten mit einbezogen werden. Zum einen, um das Team auf den aktuellen Stand zu bringen. Zum anderen, um den Entwicklungsprozess kritisch in einer interdisziplinären Runde zu hinterfragen (vgl. [8]).

Wichtige Fragen, die während des Design-Reviews nach dem Design-Input geklärt werden müssen, betreffen die Nutzer- und Systemanforderungen, die Systemarchitektur sowie deren Prüfung auf Vollständigkeit und Widerspruchsfreiheit.

Weiter zählt die Systemarchitektur zum Design-Input. Dabei handelt es sich um einen Lösungsansatz, bei dem keine konkreten Designentscheidungen getroffen werden müssen. Diese Vorgehensweise wird auch „Blackbox-Methode“ genannt (vgl. [3]).

Streng genommen kann die Erstellung einer Systemarchitektur als Entwicklungstätigkeit und somit als Teil des nachfolgenden „Design-Process“ gesehen werden. Jedoch zeigt sich, dass eine völlig ergebnisoffene Diskussion der Anforderungen schwer durchzuführen ist und ein Freigabeteam überfordern kann.

Die Entwicklungseingaben bzw. der Design-Input werden in einem Review bestätigt. Ein „Design-Review“ soll während der Entwicklung mehrfach stattfinden, wie aus der Abbildung des Wasserfallmodells ersichtlich ist (Bild 6.2). Dieses Verfahren muss dokumentiert und in den Design-History-File eingepflegt werden.

Design-Process

Der Design-Process beschreibt die Design- und Konzeptphase. Hier werden die Systemanforderungen in Systemspezifikationen mit Spezifikationsgrenzen überführt. Die Spezifikationsgrenzen müssen mess- und überprüfbar sein. Im Fall der Variantenkonstruktion gibt es bereits Randbedingungen, die es zu beachten gilt. Das heißt, dass wichtige Designmerkmale der Ursprungsvariante nicht oder nur unter bestimmten Umständen geändert werden. Im Zuge des Risikomanagements ist zu bewerten, wie festgelegte Funktionen des Ursprungsdesigns beeinflusst werden. Keinesfalls sollte eine Beeinflussung zu einer Verschlechterung führen.

In der Konzeptphase können erste Versuche hilfreich sein. Anders als bei der endgültigen Designverifikation, der Entwicklungsverifizierung, bei der Muster verwendet werden müssen, die mit den Serienwerkstoffen und -verfahren hergestellt wurden, kann hier auf Bauteile aus Generativer Fertigung (auch Additiver oder 3D-Fertigung) zurückgegriffen werden.

Erfahrungen, die in der Design- und Konzeptphase mit Bauteilmustern gemacht werden, sind wertvoll. Beispielsweise bei der Bewertung, ob die festgelegten Akzeptanzgrenzen in einem vertretbaren Bereich liegen. Fällt dies erst später auf, kann es zu Verzögerungen kommen. Ebenfalls muss die Messmethode bzw. das Messsystem betrachtet werden, da auch hier eine Messunsicherheit besteht. Nach der goldenen Regel der Messtechnik sollte die Messunsicherheit nicht größer als 1/10 der Toleranz des zu messenden Merkmals sein (vgl. [3]).

Konkrete Forderungen zu dieser Phase werden weder in der ISO-Norm noch in der US-Verordnung 21 CRF Part 820 gestellt.

In der DIN EN ISO 13485:2016 sind in Kapitel 7.3.4 folgende Forderungen für das Entwicklungsergebnis oder „Design-Output" definiert. „Entwicklungsergebnisse müssen:

a) die Anforderungen der Entwicklungseingabe erfüllen;

b) angemessene Informationen für die Beschaffung, Produktion und Dienstleistungserbringung bereitstellen;

c) Annahmekriterien für das Produkt enthalten oder darauf verweisen;

d) die Merkmale des Produkts festlegen, die für seinen sicheren und bestimmungsgemäßen Gebrauch wesentlich sind." [5]

Im Design-Output werden die Entwicklungsergebnisse mit den festgelegten Spezifikationen verglichen bzw. verifiziert. Daher sollte bei der Festlegung der Spezifikationen im Design-Process immer die Frage gestellt werden, wie diese gemessen/überprüft werden können.

Die Dokumentation im Design-Output umfasst alles, was das Entwicklungsergebnis zeigt und nachweist, dass die vorher festgelegten Spezifikationen innerhalb der definierten Spezifikationsgrenzen liegen.

Der konstruktive Part dieser Arbeit ist als Variantenkonstruktion zu verstehen, daher gilt es zu betrachten, welche Prüfungen aus dem Vorgängermodell zu wiederholen sind. Dies gründet aus der Forderung bzw. ist auch sinnvoll, dass bei einer Designänderung alle Prüfungen zu wiederholen sind, es sei denn, es kann begründet werden, wieso keine Einflussnahme an dem zu prüfenden Merkmal zu erwarten ist.

Ein Beispiel, das bei der Variantenkonstruktion zutrifft, ist die Materialauswahl bzw. Materialeignung (hinsichtlich Biokompatibilität usw.), da sich an den Bedingungen, wie z. B. der Sterilisationsmethode, nichts ändert.

Auch der Design-Output ist durch ein Review im allgemeinen Sinne der Norm zu überprüfen: „In geeigneten Phasen müssen systematische Entwicklungsbewertungen nach geplanten und dokumentierten Regularien durchgeführt werden, um [...] notwendige Maßnahmen zu identifizieren und vorzuschlagen." [5]

Grundsätzliche Fragen, die im Review zu beantworten sind, lauten daher:

- Sind die (bisherigen) Entwicklungsergebnisse geeignet, die Anforderungen an das Produkt zu erfüllen?
- Wurde die Konstruktion werkstoff- und fertigungsgerecht umgesetzt?
- Liegt eine vollständige Entwicklungsdokumentation vor?

6.1 Entwicklung eines Medizinprodukts vom Prototyp bis zur Serienreife

Wird das Design mit allen Spezifikationen und den Spezifikationsgrenzen freigegeben (Design-Freeze), erfolgt die Überführung des Designs in die Serienproduktion. Dies umfasst die Beschaffung und Qualifikation der Produktionsmittel sowie der Messmittel und Messmethoden. Parallel hierzu wird das Produkt validiert und verifiziert. Die Produktvalidierung und -verifizierung muss an Teilen geschehen, die mit den Serienverfahren und -werkstoffen hergestellt worden sind.

An dieser Stelle ist die Prozessvalidierung zu nennen, die nicht mit der Produktvalidierung verwechselt werden soll. Bei der Prozessvalidierung müssen kritische Prozesse erkannt und überwacht werden und es muss nachgewiesen werden, dass diese fähig sind und beherrscht werden.

Es gilt eine Vielzahl an Betrachtungen durchzuführen und an Nachweisen zu erbringen, um die Anforderungen an Good-Manufacturing-Practice (GMP) zu erfüllen. Eine simultane Betrachtungsweise ist diesbezüglich die Zusammenführung des Wasserfallmodells gemäß dem FDA-Regelwerk 21 CFR 820.30 (QSR) und der Struktur DQ, IQ, OQ, PQ und PV im Sinne der GMP-Anforderungen für den Produktrealisierungsprozess. Darüber hinaus lässt sich der grundsätzliche Nachweis einer Produktrealisierung gemäß DIN EN ISO 13485:2016 mit Hilfe entsprechender Meilensteine an die Prinzipien des Wasserfallmodells koppeln. Hierbei ist zu beachten, dass die notwendigen Herstellungsprozesse gemäß GMP-Anforderungen nachgewiesen werden.

In der Praxis bedeutet dies, dass eine Baugruppe spritzgegossener Bauteile mit Prototypenstatus nur aus qualifizierten Werkzeugen, aus einem validierten Spritzgießprozess in einer qualifizierten Montageanlage hergestellt werden dürfen. Nur so ist ersichtlich, ob eine Fehlfunktion auf einen Fehler der Entwicklung oder einen des Herstellungsprozesses zurückgeführt werden kann. Auch ist es ratsam, wenn zur Qualifizierung eines Weiterverarbeitungsverfahrens, (z. B. einer Montageanlage), spritzgegossene Bauteile verwendet werden, nur diese zu nutzen, die nachweislich von einem validierten Spritzgießprozess stammen. Was sich in der Theorie vielleicht ein wenig kompliziert darstellen lässt, führt in der Praxis zu einer erheblichen Eindeutigkeit und Klarheit. Der Entwickler arbeitet nur mit Bauteilen hergestellt in einem nachweisbar robusten Prozess. Gleiches gilt in diesem Zuge bei der Qualifikation von produktzuzuordnender Ausrüstung (z. B. Entnahmehandling). Die folgende Darstellung skizziert die entsprechende Produkt- und Prozessvalidierungsstrategie mit folgender Nomenklatur:

- D-DeMo Demonstrator (manuelle, spanende sowie additive und generative Fertigungsverfahren)
- F-FuMu Funktionsmuster (serienvergleichbare Werkstoffe)
- P-PT Prototyp (serienidentischer Werkstoff und serienidentische Herstellungsverfahren)
- I-IP Initial-Pilot
- FAT Factory-Acceptance-Test
- FOT First-Out-Of-Tool
- SAT Site-acceptance-Test
- SOP Start-Of-Production (Hinweis: Die Abkürzung SOP wird auch häufig in Kombination mit der Standard-Operation-Procedure verwendet.)

Die dargestellten Meilensteine beziehen sich auf den Nachweis einer Produktvalidierung gemäß dem Wasserfallmodell der FDA:

- MS 1: User Needs → Design Goals
- MS 2: Design Input
- MS 3: Design Process (Freeze)
- MS 4: Design Output
- MS 5: Medical Device → Launch Decision

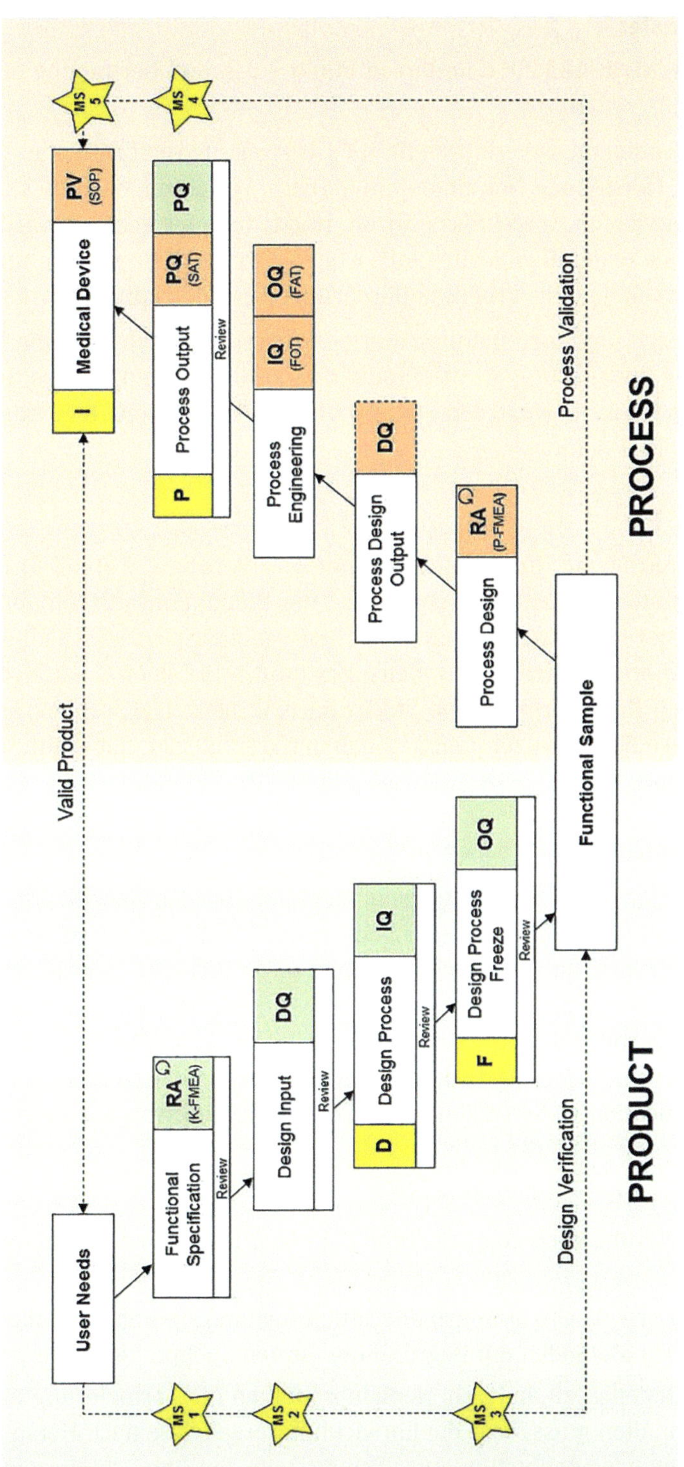

Bild 6.3 Schematische Darstellung einer Produkt- und Prozessvalidierungsstrategie

Design-Transfer

Die DIN EN ISO 13485:2016 fordert in Punkt 7.3.8 die Übertragung der Entwicklung:

„Die Organisation muss Verfahren für die Übertragung von Entwicklungsergebnissen an die Herstellung dokumentieren. Diese Verfahren müssen sicherstellen, dass die Entwicklungsergebnisse für die Herstellung als geeignet verifiziert werden, bevor sie endgültige Festlegungen für die Produktion werden, und dass die Produktionsfähigkeit die Produktanforderungen erfüllen kann." [Norm 16, 28]

Es handelt sich um einen dokumentierten Prozess, mit dem Ziel, alle Informationen aus der Entwicklung an die Produktion zu überführen, sodass diese in der Lage ist, das Produkt gemäß den Spezifikationen herzustellen. Der Design-Transfer soll Teil des DHF sein.

DQ, IQ, OQ, PQ

Diese vier Akronyme (für eine eingehende Erläuterung s. Kapitel 8) bezeichnen den dokumentierten Qualifikationsprozess der Produktionsanlagen und sollen belegen, dass der Fertigungsprozess in der Lage ist, die geforderte Qualität zu erzeugen (weiterführende Erläuterung siehe Abschnitt 8.1). Neben Qualitätsmerkmalen müssen auch Prozessgrößen wie Stückzahl usw. festgelegt werden. Es gilt kritische Prozesse einzugrenzen und Maßnahmen festzulegen, um eventuelle Risiken zu minimieren.

Design-Verification

Der Begriff „Verifizieren" ist im Zusammenhang mit den Spezifikationen bereits gefallen. Auch hier bedarf es einer genaueren Erläuterung. Verifizieren ist sinngemäß die Prüfung mit objektiven Mitteln, ob festgelegte Anforderungen erfüllt sind. So beschreibt es beispielsweise die ISO 9000. Die Anforderungen an eine „Entwicklungsverifizierung" in der DIN EN ISO 13485:2016 sind analog zu den Forderungen der FDA in Bezug auf die Design-Verification. Grundsätzlich soll eine Design-Verification sicherstellen, dass die Entwicklungsvorgaben erfüllt wurden, und sie ist somit ebenfalls Teil des DHF.

In der Norm wird gefordert, dass

- die Verifizierung nach geplanten und dokumentierten Regelungen durchgeführt wird,
- dokumentierte Verifizierungspläne mit Annahmekriterien und angemessenen statistischen Methoden mit Begründung für den Stichprobenumfang vorliegen,
- bei Schnittstellen zu anderen Medizinprodukten die Verifizierung eine Bestätigung beinhalten muss, dass die Entwicklungsergebnisse nach Herstellung einer Verbindung oder Benutzung einer Schnittstelle den Entwicklungseingaben entsprechen, sowie

- Aufzeichnungen über Ergebnisse, Schlussfolgerungen sowie notwendige Maßnahmen bei Nichtübereinstimmung geführt werden (vgl. [5]).

Design-Validierung

Validierung ist laut Norm folgendermaßen definiert:

„Bestätigung durch Bereitstellung eines objektiven Nachweises, dass die Anforderungen für einen spezifischen beabsichtigten Gebrauch oder eine spezifische beabsichtigte Anwendung erfüllt worden sind.“ [8]

Dies bedeutet, dass per Definition Systemspezifikationen verifiziert und Nutzungsanforderungen validiert werden müssen. Dies verdeutlicht die Notwendigkeit, Nutzer- und Systemanforderungen klar zu unterscheiden.

Weiter fordert die DIN EN ISO 13485:2016 für die Entwicklungsvalidierung:

- Es müssen dokumentierte Methoden vorliegen, die Annahmekriterien, statistische Methoden sowie den Stichprobenumfang mit Begründung enthalten.
- Validierungen müssen nach geplanten und dokumentierten Regelungen durchgeführt werden.
- Produktvalidierungen müssen an repräsentativen Produkten vorgenommen werden (Herstellung der Produkte für Validierungszwecke unter Serienbedingungen).
- Es müssen klinische Bewertungen oder Leistungsbewertungen des Produkts in Übereinstimmung mit anwendbaren regulatorischen Anforderungen durchgeführt werden.
- Bei Schnittstellen zu anderen Medizinprodukten muss nachgewiesen werden, dass der bestimmungsgemäße Gebrauch des Produkts bei Herstellung einer Verbindung oder Benutzung einer Schnittstelle erhalten bleibt.
- Die Ergebnisse sowie Schlussfolgerungen und Maßnahmen aus der Validierung müssen dokumentiert werden.
- Ein Medizinprodukt, das für eine klinische Bewertung oder Leistungsbewertung verwendet wird, wird nicht als zur weiteren Verwendung durch den Kunden freigegeben angesehen (vgl. [5]).

User-Needs

In der DIN EN ISO 13485:2016 wird gefordert, dass alle Anforderungen ermittelt werden müssen, die vom Kunden nicht explizit angegeben werden. Wer der „Kunde“ im Speziellen ist, wird nicht angegeben. Dies scheint aber durchaus sinnvoll, da einerseits der eigentliche Nutzer des Produkts als Kunde bezeichnet werden kann und andererseits auch der Arzneimittelhersteller, der sein Produkt zusammen mit dem Medizinprodukt (bei Kombinationsprodukten) in den Verkehr bringen möchte.

Zwingend erforderlich ist jedoch, das Produkt aus Sicht des eigentlichen Nutzers zu beschreiben. Diese Forderung gründet auch auf der EN ISO 62366, die sich mit der Anwendung der Gebrauchstauglichkeit auf Medizinprodukte beschäftigt.

Im weiteren Verlauf sind User-Needs als Anforderungen des Nutzers oder Patienten und nicht des Kunden im Sinne des Medikamentenherstellers zu verstehen. Anforderungen von pharmazeutischen Herstellern sind als Company-Requirements zu verstehen, wenn diese keine Überschneidung mit den User-Needs aufweisen.

Die Ableitung und Formulierung der User-Needs stellt eine Herausforderung dar. Zum einen sind die Informationsquellen unscharf und zum anderen ist der rein gedankliche Schnitt, nicht direkt in Lösungen oder Systemanforderungen, sondern in tatsächlichen Kundenanforderungen zu denken, für den Entwickler oft schwer umsetzbar. Dies ist jedoch nötig, da sowohl die DIN EN ISO 13485:2016 als auch die 21 CFR Part 820 der FDA fordert, dass anwender- und patientenbezogene Anforderungen erhoben werden (vgl. [9]).

Ausschlaggebend für die Erstellung der User-Needs ist die Zweckbestimmung, die vor dem Entwicklungsstart definiert werden muss.

Für die User-Needs bedeutet dies, dass sich der Handlungsablauf zur Zweckbestimmung widerspiegeln muss (vgl. [10]).

Lohnenswert erscheint an dieser Stelle eine genauere Definition der „Zweckbestimmung“ oder „Intended-Use“. Gefordert wird die Zweckbestimmung in der DIN EN ISO 13485:2016 Kapitel 4.2.3, und zwar als Teil der Medizinproduktakte. Sie beschreibt den eigentlichen medizinischen Zweck sowie den bestimmungsgemäßen Gebrauch und ist notwendig zu der

- Entscheidung, ob es sich um ein Medizinprodukt im Sinne der MDR 2017/745 handelt, und wenn ja, in welche Risikoklasse es sich einordnen lässt,
- Erstellung einer Risikoanalyse zur Unterscheidung von verwendungsgemäßem/normalem und nicht verwendungsgemäßem/abnormalem Gebrauch,
- Zuordnung, welche Regeln oder Normen zur Anwendung kommen müssen.

Um die Forderung der DIN EN ISO 13485:2016 und der 21 CFR Part 820.30 zu erfüllen, aber auch um die Aspekte der Gebrauchstauglichkeit aus der EN 62366-1:2015 zu berücksichtigen, lässt sich folgende Ableitung und Aufteilung der User-Needs vornehmen:

Die erste Kategorie der User-Needs beschreibt den Handlungsablauf des Nutzers, der für die Verwendung des Systems gemäß der Zweckbestimmung (engl.: intended use) notwendig ist.

Die zweite Kategorie der User-Needs beschreibt die Erfüllung der Zweckbestimmung, bezogen auf die Anwendergruppe (engl.: user specific). Es sollen grundlegende Anforderungen charakterisiert werden, die die spezielle Nutzergruppe zur Erfüllung der Zweckbestimmung benötigt.

Die dritte Kategorie beschreibt die Gebrauchstauglichkeit (engl.: usability) zur Zweckbestimmung. Hier müssen Anforderungen charakterisiert werden, die während einer Anwendung durch den Nutzer entsprechend der Zweckbestimmung dazu beitragen, Fehlbedienung oder Benutzerfehler zu vermeiden/zu verhindern. Ziel daraus muss sein, dass Fehlanwendungen von vornherein durch ein günstiges Design vermieden werden. Abgeleitet bedeutet dies z. B., dass der Nutzer

- das Medizinprodukt intuitiv bedienen können muss,
- das Medizinprodukt bei der Verwendung, entsprechend der Zweckbestimmung, nicht beschädigen darf sowie
- sich bei der Verwendung des Medizinprodukts entsprechend der Zweckbestimmung nicht verletzen/gefährden darf.

Ein Systemrisiko beschreibt hierbei alle Risiken, die aufgrund der Designänderung einen negativen Einfluss auf die Erfüllung der Systemspezifikationen zur Umsetzung der User-Needs haben. Zusammengefasst also alle Risiken, die den bestimmungsgemäßen Gebrauch und die Gebrauchstauglichkeit betreffen.

Tipps und Hinweise

UDI – UNIQUE DEVICE IDENTIFICATION FÜR MEDIZINPRODUKTE

Mit Inkrafttreten der MDR Verordnung (EU) 2017/745 über Medizinprodukte ist in der EU die Einführung und Umsetzung der eindeutigen Kennzeichnung (UDI – Unique Device Identification) von Medizinprodukten verpflichtend. Der Hauptfokus liegt auf der Verbesserung der Patientensicherheit.

Eindeutig müssen gekennzeichnet werden:

- Produkt
- Verpackungsebenen
- Datenbankeinträge

Ziel ist es, die Rückverfolgbarkeit und die Identifizierung der Produkte in Bezug auf korrektive Maßnahmen, Rückrufe, einschließlich der behördlichen Meldungen, deutlich zu erhöhen.

Erfahrungen bei der Umsetzung der UDI-Anforderungen zeigen, dass diese häufig zu Beginn einer Produktentwicklung unterschätzt oder sogar vernachlässigt werden, was im Rahmen der Konformitätsbewertung zur Erlangung der CE-Kennzeichnung zu einem erheblichen Nachbesserungsaufwand führen kann.

WERKSTOFFAUSWAHL

Die klassische Werkstoffauswahl insbesondere bei thermoplastischen Kunststoffen erfolgt nach dem Grundprinzip des Filtermodells, etwa die Betrachtung der

I. Thermischen Anforderungen
II. Chemischen Anforderungen/Umwelteinflüsse
III. Mechanischen Anforderungen
IV. Speziellen Bauteilanforderungen

In diesem Zusammenhang ist es wichtig, folgende Punkte schon zu Beginn der Produktentwicklung zu beachten:

- Auswahl des Sterilisationsverfahrens (Temperatur, Chemikalienbeständigkeit, Strahlung, ...),
- Kontakt und Wechselwirkungen zu Körperflüssigkeiten, Wirkstoffen, Analysechemikalien,
- ausreichende Verfügbarkeit der Werkstoffe weit über den Produktentwicklungszeitraum hinaus,
- Auswirkung von negativen Wechselwirkungen auf das Produkt durch Weiterverarbeitungsverfahren (engl.: secondary operations) wie 2K-Anwendungen, Kleben, Schweißen, Bedrucken, ...,
- Berücksichtigung der Biokompatibilität nach DIN EN ISO 10993 inkl. Risikobeurteilung zur biologischen Beurteilung von Medizinprodukten bzw. Biokompatibilitätstests USP Class VI. Leider ist festzustellen, dass es an Missverständnissen im Zusammenhang mit Medizinproduktwerkstoffen keinesfalls zu mangeln scheint, wenn es um die Prüfung der Biokompatibilität von Medizinprodukten geht.

AUSLEGUNG DER MECHANISCHEN EIGENSCHAFTEN IN BEZUG AUF DIE LEBENSDAUER VON KUNSTSTOFFEN

Mechanische Auslegung von Kunststoffen auf Basis von Dimensionierungskennwerten in Kombination mit Werten aus einem isothermen bzw. isochronen Spannungs-Dehnungs-Diagramm: Werte zur Bauteildimensionierung aus Kurzzeitzugversuchen reichen oft nicht aus und führen zu erheblichen Abweichungen im Rahmen der mechanischen Auslegung, da diese das Relaxations- und Retardationsverhalten der Werkstoffe nicht berücksichtigen.

Das Alterungsverhalten von Kunststoffen lässt sich nur bedingt vorhersagen. Eine Möglichkeit bietet die künstliche Alterung nach ASTM F1980 - 16 „Standard Guide for Accelerated Aging of Sterile Barrier Systems for Medical Devices“, die im Rahmen der Produktentwicklung zur Prüfung herangezogen werden kann, um erste Abschätzungen treffen zu können. Zu beachten ist, dass diese für eine beschleunigte Alterung von Sterilbarrieresystemen von Medizinprodukten Geltung hat. Entsprechende Kalkulationsprogramme sind kostenlos im Internet zu finden.

DER UMGANG MIT ECKEN UND KANTEN AN EINEM MEDIZINPRODUKT

Ab welchen Dimensionen ist bei Ecken und Kanten mit einer Gefährdung des Anwenders zu rechnen? Wertvolle Hinweise und erste Anhaltspunkte gibt die ISO 8124-1:2018(en) „Safety of toys - Part 1: Safety aspects related to mechanical and physical properties“, auch wenn diese nicht für Medizinprodukte ausgelegt ist.

Literatur Kapitel 6

[1] Richtlinie 93/42/EWG des Rates vom 14. Juni 1993 über Medizinprodukte; Medizinprodukterichtlinie oder Medical Device Directive (MDD)

[2] Gesetz über Medizinprodukte (Medizinproduktegesetz – MPG), Bundesministerium der Justiz und für Verbraucherschutz. Dieses Gesetz dient der Umsetzung

- der Richtlinie 90/385/EWG des Rates vom 20. Juni 1990 zur Angleichung der Rechtsvorschriften der Mitgliedstaaten über aktive implantierbare medizinische Geräte (ABl. EG Nr. L 189 S. 17), zuletzt geändert durch die Richtlinie 93/68/EWG (ABl. EG Nr. L 220 S. 1),
- der Richtlinie 93/42/EWG des Rates vom 14. Juni 1993 über Medizinprodukte (ABl. EG Nr. L 169 S. 1), zuletzt geändert durch die Richtlinie 2001/104/EG (ABl. EG Nr. L 6 S. 50) und
- der Richtlinie 98/79/EG des Europäischen Parlaments und des Rates vom 27. Oktober 1998 über In-vitro-Diagnostika (ABl. EG Nr. L 331 S. 1).

[3] Harer, Johann/Baumgartner, Christian (Hrsg.), Anforderungen an Medizinprodukte. Carl Hanser Verlag, München, 3. Auflage, 2018

[4] Johner, Christian, URL: *https://www.johner-institut.de/blog/regulatory-affairs/unterschied-zwischen-mdr-und-mdd/*; (Stand 06. 07. 2018)

[5] DIN EN ISO 13485:2016, Medizinprodukte – Qualitätsmanagementsysteme – Anforderungen für regulatorische Zwecke

[6] Johner, Christian, URL: *https://www.johner-institut.de/blog/fda/design-history-file-dhf/*; (Stand 08. 05. 2018)

[7] Johner, Christian, URL: *https://www.johner-institut.de/blog/fda/design-history-file-dhf/*; (Stand 09. 05. 2018)

[8] DIN ES ISO 9000:2015, Qualitätsmanagementsysteme - Grundlagen und Begriffe

[9] Johner, Christian, URL: *https://www.johner-institut.de/blog/tag/stakeholder-anforderungen/*; (Stand 08. 07. 2018)

[10] Johner, Christian, URL: *https://www.johner-institut.de/blog/tag/stakeholder-anforderungen/*; (Stand 18. 04. 2018)

[11] Verordnung 2017/745 über Medizinprodukte Medical Device Regulation (MDR), Anhang I Grundlegende Sicherheits- und Leistungsanforderungen, Kapitel 1, Allgemeine Anforderungen

7 Medical-Grade-Plastics – Anforderungen an Kunststoffe in der Medizintechnik

Prof. Dr.-Ing. Stefan Roth, Angewandte Kunststofftechnik, Hochschule Schmalkalden

7.1 Rahmenbedingungen

Die Sicherheit für Patienten und Anwender bildet die wesentliche Anforderung für Medizinprodukte und In-vitro-Diagnostika. Folgerichtig müssen Kunststoffe für den Einsatz in der Medizintechnik, Diagnostik sowie der pharmazeutischen Verpackung besondere Anforderungen erfüllen wie zum Beispiel konstante Materialeigenschaften, Rezepturkonstanz oder Biokompatibilität. Die Anforderungen an Medizinprodukte und In-vitro-Diagnostika werden durch die Gesetzgeber in nationalen Regelwerken definiert. Innerhalb der Europäischen Union wurden mit der erst 2017 novellierten Medizinprodukteverordnung MDR 2017/746 [1] die Anforderungen an Medizinprodukte europaweit deutlich angehoben. Für In-vitro-Diagnostikprodukte wurde zeitgleich die Richtlinie grundsätzlich überarbeitet und ebenfalls als Verordnung IVDR 2017/746 [2] etabliert. Für den US-Markt beschreibt der Code-of-Federal-Regulation 21 CFR 820 [3] die Anforderungen an Medizinprodukte. All diese Regelwerke haben die Sicherheit von Patienten und Anwendern in den Mittelpunkt gestellt. Mögliche Risiken gilt es dabei auf ein Minimum zu reduzieren. Konstante, abgesicherte Produkteigenschaften bilden dafür die Grundvoraussetzung. Stabile Produkteigenschaften bedingen ihrerseits stabile, abgesicherte Prozesse und folgerichtig stabile Materialeigenschaften. Die Stabilität und die Konstanz der Materialien sind somit ein Schlüssel für sichere Medizinprodukte und Anwendungen in der In-vitro-Diagnostik (Bild 7.1).

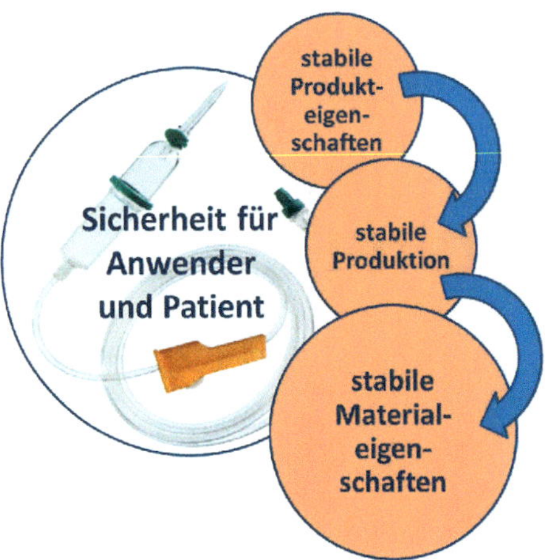

Bild 7.1
Stabile Eigenschaften als Basis für sichere Medizinprodukte [Quelle: B. Braun Melsungen AG]

Die Absicherung der Eigenschaften erfolgt im Entwicklungsprozess durch umfangreiche Verifikationsmaßnahmen im Rahmen der Validierung von Produkt und Prozess (Bild 7.2). Für das Produkt gilt es sicherzustellen, dass es über die gesamte Produktlebensdauer die zugesicherten Eigenschaften einhält. Für medizinische Einmalartikel sind beispielsweise die Eigenschaften auch nach beschleunigter oder natürlicher Alterung nachzuweisen. Auch ist der Herstellungsprozess innerhalb des Prozessfensters zu validieren. Eine klinische Bewertung des Produkts hinsichtlich der Erfüllung der Anforderung an den therapeutischen Nutzen ergänzt die Validierungsmaßnahmen. Dies erklärt alles in allem den hohen Aufwand und die damit verbundenen langen Zeiträume für die Entwicklung von Medizinprodukten, die mitunter vier bis acht Jahre betragen können. Der Entwicklung folgen nach der Produkteinführung lange Präsenzphasen des Produkts im Markt. Für Medizinprodukte sind Zeiträume von 20 Jahren keine Seltenheit, in denen das Produkt mehr oder weniger unverändert am Markt verfügbar ist.

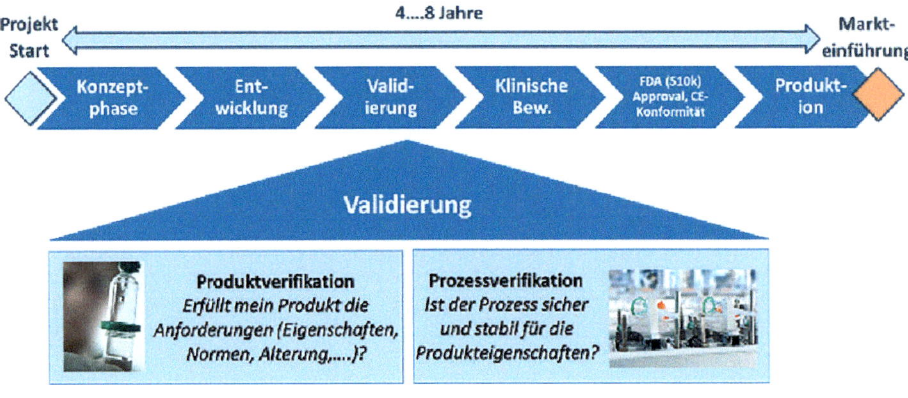

Bild 7.2 Entwicklungsprozess für Medizinprodukte

Der Auswahl des passenden Kunststoffes für Produkte in diesen Anwendungsfeldern kommt somit eine wichtige Bedeutung zu. Neben den notwendigen mechanischen, thermischen und chemischen Eigenschaften und auch Anforderungen an die Biokompatibilität sind die Stabilität in all diesen Eigenschaften sowie eine weitreichende Verfügbarkeit des Materials von großer Bedeutung. Dies gilt es bei der Kunststoffauswahl, die zu Beginn des Entwicklungsprozesses erfolgt, zu berücksichtigen.

Den hohen Anforderungen an Kunststoffe für diese Anwendungsgebiete steht ein vergleichsweise geringer Bedarf an Kunststoffen entgegen. Nur schätzungsweise 1 bis 2 % des weltweiten Bedarfes an Kunststoffen werden für Medizinprodukte eingesetzt, wohingegen mit knapp 60 % der Großteil der jährlich 500 000 t allein in Europa verbrauchten Kunststoffe auf den Verpackungsbereich, die Baubranche und die Landwirtschaft entfällt [4].

Durch die eingangs genannten Regelwerke werden jedoch nur die grundsätzlichen Anforderungen der Sicherheit an das Medizinprodukt definiert. Explizite Ausführungen, welche Anforderungen der Kunststoff für diese Einsatzgebiete zu erfüllen hat, werden nicht direkt genannt. Vielmehr wird die Verantwortung an den Hersteller und Inverkehrbringer der Medizinprodukte übertragen, entsprechende Betrachtungen für die Sicherheit der Produkte anzustellen und daraus auch die Anforderungen an das Material abzuleiten. Auch war lange Zeit in diesem Zusammenhang der Begriff des Medical-Grade-Plastics nicht eindeutig definiert. Vielmehr nutzten die Materialhersteller diesen Ausdruck oftmals, um damit für das Material Produkt- und Leistungsmerkmale nach eigenem Ermessen und je nach Anwendungsfall zu verbinden. Diese Leistungsmerkmale waren unterschiedlicher Art und haben in sehr verschiedener Ausprägung die spezifischen Bedürfnisse von Medizinprodukteherstellern oder zum Beispiel von Herstellern pharmazeutischer Verpackungen berücksichtigt.

Das bisherige Fehlen von Standards und Normen zu Kunststoffen für den Einsatz in der Medizintechnik war somit Motivation für die Entwicklung einer Richtlinie unter dem Dach des VDI Verein Deutscher Ingenieure e. V. Durch die Richtlinie wird die Schaffung und Vereinheitlichung von Mindestanforderungen für die Anwendungen von Kunststoffen in der Medizintechnik verfolgt und damit die Definition des Begriffes Medical-Grade-Plastics verbindlich definiert. Das Vorgehen dazu und die Eckpunkte dieser Richtlinie sollen im Folgenden näher beschrieben werden.

7.2 VDI Richtlinie 2017 „Medical-Grade-Plastics“

Der VDI verfügt bereits über eine lange Tradition im Bereich der Richtlinienarbeit. 1884 erschien die erste VDI-Richtlinie „Grundsätze und Anleitung für die Untersuchung an Dampfkesseln und Dampfmaschinen zur Ermittlung ihrer Leistungen“. Heutzutage beschreiben mehr als 2100 Richtlinien den aktuellen Stand der Technik in verschiedensten Bereichen der Industrie, geben damit Hilfestellung für den Anwender und setzen Qualitätsstandards [5]. Für das Entstehen einer Richtlinie wird ein Fachausschuss, bestehend aus Experten des jeweiligen Gebietes, ins Leben gerufen mit dem Ziel der Ausarbeitung einer Richtlinie. Richtlinien haben damit nicht explizit den Status einer Norm, vielmehr sollen sie den Stand der Technik in Bereichen beschreiben, wo noch keine Standardisierung erfolgt ist. Sie stehen somit nicht im Widerspruch zu der Normenarbeit, sondern sind eher als deren Ergänzung anzusehen. Wird ein technischer Bereich durch eine Norm neu definiert, wird beispielsweise eine VDI-Richtlinie, die diesen Bereich bereits beschrieben hat, zurückgezogen, um hier keinen Widerspruch hervorzurufen. Im Gegensatz zur Normungsarbeit wie beispielsweise in den technischen Komitees der ISO (International-Standard-Organisation) folgt die Erarbeitung einer VDI-Richtlinie einem weniger formalen Procedere, die Realisierung kann so mitunter schneller vonstattengehen.

Die VDI-Richtlinie 2017 Medical-Grade-Plastics [6] wurde von Vertretern der Materialhersteller, Distributeure, Compoundeure, Komponentenhersteller und Inverkehrbringer aus den Bereichen Medizinprodukte, In-vitro-Diagnostik und pharmazeutische Verpackung sowie Benannten Stellen und Hochschulen entwickelt. Durch die bewusst heterogen gewählte Zusammensetzung der Mitglieder unterschiedlichen Backgrounds wurde gewährleistet, dass die erarbeitete Richtlinie letztendlich den Anforderungen und Interessen der Anwender aus den verschiedenen Bereichen Rechnung trägt.

Die Richtlinie definiert die Anforderungen an Kunststoffe für den Einsatz in der

- Medizintechnik einschließlich aktiver implantierbarer Produkte,
- In-vitro-Diagnostikprodukte und
- pharmazeutischer Verpackungen.

Diese Kunststoffe werden durch die Richtlinie als Medical-Grade-Plastics (MGP) definiert. Gemäß der Richtlinie zeichnen sich die MGP durch die Erfüllung von Mindestanforderungen aus hinsichtlich

> *„... einem dezidierten Änderungsmanagement im Hinblick auf etwaige geplante Änderungen der Werkstoffspezifikation oder Zusammensetzung, des Herstellorts sowie der Herstelltechnologie und Änderungen des regulatorischen Status,*

spezifischer Qualitätsmanagementanforderungen im Hinblick auf Entwicklung, Produktion und Handling von MGP,

Gewährleistung der Liefersicherheit und Verfügbarkeit sowie Anforderungen an die Logistik von MGP,

der Unterstützung bei der Erfüllung von für den Inverkehrbringer verbindlichen regulatorischen Vorgaben, wie Prüfungen auf Lebensmittelkontakt oder Biokompatibilität ...“ [6]

Der Rezepturkonstanz kommt eine zentrale Bedeutung zur Sicherstellung der konstanten Materialeigenschaften zu (Bild 7.3). Damit wird die Konstanz in der Zusammensetzung der Materialkomponenten in deren Bestandteilen und Anteilen bis hin zur Konstanz in den ausgewählten Rohstoffquellen, sprich Unterlieferanten für die Bestandteile des Kunststoffes, beschrieben. Darüber hinaus ist auch die Konstanz des Herstellungsprozesses von Belang. Änderungen im Prozess, wie beispielsweise bedingt durch Wechsel der Anlagen zur Herstellung, können einen Einfluss auf die Materialeigenschaften haben. Bei Bedarf sollen Informationen zur Rezeptur dem Hersteller und Inverkehrbringer von Medizinprodukten zur Verfügung gestellt werden. Dies kann beispielsweise bei der Beurteilung der Biokompatibilität von Medizinprodukten notwendig werden, wenn Substanzen extrahierter Stoffe aus dem Material identifiziert und beurteilt werden müssen. Dies schließt mitunter die Weitergabe sensiblen Rezepturknowhows mit ein. Dies sollte durch Vertraulichkeitsvereinbarungen bilateral abgesichert werden. Die Weitergabe von Informationen zur Rezeptur ist aber grundsätzlich möglich und fallbezogen notwendig.

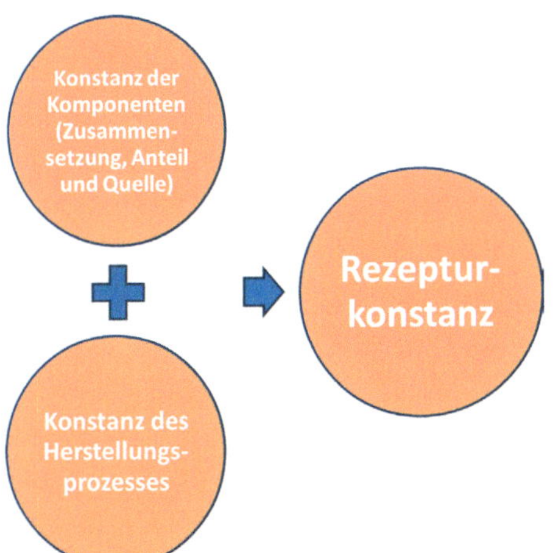

Bild 7.3
Rezepturkonstanz für MGPs

Änderung in der Zusammensetzung der Rezeptur oder deren Herstellungsprozess können einen Einfluss auf die Materialeigenschaften und damit auf das Produkt nach sich ziehen. Die bereits erwähnten langen Laufzeiten der Produkte und die damit verbundene Verfügbarkeit der Kunststoffe können aber realistisch nicht mit einer über Jahrzehnte festgeschriebenen Rezeptur erreicht werden. Durch einen definierten Prozess für das Management solcher Änderungen (engl.: change management) soll die Möglichkeit zur Änderung der Rezeptur eingeräumt werden. Den Ablauf dazu gibt Bild 7.4 wieder. Im ersten Schritt sollen die Auswirkungen auf die Materialeigenschaften durch die Änderung vom Materialhersteller evaluiert werden und diese Information verbunden mit der Änderungsanzeige an den Kunden weitergeben werden (engl.: change request). Es muss aus der Änderungsanzeige hervorgehen, ab wann das MGP geändert oder ganz eingestellt wird und ob alternative Produkte bereitstehen. Wenn dies der Fall ist, müssen diese Produkte genannt und Eckdaten zu deren Verfügbarkeit angegeben werden. Der Kunde selbst bewertet die Änderungen hinsichtlich der Auswirkung auf seine Produkte und Prozesse und führt schließlich die entsprechenden Änderungen am Produkt bzw. Prozess durch, welche üblicherweise durch Maßnahmen zur Re-Verifikation erfolgen. Nachdem die Re-Verifikationen abgeschlossen sind, kann die Änderung beim Kunden umgesetzt werden. Bis zum endgültigen Zeitpunkt der Umsetzung muss ausreichend Material zur Verfügung stehen, um das Produkt in seiner bisherigen Konfiguration herzustellen, um so die Marktversorgung zu gewährleisten. Dieser Punkt wird durch Vereinbarungen zur Liefersicherheit geregelt. Näheres hierzu siehe weiter unten im Kapitel.

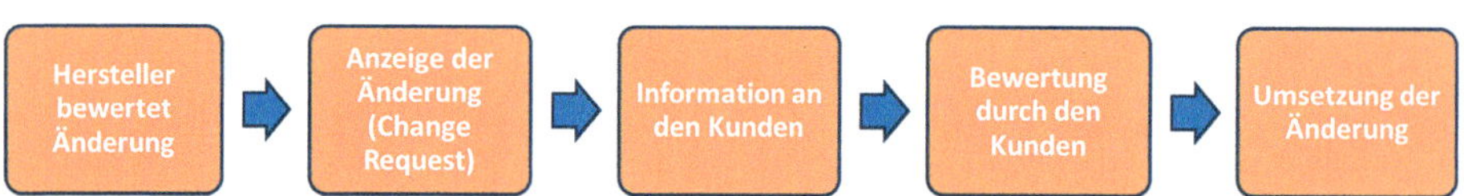

Bild 7.4 Ablaufschritte Änderungsmanagement (engl.: change management) für MGPs

Es muss sichergestellt werden, dass die Information über die Änderung vom Hersteller von MGP über den Verarbeiter bis hin zum Inverkehrbringer weitergegeben wird. Innerhalb dieser Informationskette ist die vom jeweiligen Lieferanten empfangene Information immer durch die jeweilige Person oder Organisation an deren direkten Kunden weiterzugeben (Bild 7.5). Dadurch kann die Durchgängigkeit der Informationskette sichergestellt werden. Es ist nicht die Pflicht des Materialherstellers, diese Informationskette allein zu vervollständigen.

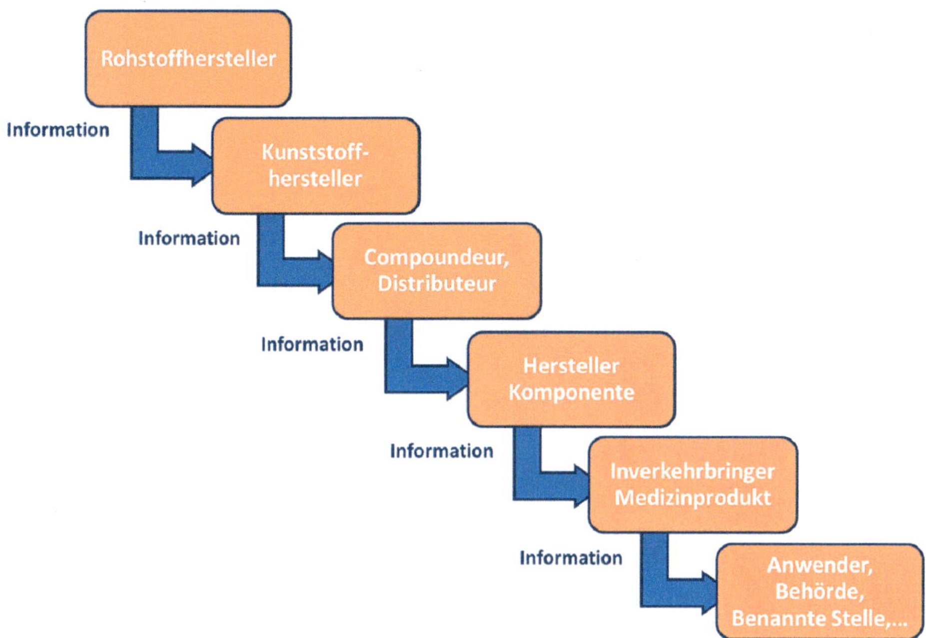

Bild 7.5 Informationskette im Änderungsmanagement zur Weitergabe der Änderungsinformation

Für die Versorgung des Marktes und der Patienten mit Medizinprodukten ist die Lieferversorgung der Produkte sicherzustellen. Die Verfügbarkeit des Materials bildet somit eine weitere wichtige Säule der Anforderungen an Medical-Grade-Plastics. Der Hersteller bzw. Lieferant des MGP erstellt hierzu ein Konzept zur Liefersicherheit, das die Gewährleistung der Versorgung des Kunden mit MGP umfassend beschreibt, und gibt dies bei Bedarf an den Kunden weiter. In der Wahl der Maßnahmen ist der Hersteller bzw. Lieferant von MGP frei. Mögliche Maßnahmen können beispielsweise der Betrieb eines zusätzlichen Standorts oder einer Produktionsanlage zur Herstellung des MGP oder auch ein Notfallkonzept zur Einrichtung einer alternativen Produktion im Havariefall sein. Ebenfalls möglich ist die Vorhaltung eines Sicherheitsbestands an MGP zur Überbrückung von Produktionsausfällen. Die Menge des Sicherheitsbestands kann zwischen Kunde und Lieferant individuell vereinbart werden. Die Lieferversorgung wird durch viele Materialhersteller bereits durch ein ganzes Bündel an Maßnahmen definiert (Bild 7.6).

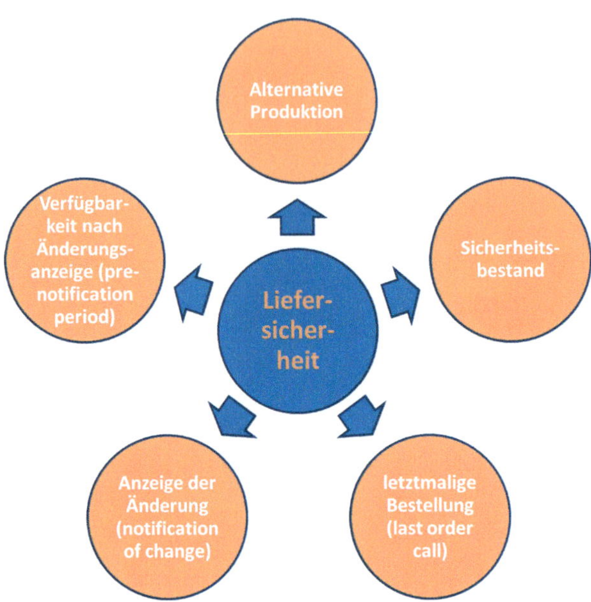

Bild 7.6 Maßnahmen zur Liefersicherheit

Änderungen in der Rezeptur bis hin zur Abkündigung werden durch den Lieferanten dem Kunden angezeigt (engl.: notification of change). Von der Anzeige der Änderung bis zur Umstellung bzw. Umsetzung der Änderung steht das Medical-Grade-Plastics dem Kunden noch für eine Übergangszeit unverändert zur Verfügung und kann durch den Kunden vom Lieferanten in den bereits vor Anzeige der Änderung vereinbarten Mengen bezogen werden. Dieser Zeitraum (engl.: notification period) wird zwischen Kunde und Hersteller bzw. Lieferant abgestimmt und beträgt in der Regel 24 Monate. Zusätzlich gibt es die Möglichkeit einer letztmaligen Bestellung (engl.: last order call), die es dem Kunden letztmalig ermöglicht, vor dem Zeitpunkt der Umstellung bzw. Umsetzung der Änderung eine definierte Menge des Medical-Grade-Plastics abzunehmen. Das Bestellvolumen des Last-Order-Calls sollte üblicherweise den Bedarf von mindestens zwölf Monaten für den Kunden sicherstellen und abdecken.

Die Richtlinie verzichtet bewusst auf die Festlegung fester Zeiträume für die Verfügbarkeit nach Änderungsanzeige (engl.: pre-notification period) oder einer Menge für die letztmalige Bestellung (engl.: last order call). Der Bedarf des Kunden und die Möglichkeiten des Herstellers variieren hier stark von Fall zu Fall. Eine Vereinbarung sollte daher immer individuell zwischen Kunde und Lieferant getroffen werden. Dies sollte durch das Aufsetzen einer Qualitätsvereinbarung geschehen. Die Qualitätsvereinbarung beschreibt die Anforderungen an ein Medical-Grade-Plastics für den konkreten Anwendungsfall und nimmt die wesentlichen Vereinbarungen zu Rezepturkonstanz, Änderungsmanagement, Liefersicherheit und weiteren Punkten aus der Richtlinie auf (Bild 7.7). Der Qualitätsvereinbarung kommt damit eine zentrale Bedeutung für die Kunden-Lieferanten-Beziehung zu.

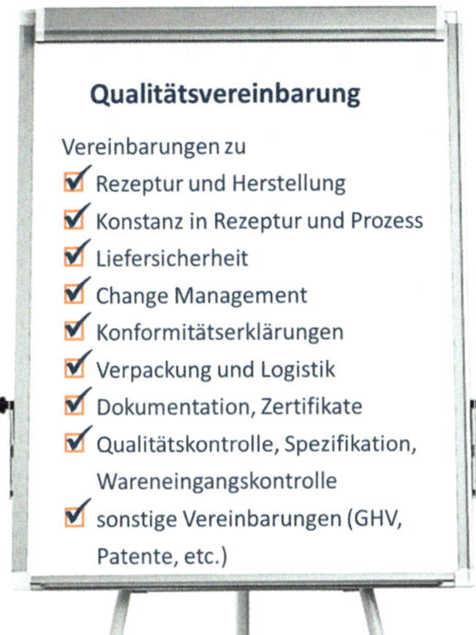

Bild 7.7 Aufbau einer Qualitätsvereinbarung zwischen Kunde und Lieferant für ein MGP

Ein weiteres Merkmal eines MGPs ist auch die Unterstützung des Materialherstellers bei der Konformitätsbewertung. Je nach Anwendungsfall hat das Medizinprodukt unterschiedliche Konformitäten zu erfüllen. Als Beispiel seien hier die sogenannte RoHS-Konformität (engl.: restriction of hazardous substances) gemäß EU-Richtlinie (2011/65/EU) für elektrische und elektronische Geräte [7] oder die Konformität nach europäischem [8] oder amerikanischem Arzneibuch [9] für pharmazeutische Verpackungen genannt. Oftmals führen Materialhersteller auch an ihren Materialien Tests zur Bestimmung der Biokompatibilität beispielsweise in Anlehnung an die für Medizinprodukte gültige Normenreihe ISO 10993 [10] durch. Dies ist bereits ein guter Indikator für die Biokompatibilität des Medizinprodukts. Letztendlich muss die Beurteilung der Konformität aber durch den Inverkehrbringer am finalen Produkt erfolgen, da auch der Einfluss der konstruktiven Auslegung und des Prozesses sprich der Verarbeitung mitberücksichtigt werden muss.

Die Richtlinie adressiert somit die Anforderungen an Kunststoffe für den Einsatz in Medizinprodukten, In-vitro-Diagnostikanwendungen und pharmazeutischen Verpackungen und dient als Leitfaden für alle Beteiligten, Materialhersteller, Verarbeiter bis hin zum Inverkehrbringer. Es werden darin die grundsätzlichen Anforderungen definiert, die abhängig von der Anwendung immer bilateral zwischen Kunde und Lieferant diskutiert, fixiert und ggf. erweitert werden können. Die

Richtlinie versteht sich somit nicht als Checkliste, sondern vielmehr als Diskussionsgrundlage, welche die zwischen Lieferant und Kunden zu diskutierenden Aspekte adressiert.

Literatur zu Kapitel 7

[1] Verordnung (EU) 2017/745 des Europäischen Parlaments und des Rates vom 5. April 2017 über Medizinprodukte, zur Änderung der Richtlinie 2001/83/EG, der Verordnung (EG) Nr. 178/2002 und der Verordnung (EG) Nr. 1223/2009 und zur Aufhebung der Richtlinien 90/385/EWG und 93/42/EWG des Rates (ABl EU, 2017, Nr. L 117, S. 1–175)

[2] Verordnung (EU) 2017/746 des Europäischen Parlaments und des Rates vom 5. April 2017 über In-vitro-Diagnostika und zur Aufhebung der Richtlinie 98/79/EG und des Beschlusses 2010/227/EU der Kommission (ABl EU, 2017, Nr. L 117, S. 176–332)

[3] CFR – Code of Federal Regulation Title 21 – Food and Drugs, Subchapter H – Medical Devices, Part 820 Quality System Regulation, Food and Drug Administration (FDA), rev 2018, April, 1st

[4] N. N.: Plastics – the Facts 2017, Information Material, Plastics Europe (2018)

[5] URL: *https://www.vdi.de/richtlinien,* Abruf 29. 07. 2019

[6] Richtlinie VDI 2017 Medical-Grade-Plastics, Weißdruck, Juli 2019, Beuth-Verlag

[7] Richtlinie 2011/65/EU des Europäischen Parlaments und des Rates vom 8. Juni 2011 zur Beschränkung der Verwendung bestimmter gefährlicher Stoffe in Elektro- und Elektronikgeräten (RoHS)

[8] European Pharmacopoeia 9.0 Volume 1:2017-01 Europäisches Direktorat für die Qualität von Arzneimitteln und Gesundheitsfürsorge. Straßburg: EDQM

[9] United States Pharmacopeia (USP) 2016, Kapitel 661.1: Plastic Materials of Construction. The United States Pharmacopeia Convention

[10] DIN EN ISO 10993 Biologische Beurteilung von Medizinprodukten (biological evaluation of medical devices). Berlin: Beuth Verlag

8 Qualifizierung von Spritzgießwerkzeugen und Validierung des Spritzgießprozesses

Andrea Müller (M. Eng.), Angewandte Kunststofftechnik, Hochschule Schmalkalden

Prof. Dr.-Ing. Thomas Seul, Angewandte Kunststofftechnik, Hochschule Schmalkalden

8.1 Regulatorische Anforderungen – GMP-gerechte Qualifizierung und Validierung

Ziel der richtlinienkonformen Dokumentation

Es ist oft zu beobachten, dass Unternehmen der Medizintechnik technologisch sehr gut aufgestellt sind und Abläufe partikular geklärt und beschrieben sind. Auch die Anforderungen der DIN EN ISO 13485 werden in ihren Gesamtzusammenhängen, z. B. in Form von Qualitätsmanagementhandbüchern, dokumentiert dargestellt. Jedoch gibt es oft Defizite bei der Umsetzung der regulatorischen Anforderungen in den täglichen Arbeitsabläufen. Es kommt oft vor, dass Abläufe nicht von „oben nach unten“ sowie von „unten nach oben“ übergreifend aufeinander abgestimmt sind. Es entstehen oft Diskussionen über Verantwortlichkeiten (Wie sind die Schnittstellen zu überbrücken? Wer ist schuld?) und Spezifikationen (Welche Toleranz ist sinnvoll? Wie gut muss es sein?). Als Resultat entstehen somit oft „Reibungsverluste“ durch Kommunikationsschwierigkeiten zwischen den Abteilungen, und im Endeffekt schaffen unstrukturierte Abläufe Mehrarbeit für alle Beteiligten.

Der Dokumentationsaufwand wird oft als Zusatzlast oder Mehraufwand empfunden. Allerdings überwiegen die Vorteile einer strukturierten Dokumentation der Abläufe in der Entwicklung (F&E), Industrialisierung und Serienproduktion:

- Lückenschluss zwischen F&E und Industrialisierung durch gemeinsame Verantwortung
- Probleme werden frühzeitig im Entwicklungs- und Qualifizierungsprozess bemerkt
  - erspart Diskussionen während der Industrialisierung
  - Kostenreduktion und Vermeidung von „Blindleistung“

- Strukturierte und organisierte Projekttreffen in Expertenteams: Verantwortung wird klar zugewiesen und nachweislich dokumentiert
- Bewusstsein für Qualifizierungs- und Validierungsaufwand innerhalb der F&E: technische Zeichnungen nach Stand der Technik, Prüfaufwand sinnvoll reduzieren
- Qualität nachhaltig sicherstellen durch kontrollierte, stabile Prozesse
- Standortsicherung: Werte schaffen und dies auch darstellen!

Durch die regulatorischen Anforderungen der Qualifizierung und Validierung soll erreicht werden, dass die Produktqualität durch die Prozessqualität sichergestellt wird. Dieses Ziel ist nur dann zu erreichen, wenn die Abteilungen F&E, Industrialisierung, Produktion und Qualitätsmanagement eng zusammenarbeiten. Richtlinien, Normen und Gesetze geben die Rahmenbedingungen für qualifizierte Einrichtungen und Ausrüstungen und validierte Prozesse vor. Allerdings entstehen immer wieder Diskussionen, wie diese umzusetzen sind. Das Ziel des dokumentierten Qualifizierungs- und Validierungs-Nachweises ist die Beschreibung eines Qualitätszustandes der Entwicklung, Industrialisierung und Serienproduktion. Mit Hilfe der richtlinienkonformen Dokumentation lassen sich klare Regeln und klare Prozesse definieren und geschaffene Werte überzeugend, nachvollziehbar und dokumentiert darstellen.

Regelwerke der Qualifizierung und Validierung

Definitionen:

Qualifizierung: Identifizierung von Ausrüstungsmerkmalen, die mit dem ordnungsgemäßen Ablauf einer bestimmten Funktion oder bestimmten Funktionen im Zusammenhang stehen, sowie Festlegung von Grenzwerten oder Beschränkungen für diese Merkmale [4]

Prozessvalidierung: Dokumentierter Nachweis darüber, dass das System als Ganzes unter den üblichen Betriebsbedingungen den Anforderungen entsprechend funktioniert. Dokumentierte und geeignete Tests weisen nach, dass das in einem spezifizierten Prozess hergestellte Produkt allen Freigabeanforderungen entspricht [4].

Herstellungsprozesse, wie sie in der Medizintechnik zur Anwendung kommen, finden in einem sehr stark behördlich regulierten Umfeld statt. Eine hervorragende Erläuterung zur Qualifizierung und Validierung bietet der EU-Leitfaden einer guten Herstellungspraxis (engl.: good manufacturing practice (GMP)): EU Guideline for Good Manufacturing Practice for Medicinal-Products for Human and Veterinary Use – Annex 15: Qualification and Validation, 30. März 2015 [1]. Dieser Leitfaden gilt insbesondere für Herstellung von Arzneimitteln, jedoch hat er sich aufgrund seiner gewissenhaften, risikobasierten und nachvollziehbaren Struktur auch bei der Herstellung von Medizinprodukten etabliert und wird daher in namhaften Medizintechnik-Unternehmen routinemäßig angewandt.

Die weiteren Ausführungen beziehen sich daher stets auf die Rahmenbedingungen dieses GMP-Leitfadens. Der Leitfaden beschreibt die Grundsätze der Qualifizierung und Validierung, die für die Einrichtungen, Ausrüstungen, Betriebsmittel und Prozesse anzuwenden sind [1]. Generell gilt:

- Einrichtungen, Ausrüstungen und Betriebsmittel werden qualifiziert (Beispiel: Qualifizierung von Spritzgießwerkzeugen),
- Prozesse werden validiert (Beispiel: Validierung von Spritzgießprozessen).

Es ist eine GMP-Anforderung, dass Hersteller die kritischen Aspekte ihres jeweiligen Betriebs durch Qualifizierung und Validierung über den Lebenszyklus des Produkts und des Prozesses kontrollieren. Alle geplanten Änderungen an Anlagen, Ausrüstungen, Betriebsmitteln und Prozessen, die sich auf die Qualität des Produkts auswirken können, sollten dokumentiert und die Auswirkungen auf den validierten Prozess bewertet werden. Ein Qualitätsrisikomanagement sollte während des gesamten Lebenszyklus angewendet werden. Im Rahmen eines Qualitätsrisikomanagementsystems sollten Entscheidungen über den Umfang der Qualifizierung und Validierung auf einer begründeten und dokumentierten Risikobewertung der Anlagen, Einrichtungen, Betriebsmittel und Prozesse beruhen [1].

Validierter Spritzgießprozess

Der Spritzgießprozess, als Herstellungsprozess für Medizinprodukte, gehört zu den zu validierenden Prozessen. Diese Nachweispflicht beinhalten auch die grundlegenden Anforderungen gemäß 3.9 B 18 der Zentralstelle der Länder für Gesundheitsschutz bei Arzneimitteln und Medizinprodukten (ZLG). Die ZLG ist die gemeinsame Behörde der 16 deutschen Bundesländer im Human- und Tierarzneimittelbereich mit Sitz in Bonn. Der Hersteller muss die Prozesse und die Software identifizieren, die gemäß der Norm DIN EN ISO 13485:2016 validiert werden müssen. Ein Beispiel für zu validierende Prozesse ist gemäß ZLG der Spritzgießprozess von Kunststoffkomponenten.

Allerdings müssen nicht alle Teilprozesse bei der Herstellung von Medizinprodukten validiert werden, wichtig ist hier, die im GMP-Leitfaden beschriebene Risikobetrachtung aller Teilprozesse durchzuführen. Zu validierende Prozesse müssen zudem genau dokumentiert, abgegrenzt und definiert werden. Bild 8.1 beschreibt eine mögliche Abgrenzung des Spritzgießprozesses von den vorgelagerten und nachgelagerten Teilprozessen bei der Herstellung von Kunststoffkomponenten. Auch andere Definitionen des zu validierenden Spritzgießprozesses sind denkbar, sie müssen allerdings im Validierungsplan entsprechend dokumentiert werden.

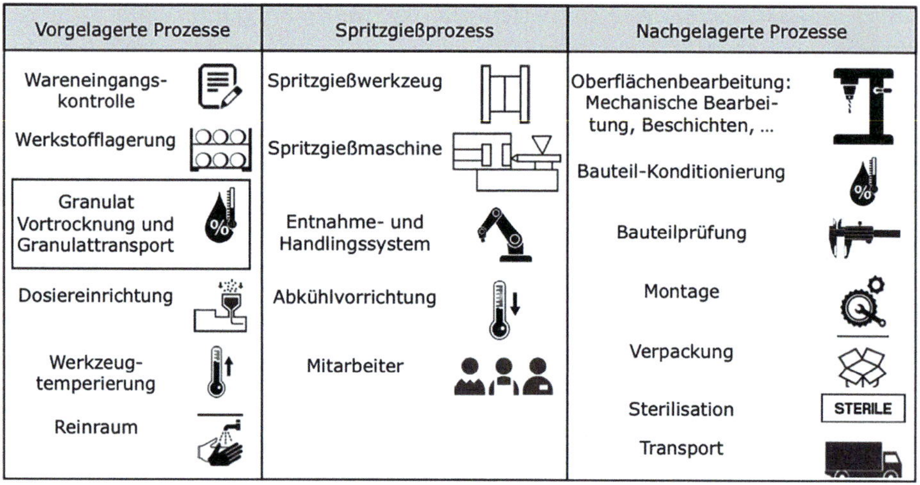

Bild 8.1 Abgrenzung des zu validierenden Spritzgießprozesses

■ 8.2 Ablauf der Qualifizierung und Validierung

Qualifizierungsaktivitäten sollten alle Stufen von der anfänglichen Entwicklung der Benutzeranforderungsspezifikation (engl.: user requirement specification, URS) bis zum Ende der Nutzung von Ausrüstungen, Einrichtung, Betriebsmitteln oder Systemen umfassen. Bild 8.2 zeigt den prinzipiellen Ablauf der Qualifizierung und Validierung gemäß GMP-Leitfaden.

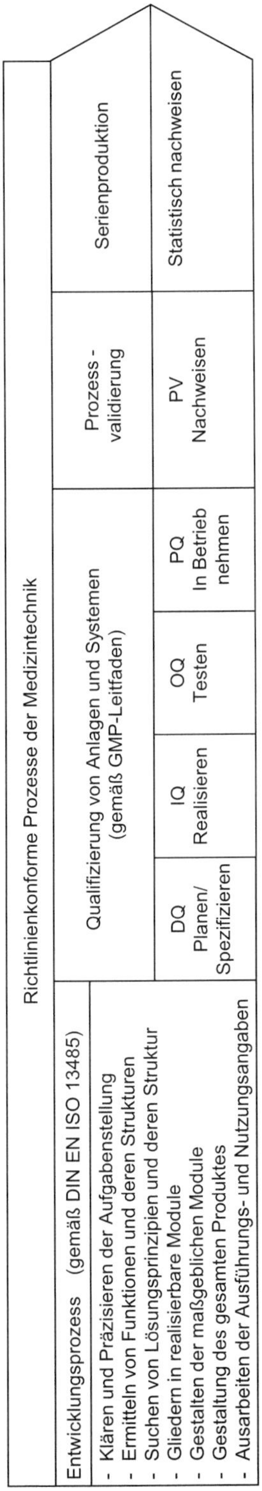

Richtlinienkonforme Prozesse der Medizintechnik						
Entwicklungsprozess (gemäß DIN EN ISO 13485)	Qualifizierung von Anlagen und Systemen (gemäß GMP-Leitfaden)				Prozess - validierung	Serienproduktion
- Klären und Präzisieren der Aufgabenstellung - Ermitteln von Funktionen und deren Strukturen - Suchen von Lösungsprinzipien und deren Struktur - Gliedern in realisierbare Module - Gestalten der maßgeblichen Module - Gestaltung des gesamten Produktes - Ausarbeiten der Ausführungs- und Nutzungsangaben	DQ Planen/ Spezifizieren	IQ Realisieren	OQ Testen	PQ In Betrieb nehmen	PV Nachweisen	Statistisch nachweisen

Bild 8.2
Richtlinienkonformer Ablauf der Qualifizierung und Validierung

DQ: Design-Qualification (Designqualifizierung)

Grundlage der DQ ist die Spezifikation für Ausrüstungen, Einrichtungen, Betriebsmittel oder Systeme, die in Form einer URS erfolgen. Die URS dient während des gesamten Validierungslebenszyklus als Bezugspunkt. Im Rahmen der DQ wird die Übereinstimmung des Designs mit den GMP-Anforderungen nachgewiesen und dokumentiert. Die Anforderungen der URS sollten während der DQ überprüft werden [1].

IQ: Installation-Qualification (Installationsqualifizierung)

Die IQ umfasst die Überprüfung der korrekten Installation von Bauteilen, Instrumenten, Ausrüstungen, Leitungen und Diensten im Abgleich mit technischen Zeichnungen und Spezifikationen. Zudem werden Betriebs- und Arbeitsanweisungen sowie Wartungsanforderungen erfasst und zusammengestellt und Instrumente kalibriert [1].

OQ: Operational-Qualification (Funktionsqualifizierung)

Die OQ umfasst Tests, die auf der Grundlage von aus den Prozessen, Systemen und der Ausrüstung gewonnenem Wissen entwickelt wurden und gewährleisten, dass das System konstruktionsgemäß funktioniert. Die durchgeführten Tests sollen die oberen und unteren Betriebsgrenzen (Worst-Case-Bedingungen) bestätigen. Der Abschluss der OQ bilden Standardarbeitsanweisungen und Beschreibung der Reinigungsverfahren, Schulung des Bedienpersonals sowie vorbeugende Wartungsanforderungen [1].

PQ: Performance-Qualification (Leistungsqualifizierung)

Die PQ beinhaltet Tests mit Produktionswerkstoffen und normalen Betriebsbedingungen. Die Häufigkeit der Probenahme zur Bestätigung der Prozesssteuerung sollte begründet werden. Dabei sollten die Tests den gesamten Arbeitsbereich des angestrebten Prozesses abdecken [1].

PV: Process-Validation (Prozessvalidierung)

Anhand der Prozessvalidierung soll festgestellt werden, ob alle Qualitätsmerkmale und Prozessparameter, die als wichtig für die Gewährleistung einer akzeptablen Produktqualität gelten, mittels des Prozesses beständig eingehalten werden können. Die Grundlage, auf der Prozessparameter und Qualitätsmerkmale als kritisch oder nicht-kritisch eingestuft wurden, sollte unter Berücksichtigung der Ergebnisse aller Aktivitäten zur Risikobeurteilung klar dokumentiert werden. Zur Prozessvalidierung werden Tests an einer Anzahl von Chargen des Fertigprodukts unter Routinebedingungen durchgeführt, um die Reproduzierbarkeit zu belegen. Ausrüstungen, Einrichtungen, Betriebsmittel und Systeme, die für die Prozessvalidierung herangezogen werden, müssen zuvor qualifiziert worden sein [1].

VMP: Validierungsmasterplan

Die Schlüsselelemente des Qualifizierungs- und Validierungsprogramms sollten im Rahmen eines Validierungsmasterplans definiert sein. Der VMP ist eine kurze, präzise und deutliche Zusammenfassung folgender Punkte [1]:

- Aufgaben und Verantwortlichkeiten,
- Qualifizierungs- und Validierungspolitik,
- organisatorische Strukturen der Validierungsaktivitäten,
- Darstellung der zu qualifizierenden Einrichtungen, Ausrüstungen, Systeme und zu validierenden Prozesse,
- Änderungskontrollen und Abweichungsmanagement,
- Leitlinien zur Entwicklung von Akzeptanzkriterien,
- Dokumentenverweise,
- ggf. Revalidierungs-Strategie.

Definitionen:

WORST-CASE-BEDINGUNGEN:

Obere und untere Prozessgrenzen einschließende Bedingungen oder Kombination von Bedingungen, die trotz Einhaltung der Standardverfahrensanweisungen ein sehr hohes Risiko bergen, dass ein Produkt oder Prozess im Vergleich mit Idealbedingungen versagt [4].

REVALIDIERUNG:

Erneute Durchführung einer Prozessvalidierung, um nachzuweisen, dass Veränderungen an einem Prozess oder Ausrüstungsgegenstand, die anhand eines Änderungskontrollverfahrens vorgenommen wurden, keinen nachteiligen Einfluss auf die Prozessmerkmale und Produktqualität haben [4]. ■

Der zeitliche Ablauf der Qualifizierungsphasen ist in Bild 8.3 dargestellt. Aufgeführt sind zudem die in der Branche geläufigen Freigabekriterien des Spritzgießwerkzeugbaus bzw. der Spritzgießproduktion (FTD, FOT, FAT, SAT). Grundsätzlich können die Bestandteile von DQ, IQ und OQ im Spritzgießwerkzeugbau durchgeführt werden, wenn dieser über ein entsprechendes Technikum verfügt und mit den Inhalten einer richtlinienkonformen Qualifizierung vertraut ist. Der Spritzgießwerkzeugbau sollte die Dienstleistung der Qualifizierungsschritte jedoch gesondert im Angebot ausweisen, um Transparenz zwischen der Herstellung des Spritzgießwerkzeuges und der Dienstleistung der dokumentierten Qualifizierung zu schaffen. Die Qualifizierungsschritte PQ und PV müssen in der Spritzgießproduktion unter Serienbedingungen stattfinden und können nicht im Spritzgießwerkzeugbau stattfinden. Generell zeichnet der Inverkehrbringer dafür verantwortlich, dass seine Medizinprodukte durch robuste Prozesse mit gleichbleibender

Produktqualität hergestellt werden und die Produktspezifikationen eingehalten werden. Somit liegt es in seiner Verantwortung, die Entscheidung zu treffen, ob bereits vom Spritzgießwerkzeugbau Teile der Qualifizierung durchgeführt werden können oder die gesamte Qualifizierung in der Spritzgießproduktion durchzuführen ist.

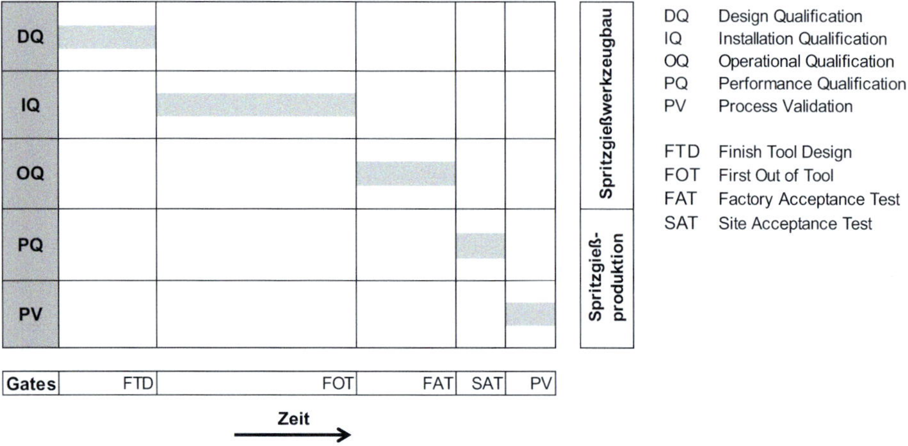

Bild 8.3 GMP-gerechter Ablauf der Qualifizierung und Validierung

8.3 CQA- und CPP-basierte Qualifizierungsmaßnahmen

Die Entscheidung über den Umfang und die Tiefe der Qualifizierung und Validierung wird gemäß GMP-Leitfaden anhand einer begründeten und dokumentierten Risikobewertung getroffen. Es sollte ein Prozessvalidierungsprotokoll erstellt werden, welches basierend auf Entwicklungsdaten oder dokumentiertem Prozesswissen CPP und CQA und die zugehörigen Akzeptanzkriterien festlegt [1].

Definitionen:

CPP: CRITICAL-PROCESS-PARAMETER (KRITISCHER PROZESSPARAMETER)

Ein Prozessparameter, dessen Schwankungen eine Auswirkung auf ein kritisches Qualitätsmerkmal haben und der daher überwacht oder kontrolliert werden sollte, um sicherzustellen, dass der Prozess die gewünschte Qualität erbringt [1]

CQA: CRITICAL-QUALITY-ATTRIBUTE (KRITISCHES QUALITÄTSMERKMAL)

Eine Produkteigenschaft, die innerhalb geeigneter Grenzwerte, Bereiche oder einer Verteilung liegen sollte, um die gewünschte Produktqualität sicherzustellen [1]

Um CPP-basierte Qualifizierungsmaßnahmen festzulegen, sollten folgende Aspekte dokumentiert werden [1]:

- Prozessbeschreibung des Herstellungsprozesses,
- Zusammenfassung der zu untersuchenden kritischen Qualitätsmerkmale (CQA),
- Zusammenfassung der kritischen Prozessparameter (CPP) und der zugehörigen Grenzwerte,
- Zusammenfassung nicht-kritischer Attribute und Parameter, die während des Validierungsvorgangs untersucht oder überwacht werden, mit einer Begründung der Auswahl,
- Liste der zu verwendenden Ausrüstungen/Einrichtungen einschließlich Mess-, Überwachungs-, Aufzeichnungsgeräten und deren Kalibrierungsstatus,
- Liste der Analysemethoden,
- Inprozesskontrollen mit Akzeptanzkriterien und Begründung der Auswahl dieser Inprozesskontrollen,
- Probenahmeplan und Begründung,
- Aufgaben und Verantwortlichkeiten.

Die Definition der CQA und CPP ist in den Bauteil- und Prozessrisiken begründet. Bild 8.4 zeigt, dass diese Risiken nicht erst während der laufenden Qualifizierung festgelegt werden dürfen, sondern bereits im Rahmen der Entwicklungsdokumentation definiert werden sollten. Nur so ist eine reibungslose Übergabe von Daten, Produkt- und Prozesswissen zwischen den Abteilungen F&E, Industrialisierung und Produktion möglich. Anhand einer klar strukturierten Dokumentation werden die Kommunikation zwischen den genannten Abteilungen optimiert und Verantwortlichkeiten geklärt.

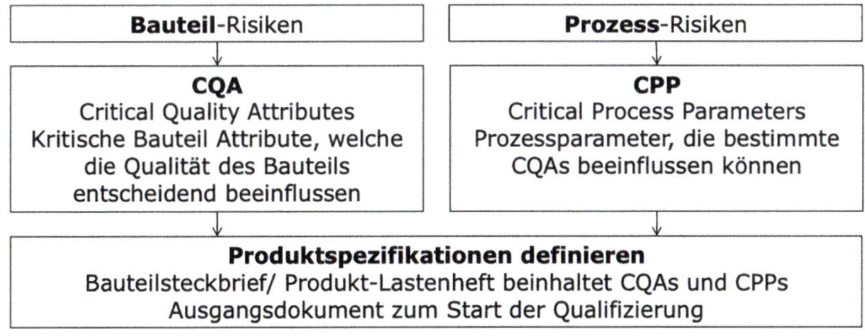

Bild 8.4 CQA und CPP als Bestandteil der Entwicklungsdokumentation

Klar definierte und messbare Bauteilspezifikationen und strukturierte, kontrollierte Prozesse bilden die Grundlage für eine erfolgreiche Validierung der Herstellprozesse von Medizinprodukten. Eine technische Zeichnung kann nur einen Teil der Produkt-Spezifikationen abbilden, z. B. Prüf- und Funktionsmaße, Toleranzen,

Oberflächenangaben. In Ergänzung zu den technischen Zeichnungen wird in der Entwicklungsdokumentation noch ein zusätzliches Dokument benötigt. Dies kann ein Bauteilsteckbrief oder ein Produkt-Lastenheft sein, das die Spezifikationen der technischen Zeichnung vollständig ergänzt, z. B. Zweckbestimmung, Kräfte, Werkstoffe, Designanforderungen, Prüfungen und Zeitplan.

Dieses Dokument bildet eine der Eingangsgrößen für die Qualifizierung des Spritzgießwerkzeuges und die Validierung des Spritzgießprozesses. Mit den festgelegten Rahmenbedingungen des VMP wird ein detaillierter Ablaufplan der Validierung erstellt, in welchem alle Maßnahmen zur risikobasierten Qualifizierung und Validierung aufgeführt sind. Ein Ausschnitt aus einem solchen Validierungsplan ist in Bild 8.5 zu sehen. Im Validierungsplan muss mindestens schriftlich aufgeführt werden, wie die Validierung vorgenommen wird. Dies schließt Testparameter, Produktmerkmale, Produktionsausrüstungen und Akzeptanzkriterien für Testergebnisse mit ein [4]. Abschließend werden in einem Validierungsbericht die geplanten und durchgeführten Validierungsaktivitäten, die Validierungsdaten und die aus der Validierung gezogenen Schlussfolgerungen aufgezeichnet und in das Dokumentenmanagementsystem eingegliedert.

Qualifizierung von Spritzgießwerkzeugen sowie Validierung Spritzgießprozess

Eingangsgrößen (aus IQ-Produkt)
Design Freeze Produkt
Bauteilsteckbrief inkl. 2D-Zeichnung und 3D-Modell des Produkts Definition der CQA, Prüf- und Funktionsmaße (Toleranzen, Akzeptanzkriterien)
Qualifizierungsmaßnahmen festlegen
Qualifizierung SGM, Peripherie und weiterer Anlagen und Systeme
Validierungsmasterplan
Validierungsplan zur Validierung von Spritzgießprozessen
Entscheidung: Prozessvalidierung oder 100% Bauteilprüfung

SGW	Qualifizierungsmaßnahme / Qualifizierungsaufwand	niedrig	mittel	hoch	Gates	verantw.
DQ Designqualifizierung (Planung/Spezifikation)	**Spritzgießwerkzeugentwicklung und -konstruktion gemäß Spezifikationen**				**FTD** Finished Tool Design	**Spritzgießwerkzeugbau**
	Lastenheft Spritzgießwerkzeug	○	○	○		
	Spritzgießwerkzeug-Entwicklung (Konzept und Konstruktion)	○	○	○		
	Definition der vorläufigen CPP (Top 5 Spritzgießparameter) bedarfsweise: zusätzliche Prozesssimulation	○	○	○		
	- Prozesssimulation mit Füllbildanalyse		○	○		
	- Erweiterte Prozesssimulation (Füllbildanalyse, Scherungsanalyse, Schwindungs- und Verzugsanalyse, Faserorientierung, ...)			○		
	bedarfsweise: Prozessrisikoanalyse Spritzgießen			○		
	bedarfsweise: Risikoanalyse Konstruktion Spritzgießwerkzeug (z. B. FMEA inkl. Bewertung)		○	○		
	bedarfsweise: Identifikation und Definition der kritischen Prozessparameter (CPP)		○	○		
	Freigabe Spritzgießwerkzeug-Entwicklung	○	○	○		
	CE-Dokumentation Spritzgießwerkzeug - Entwurf	○	○	○		
	Pflichtenheft Spritzgießwerkz[illegible]läufiges Pflichtenheft	○	○	○		

Bild 8.5 Teilschritte der dokumentierten Qualifizierung von Spritzgießwerkzeugen

8.4 Bracketing-Ansatz zur Reduzierung des Qualifizierungsaufwands

Vielfach unterscheidet sich das Produktportfolio für Medizinproduktehersteller nur geringfügig. So werden häufig von einem Produkt Produktvarianten in verschiedenen Größen, Farben (z. B. Prothesen) oder das gleiche Produkt, dass sich nur in einem Merkmal (z. B. Connectoren bei Infusionssets) unterscheidet hergestellt. Der GMP-Leitfaden gibt mit dem Bracketing-Ansatz eine Möglichkeit vor, wie in diesem Fall der Validierungsaufwand reduziert werden kann, aber dennoch regelkonform ist.

Der Bracketing-Ansatz ist ein wissenschafts- und risikobasierter Validierungsansatz, bei dem während der Prozessvalidierung nur Chargen geprüft werden, die Extreme bestimmter festgelegter und begründeter Designfaktoren darstellen. Bei diesem Konzept wird davon ausgegangen, dass die Validierung von Zwischenniveaus durch die Validierung der Extremwerte repräsentiert wird. Ist ein Bereich von Stärken zu validieren, ist ein Bracketing-Ansatz anwendbar, wenn die Stärken hinsichtlich der Zusammensetzung identisch oder sehr ähnlich sind [1] [3].

Durch ein Zusammenfassen in „Bauteilfamilien“ kann somit der Validierungsaufwand sinnvoll reduziert werden. Durch den Risikoansatz gemäß GMP werden auch beim Bracketing die Extreme der Bauteile, also der Worst-Case, betrachtet. Dabei ist jedoch zu beachten, dass die Anwendung des Bracketing ausführlich begründet werden muss. Es muss eine dokumentierte Begründung stattfinden, warum davon ausgegangen werden kann, dass von den Extremgrößen auf ähnliche Eigenschaften der dazwischenliegenden Größen geschlossen werden kann, z. B.:

- Fertigung am selben Standort mit dem gleichen Spritzgießwerkzeug,
- nachweisliche Erfahrungswerte, wie Prüfprotokolle zur Bestimmung der Akzeptanzkriterien,
- Erweiterung des Bracketing-Konzepts um die Anwendung auf bauähnliche Bauteile mit ähnlichem Anforderungsprofil und bereits vollständiger Validierungs-Dokumentation.

8.5 Ermittlung des Prozessfensters als Bestandteil der Werkzeugqualifizierung

Im Rahmen der Qualifizierung eines Spritzgießwerkzeuges wird, je nach Anforderung, entweder ein Betriebspunkt oder ein Prozessfenster ermittelt, mit welchem der Spritzgießprozess stabil ist und reproduzierbar Bauteile gemäß Bauteilspezifikation hergestellt werden können. Das Ermitteln des Betriebspunktes oder Prozessfensters ist ein Bestandteil der Qualifizierung und kann in der IQ oder OQ stattfinden. Grundsätzlich muss bei der Abmusterung unterschieden werden:

„Erste fallende Teile“:

- können auch auf nicht-qualifizierten Spritzgießmaschinen hergestellt werden,
- mit Checklisten, wie in Bild 8.6, wird die Funktion des Spritzgießwerkzeuges überprüft,
- Vorlage für diese Checklisten ist das Pflichtenheft des Spritzgießwerkzeugs.

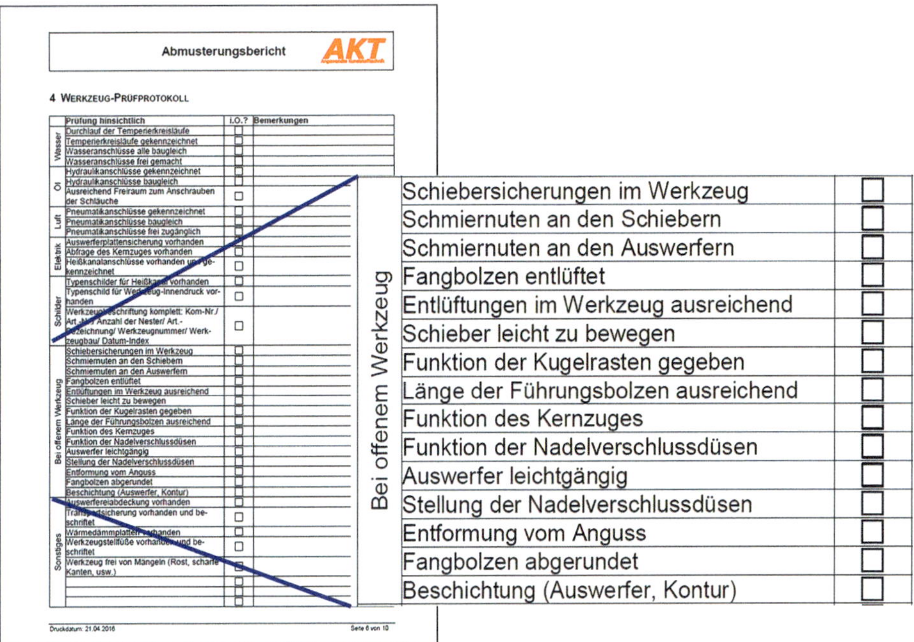

Abmusterungsbericht AKT

4 WERKZEUG-PRÜFPROTOKOLL

	Prüfung hinsichtlich	i.O.?	Bemerkungen
Wasser	Durchlauf der Temperierkreisläufe	☐	
	Temperierkreisläufe gekennzeichnet	☐	
	Wasseranschlüsse alle baugleich	☐	
	Wasseranschlüsse frei gemacht	☐	
Öl	Hydraulikanschlüsse gekennzeichnet	☐	
	Hydraulikanschlüsse baugleich	☐	
	Ausreichend Freiraum zum Anschrauben der Schläuche	☐	
Luft	Pneumatikanschlüsse gekennzeichnet	☐	
	Pneumatikanschlüsse baugleich	☐	
	Pneumatikanschlüsse frei zugänglich	☐	
Elektrik	Auswerferplattensicherung vorhanden	☐	
	Abfrage des Kernzuges vorhanden	☐	
	Heißkanalanschlüsse vorhanden und gekennzeichnet	☐	
Schilder	Typenschilder für Heißkanal vorhanden	☐	
	Typenschild für Werkzeug-Innendruck vorhanden	☐	
	Werkzeugbeschriftung komplett: Kom-Nr./ Art.-Nr./ Anzahl der Nester/ Art.-Bezeichnung/ Werkzeugnummer/ Werkzeugbau/ Datum-Index	☐	
Bei offenem Werkzeug	Schiebersicherungen im Werkzeug	☐	
	Schmiernuten an den Schiebern	☐	
	Schmiernuten an den Auswerfern	☐	
	Fangbolzen entlüftet	☐	
	Entlüftungen im Werkzeug ausreichend	☐	
	Schieber leicht zu bewegen	☐	
	Funktion der Kugelrasten gegeben	☐	
	Länge der Führungsbolzen ausreichend	☐	
	Funktion des Kernzuges	☐	
	Funktion der Nadelverschlussdüsen	☐	
	Auswerfer leichtgängig	☐	
	Stellung der Nadelverschlussdüsen	☐	
	Entformung vom Anguss	☐	
	Fangbolzen abgerundet	☐	
	Beschichtung (Auswerfer, Kontur)	☐	
Sonstiges	Auswerfereiabdeckung vorhanden	☐	
	Transportsicherung vorhanden und beschriftet	☐	
	Wärmedämmplatten vorhanden	☐	
	Werkzeugstellfüße vorhanden und beschriftet	☐	
	Werkzeug frei von Mängeln (Rost, scharfe Kanten, usw.)	☐	
		☐	
		☐	
		☐	

Druckdatum: 21.04.2016 Seite 6 von 10

Bei offenem Werkzeug		
	Schiebersicherungen im Werkzeug	☐
	Schmiernuten an den Schiebern	☐
	Schmiernuten an den Auswerfern	☐
	Fangbolzen entlüftet	☐
	Entlüftungen im Werkzeug ausreichend	☐
	Schieber leicht zu bewegen	☐
	Funktion der Kugelrasten gegeben	☐
	Länge der Führungsbolzen ausreichend	☐
	Funktion des Kernzuges	☐
	Funktion der Nadelverschlussdüsen	☐
	Auswerfer leichtgängig	☐
	Stellung der Nadelverschlussdüsen	☐
	Entformung vom Anguss	☐
	Fangbolzen abgerundet	☐
	Beschichtung (Auswerfer, Kontur)	☐

Bild 8.6 Checkliste zur Funktionsprüfung des Spritzgießwerkzeuges als Bestandteil der IQ

Abmusterung

Die Abmusterung wird auf einer qualifizierten Maschine, mit einem stabilen Spritzgießprozess durchgeführt.

- Wenn die Bauteil-Spezifikationen erfüllt sind, folgen:
  - Werkzeugfähigkeit c_{mk}-Lauf
  - Erstmusterprüfbericht (EMPB)
- Wenn die Bauteil-Spezifikationen nicht erfüllt sind, können, je nach Bedarf, folgende Maßnahmen durchgeführt werden:

- Prozessanalyse (Prozess-Simulation Spritzgießen, Schwindungs- und Verzugsanalysen, systematische Abmusterung (DoE)),
- evtl. Vergleich des Messberichts des Bauteil- und des Messberichts der Kavitätengeometrie im Spritzgießwerkzeug,
- evtl. Werkzeug-Korrektur mit Risikoanalyse.

Werkzeug-Korrekturen stellen jedoch keine Werkzeug-Änderungen dar:

- Werkzeug-Korrekturen beheben Mängel des Werkzeuges,
- Werkzeug-Änderungen setzen bewusste Artikel-Änderungen um.

Je nach Risikoeinstufung der Spritzgießbauteile kann grundsätzlich in drei Varianten der Betriebspunkt- bzw. Prozessfenster-Ermittlung unterschieden werden. In Tabelle 8.1 sind die verschiedenen Varianten aufgeführt, wobei mit zunehmenden Risiko auch ein höherer Aufwand und damit Detaillierungsgrad der Prozessfensterbestimmung anzuraten ist.

Tabelle 8.1 Prozessentwicklung Spritzgießen – risikobasierter CPP-Ansatz

Betriebspunkt festlegen und dokumentieren	Prozessfenster, Untersuchung der CPP	Statistische Prozessfensterbestimmung mittels Design-of-Experiments (DoE)
Vorläufige CPP: ▪ Massetemperatur ▪ Werkzeugtemperatur ▪ Einspritzgeschwindigkeit ▪ Restkühlzeit ▪ Nachdruckhöhe (Voraussetzung: optimierte Nachdruckzeit) Der Spritzgießprozess wird in Bezug auf die bauteilspezifischen CQA optimiert. Die Einstellparameter werden in Form eines Betriebspunktes dokumentiert.	Die in der DQ festgelegten CPP des Spritzgießprozesses werden als Worst-Case-Fall eingestellt und die Prüfmaße/-attribute geprüft. Die Angabe der CPP-Spritzgießparameter erfolgt mit einer Toleranzangabe.	Die Einstellparameter, welche die Prüfmaße/-attribute beeinflussen könnten, werden mit Hilfe der statistischen Versuchsplanung (DoE) analysiert und die Signifikanz der Effekte auf die Zielgrößen bewertet. Das Ergebnis der DoE ist ein optimiertes und verifiziertes Prozessfenster des Spritzgießprozesses, in welchem spezifikationsgerechte Bauteile hergestellt werden können.
Bsp.: Heißkanaltemp. 200 °C	Bsp.: Heißkanaltemp. 200 ± 5 °C	Bsp.: optimale Heißkanaltemp. 200 °C, verifiziertes Prozessfenster: 190 – 208 °C
Ergebnis: Arbeitsanweisung mit Angabe der Spritzgießprozessparameter		

Die Teilschritte einer DoE zur Ermittlung des optimalen und verifizierten Prozessfensters lassen sich wie folgt gliedern:

- Zielgröße/n definieren (ein bis drei repräsentative messbare Größen am Produkt bestimmen),
- Parameter festlegen (variable Parameter wählen, weitere mögliche Einflussgrößen konstant halten),

- Art des Versuchsplans wählen (voll-/teilfaktoriell, Zentralpunkte, Wiederholungen, Blockbildung),
- Versuchsplan erstellen (mit Hilfe einer Statistiksoftware),
- Versuche durchführen (Bauteile herstellen und gemäß Prüfanweisung Zielgrößen bestimmen),
- Modell berechnen (mit Hilfe einer Statistiksoftware),
- Verifizierung des Modells (Bestätigungsversuche mit wenigen, ausgewählten Parametereinstellungen),
- Ergebnisse implementieren (Arbeitsanweisung Spritzgießen mit Angabe der optimalen Spritzgießparameter).

Das Ergebnis der in Tabelle 8.1 aufgeführten Möglichkeiten der Abmusterung ist eine Arbeitsanweisung des Spritzgießprozesses unter Angabe des Betriebspunktes bzw. des Prozessfensters (Bild 8.7).

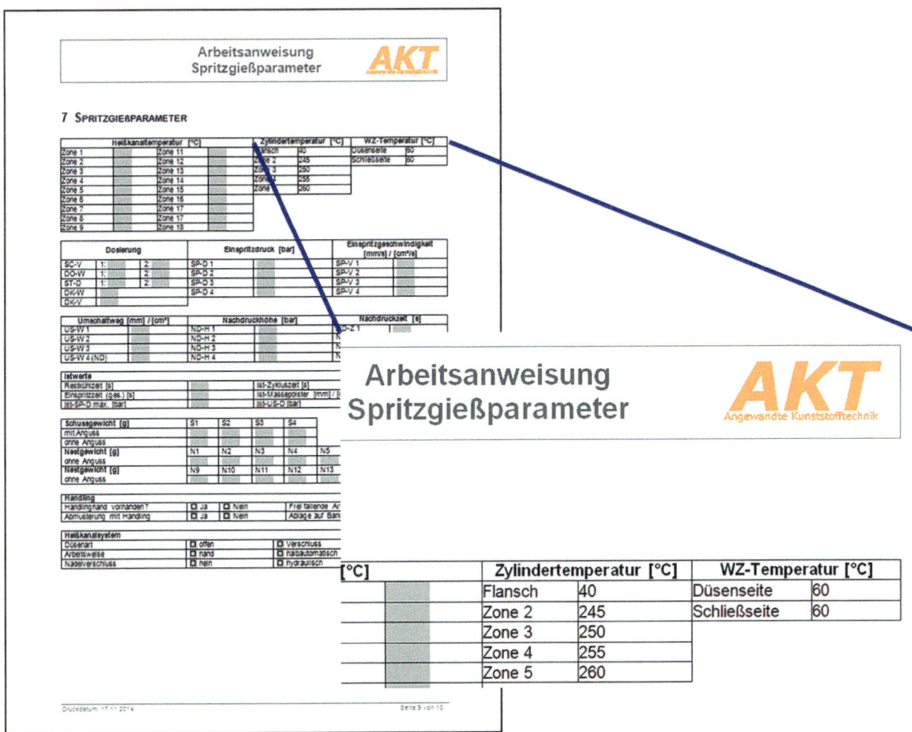

Arbeitsanweisung
Spritzgießparameter
AKT
Angewandte Kunststofftechnik

7 Spritzgießparameter

Heißkanaltemperatur [°C]			
Zone 1		Zone 11	
Zone 2		Zone 12	
Zone 3		Zone 13	
Zone 4		Zone 14	
Zone 5		Zone 15	
Zone 6		Zone 16	
Zone 7		Zone 17	
Zone 8		Zone 17	
Zone 9		Zone 18	

Zylindertemperatur [°C]		WZ-Temperatur [°C]	
Flansch	40	Düsenseite	60
Zone 2	245	Schließseite	60
Zone 3	250		
Zone 4	255		
Zone 5	260		

Dosierung			Einspritzdruck [bar]		Einspritzgeschwindigkeit [mm/s] / [cm³/s]	
SC-V	1:	2:	SP-D 1		SP-V 1	
DO-W	1:	2:	SP-D 2		SP-V 2	
ST-D	1:	2:	SP-D 3		SP-V 3	
DK-W			SP-D 4		SP-V 4	
DK-V						

Umschaltweg [mm] / [cm³]		Nachdruckhöhe [bar]		Nachdruckzeit [s]	
US-W 1		ND-H 1		ND-Z 1	
US-W 2		ND-H 2			
US-W 3		ND-H 3			
US-W 4 (ND)		ND-H 4			

Istwerte			
Restkühlzeit [s]		Ist-Zykluszeit [s]	
Einspritzzeit (ges.) [s]		Ist-Massepolster [mm] / [	
Ist-SP-D max. [bar]		Ist-US-D [bar]	

Schussgewicht [g]	S1	S2	S3	S4	
mit Anguss					
ohne Anguss					
Nestgewicht [g]	N1	N2	N3	N4	N5
ohne Anguss					
Nestgewicht [g]	N9	N10	N11	N12	N13
ohne Anguss					

Handling			
Handlinghand vorhanden?	☐ Ja	☐ Nein	Frei fallende Ar
Abmusterung mit Handling	☐ Ja	☐ Nein	Ablage auf Ban

Heißkanalsystem		
Düsenart	☐ offen	☐ Verschluss
Arbeitsweise	☐ hand	☐ halbautomatisch
Nadelverschluss	☐ nein	☐ hydraulisch

Bild 8.7 Arbeitsanweisung mit Angaben der Spritzgießparameter als Ergebnis der Abmusterung

Elementarer Bestandteil der Validierungsdokumentation muss auch die Strategie zur Festlegung und Prüfung der Akzeptanzkriterien sein. Die DIN 16742 „Kunststoff-Formteile – Toleranzen und Abnahmebedingungen“ gilt dabei als Regelwerk zur Tolerierung und Prüfung [2]. Die Praxis der Messtechnik zeigt immer wieder, dass Messberichte nicht immer Wahrheiten liefern. Denn wenn Messungen nicht nachvollziehbar sind, können diese auch nicht der Qualifizierung dienen. Somit ist eine ausführliche und vollständige Dokumentation, z. B. wie, wo, wie oft und von wem gemessen wurde, essentiell und müssen in einer Prüfanweisung und einem Prüfbericht dokumentiert werden. Industrielle 3D-Messtechniken, wie taktile Messverfahren, optische Verfahren nach dem Prinzip der Streifenlichtprojektion oder Computertomographie, können Transparenz und Flexibilität schaffen, um nachvollziehbare Messwerte für Akzeptanzkriterien im Rahmen der Qualifizierung zu ermitteln.

Abkürzungen zu Kapitel 8

CPP	Critical-Process-Parameter (kritischer Prozessparameter)
CQA	Critical-Quality-Attribute (kritisches Qualitätsmerkmal)
DoE	Design-of-Experiments (statistische Versuchsplanung)
DQ	Design-Qualification (Designqualifizierung)
EMPB	Erstmusterprüfbericht
FAT	Factory-Acceptance-Test (Werksabnahmeprüfung)
FOT	First-Out-of-Tool (Erstinbetriebnahme Spritzgießen)
FTD	Finish-Tool-Design (Zeichnungsfreigabe Spritzgießwerkzeug)
F&E	Forschung und Entwicklung
GMP	Good-Manufacturing-Practice (gute Herstellungspraxis)
IQ	Installation-Qualification (Installationsqualifizierung)
OQ	Operational-Qualification (Funktionsqualifizierung)
PQ	Performance-Qualification (Leistungsqualifizierung)
PV	Process-Validation (Prozessvalidierung)
SAT	Site-Acceptance-Test (Standortabnahmeprüfung)
URS	User-Requirement-Specification (Benutzeranforderungsspezifikation)
VMP	Validierungsmasterplan
ZLG	Zentralstelle der Länder für Gesundheitsschutz bei Arzneimitteln und Medizinprodukten

Literatur zu Kapitel 8

[1] EU Guideline for Good Manufacturing Practice for Medicinal Products for Human and Veterinary Use – Annex 15: Qualification and Validation, 30. März 2015

[2] DIN 16742:2013 Kunststoff-Formteile – Toleranzen und Abnahmebedingungen

[3] GMP-Regelwerke zur Qualifizierung und Validierung – Originale mit deutscher Übersetzung, Maas & Peither AG - GMP Verlag, Schopfheim, 2015

[4] Pharmaceutical Inspection Co-Operation Scheme: PIC/S PI 006-3: Empfehlungen zu Validierungsmasterplan, Installations- und Funktionsqualifizierung, Validierung nicht steriler Prozesse sowie Reinigungsvalidierung, 25. September 2007

9 Ausgewählte Fertigungstechnologien in der Medizintechnik

9.1 Laserdurchstrahlschweißen

Dr.-Ing. Kai Holl, Eppendorf Polymere GmbH

9.1.1 Vorteile und Anforderungen

Die Produktion von medizinischen Geräten findet in Reinräumen oder in kontrollierten Bereichen statt. Dies bedingt, dass bei der Herstellung keine Emissionen auftreten dürfen, die die Umgebung oder die Bauteile selbst kontaminieren. Ebenso dürfen durch den Fügeprozess keine Partikel erzeugt werden, da jegliche Kontamination zu unvorhersehbaren Effekten führen kann. Ferner müssen Kapillaren oder ein Funktionsraum frei von Schmelze sein und die Biokompatibilität des Kunststoffes muss nach dem Schweißprozess weiterhin gewährleistet sein [9.1.1] [9.1.2] [9.1.3]. Zudem weisen medizinische Geräte eine zunehmende Miniaturisierung und Komplexität hinsichtlich ihrer Geometrie, einer umfangreichen Werkstoffauswahl und der geforderten Spezifikationen auf. Einzelne Bauteile sind zu einer Baugruppe zu fügen, um so die Zweckbestimmungen des Gerätes zu gewährleisten. Neben den Anforderungen aus der Risikobewertung des Produkts und Prozesses sowie den Designanforderungen müssen die Geräte Spezifikationen wie chemische Beständigkeit, Sterilisierbarkeit, Temperaturwechselstabilität und optische Reinheit erfüllen [9.1.1] [9.1.2] [9.1.3].

Das Laserdurchstrahlschweißen hat hier ein hohes Potential, um die oben genannten Anforderungen zu erfüllen und als Fügeverfahren in der Medizintechnik angewendet zu werden [9.1.3] [9.1.6]. Vorteile des Laserschweißens von Kunststoffen gegenüber konventionellen Fügeverfahren, wie z.B. Vibrations-, US- oder Heizelementstumpfschweißen, sind:

- Hochkomplexe Schweißnähte möglich/hohe Flexibilität der Fügenahtgeometrie,
- Erwärmung direkt in der Fügezone,
- kleine Wärmeeinflusszone/kleine Fügenaht < 1 mm möglich,

- keine schwingende Belastung der Fügepartner oder der zu umschließenden Elemente,
- kontaktlose Erwärmung der Fügepartner,
- hohe Leistungsdichte und geringe thermische Belastung,
- kleine Schweißwulst/Schmelzeaustrieb [9.1.7] [9.1.8] [9.1.9].

Zudem entstehen beim Schweißen keine Partikel und Flusen, was das Laserdurchstrahlschweißen zu einem geeignetem Verfahren für den Reinraum macht.

Die aus einem vorangegangenen Herstellungsprozess wie z. B. Spritzgießen oder Extrusion entstandenen, zu fügenden Bauteile dürfen keine Kontaminationen im Sinne von Partikeln im Bauteil haben, da diese im Bauteil als Keim für Verbrennungen fungieren können. Ferner sind Oberflächenfehler und Auswerfermarkierungen im Bereich der Fügenaht mögliche Startpunkte für Verbrennungen [9.1.10] [9.1.11].

9.1.2 Additive und Wärmeentwicklung beim Laserschweißen

Damit Kunststoffe mittels Laserstrahlung geschweißt werden können, müssen verschiedene Voraussetzungen geschaffen werden. Üblicherweise erfolgt das Laserschweißen in einem Wellenlängenbereich zwischen λ = 808 - 1064 nm [9.1.12]. In diesem Wellenlängenbereich besitzen Kunststoffe gewöhnlich eine Transmission von T = 60 - 90 %, um die Laserstrahlung durchzuleiten. Daher muss eine Additivierung des laserstrahlabsorbierenden Fügepartners erfolgen. Die Transmission wird dabei im entsprechenden Wellenlängenbereich herabgesetzt. In der Regel werden im einfachsten Fall Pigmentruße, mit denen schwarze, graue oder dunkle Farbeinstellungen möglich sind, dazugegeben. Die Zugaben liegen bei c = 0,05 Gew. % [9.1.13] [9.1.14]. Weiterhin eignen sich zur Absorption sowohl anorganische Pigmente, wie Kreide, Talkum, Farbmittel oder Flammschutzmittel, als auch organische Farbstoffe, wie Azofarben oder Perylen [9.1.12] [9.1.15]. Die Eignung dieser Stoffe für ein entsprechendes Medizinprodukt muss im Einzelfall geprüft werden. Je nach verwendeter Wellenlänge der Strahlquelle sind auch farbige Kunststoffe mittels Durchstrahlverfahren schweißbar. Die Möglichkeiten liegen hier von Schwarz-Schwarz- bis zu Weiß-Weiß-Kombinationen [9.1.16] [9.1.17]. Dabei führen kleine Partikel (d = 20 nm) durch eine höhere Wärmeumwandlung bei gleichem Energieeintrag zu einer höheren Festigkeit als größere Partikel (d = 60 nm) [9.1.15].

Generell sollte die Transmission des zu durchstrahlenden Fügepartners einen Mindestwert von T = 40 % aufweisen, um eine gute Schweißung gewährleisten zu können. So wird die Laserenergie nicht über das durchstrahlte Volumen hinaus absorbiert und gestreut und steht zum Aufschmelzen zur Verfügung [18].

Je größer der Anteil des Absorbers im absorbierenden Bauteil ist, desto eher kann der Kunststoff aufgrund der daraus resultierenden Oberflächenabsorption thermisch geschädigt werden. Ist weniger Absorber vorhanden, wird die Laserenergie in größerem Umfang von den Partikeln aufgenommen (Volumenabsorption), die sie dann in Wärme umwandeln [9.1.19]. Bei einem Rußgehalt von $c = 0{,}1$ Gew. % in Polycarbonat entsteht eine Maximaltemperatur von $\Theta = 250\,°C$ in der Wärmeeinflusszone (WEZ). Steigt der Rußanteil auf $c = 0{,}4$ Gew. %, erreicht die Maximaltemperatur einen Wert von $\Theta = 380\,°C$ bei konstanten Schweißparametern, was zu einer Zersetzung des Kunststoffes führen kann [9.1.20].

Der laserstrahlabsorbierende Fügepartner erreicht beim Fügen eine höhere Temperatur als der laserstrahltransparente Fügepartner. Dabei stellt sich das Temperaturmaximum kurz unterhalb der Oberfläche des laserstrahlabsorbierenden Fügepartners ein [9.1.21] [9.1.22]. Eine beginnende Zersetzung startet in ebendiesem Bereich und wird so für den Anwender nicht sofort durch Blasen oder eventuelle Rauchbildung sichtbar.

Eigene Untersuchungen haben diesen Zusammenhang bestätigt. Bild 9.1 zeigt eine optisch einwandfreie Schweißnaht aus Polycarbonat. Diese Schweißnaht zeigte in den durchgeführten Untersuchungen eine maximale Schweißnahtfestigkeit. Mittels mikroskopischer Aufnahmen konnten innerhalb dieser Schweißnaht anfängliche Zersetzungserscheinungen nachgewiesen werden [9.1.23].

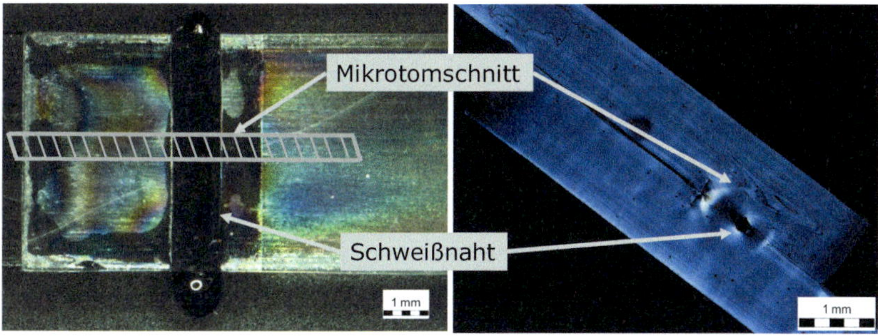

Bild 9.1 Schweißnaht aus PC
links: optisch homogene Schweißnaht mit maximaler Zug-Scherkraft
rechts: Blasenbildung in der Schweißnaht durch Dünnschnitt sichtbar gemacht
nach [9.1.23]

Als Laserquellen für das Schweißen dienen vor allem wartungsarme Hochleistungs-Diodenlaser. Diese sind gegenüber Festkörper- bzw. Gaslasern kostengünstig, haben einen hohen Wirkungsgrad und sind nahezu verschleißfrei [9.1.24] [9.1.25]. Die üblichen Wellenlängen von Indium-Gallium-Arsenid (InGaAs)-Diodenlaser für das Kunststoffschweißen liegen bei $\lambda = 810$, 940 und 980 nm [9.1.12] [9.1.19].

9.1.3 Qualifizierung und Validierung von Anlagen

Die Qualifizierung wird durchgeführt, um nachzuweisen, dass die Maschine/Komponenten einwandfrei arbeiten und zu den erwarteten Ergebnissen führen. Die Validierung hingegen ist der Nachweis, dass der Prozess im festgelegten Prozessfenster ein Produkt von festgelegten Qualitätsanforderungen herstellt.

Die Qualifizierung wird in die folgenden vier Stufen unterschieden (s. auch Kap. 8):

- Designqualifizierung (DQ, Design-Qualification),
- Installationsqualifizierung (IQ, Installation-Qualification),
- Funktionsqualifizierung (OQ, Operational-Qualification) und
- Leistungsqualifizierung (PQ, Performance-Qualification).

In Tabelle 9.1 werden die Abfolge der Qualifizierung und Validierung im Allgemeinen, und im Vergleich dazu die spezifisch durchzuführenden Schritte bzw. Tätigkeiten, die beim Laserdurchstrahlschweißen nötig sind, erläutert.

Tabelle 9.1 Darstellung der allgemeinen und der für das LS spezifisch durchzuführenden Schritte der Qualifizierung und Validierung

Allgemeine Schritte [9.1.2] [9.1.26]	Spezifische Schritte beim Laserschweißen
Designqualifizierung/Planung Spezifikation/DQ	
Demonstration und Dokumentation, dass das Design (der Anlage) den GMP-Anforderungen entspricht	Auswahl der Verfahrensvariante; Prüfen des Aufbaus und der Konstruktion der Anlage; Bestimmung der Leistungsmerkmale (Laserleistung, Scangeschwindigkeit, ...)
Verifizierung, dass das Design für den Verwendungszweck geeignet ist	Prüfen der Konstruktionsunterlagen und Dokumente anhand eines Lastenheftes
Erstellung des DQ-Berichtes	Bestätigen, dass GMP-Anforderungen eingehalten und die Leistungsmerkmale der Schweißanlage ausreichend sind
Installationsqualifizierung/Realisierung/IQ	
Durchführung während der Anlageninstallation	Durchführung beim Anlagenhersteller oder Betreiber
Nachweisen, dass die Anlage mit dem Design aus der DQ übereinstimmt	Kontrollieren, ob die Anlagenkomponenten vorhanden sind und die Schweißanlage der freigegebenen Konstruktion entspricht
Prüfung auf Vollständigkeit der Dokumente (CE-Kennzeichnung, Handbücher, ...)	Sammeln und Sichern der Dokumente
Prüfen der Installation und Kalibrierung der Anlage	Ggf. Installation der Anlage am Bestimmungsort
Erstellung des IQ-Berichtes	Bestätigen, dass die Anlage installiert ist und die Dokumente vorhanden sind

Allgemeine Schritte [9.1.2] [9.1.26]	Spezifische Schritte beim Laserschweißen
Funktionsqualifizierung/Testen/OQ	
Nachweis, dass die Anlage in den Betriebsbereichen bei den kritischen Prozessschritten, Prozessparametern und/oder kritischen Funktionen funktionstüchtig ist	Prüfen der Komponenten (Laser, Scankopf, Fügevorrichtung, ...) in den geplanten Betriebsbereichen, bspw. die Laserleistung in vertretbaren Schritten
Detektion von Einflüssen auf das Ergebnis mittels Design-of-Experiments (DoE)	Bestimmung der Prozesseinflüsse und des Prozessfensters mittels DoE für gesuchte Zielgrößen wie Homogenität oder Festigkeit
Erstellung des OQ-Berichtes	Bestätigen, dass die Anlage wie in den Betriebsbereichen einsatzfähig ist; Dokumentieren der Prozesseinflüsse/des Prozessfensters
Leistungsqualifizierung/Inbetriebnahme/PQ	
Leistungstests mit Produktions- oder Ersatzwerkstoffen	Arbeiten in dem definierten Prozessfenster aus der OQ
Maschinenfähigkeit (C_{mk} = 1,67) und Prozessfähigkeit (C_{pk} = 1,33) in den Betriebsgrenzen mit spezifizierten Akzeptanzkriterien	Feststellen der Maschinenfähigkeit anhand 60 Schweißungen und Feststellen der Prozessfähigkeit anhand eines 2-Stunden-Laufes
Erstellen des EMPBs	Erstellen des EMPBs anhand der Funktionsmaße der Baugruppe
Erstellung des PQ-Berichtes	Bestätigen, dass die Anlage keine Mängel aufweist
Prozessvalidierung/laufender Betrieb/PV	
Prüfen, ob mit dem Prozess die definierten Spezifikationen des Produkts aus dem Lastenheft erreicht werden	Abgleich der Lösungen und Maßnahmen des Pflichtenhefts mit den Anforderungen aus dem Lastenheft
Herstellung von drei Validierungschargen. Chargengröße sollte den Handelschargen entsprechen	Herstellung der Validierungschargen mit bspw. Aufnahme des Kraft-Weg-Verlaufes beim Schweißen
Die Validierungschargen einer Qualitätskontrolle mit der im Pflichtenheft aufgeführten Prüfung und Akzeptanzkriterien unterziehen	Prüfen des Produkts auf die Akzeptanzkriterien (Durchfluss, Festigkeit, Homogenität, Geometrie, ...)
Erstellen des Validierungsberichtes und Anfertigen des finalen Pflichtenheftes	Erstellung des Validierungsberichtes mit den Ergebnissen aus der Qualifizierung und Validierung und ggf. Angleichen des PHs mit den in der PV gewonnenen Erkenntnissen

Vor Beginn der Qualifizierung steht die Risikoanalyse an. Dazu wird der Prozess des Laserdurchstrahlschweißens in sechs Schritte unterteilt. Bild 9.2 zeigt die einzelnen Prozessschritte und deren Schrittfolge. Die Risikoanalyse wird ebenfalls in diese sechs Schritte unterteilt. Eine umfangreiche Prozess-FMEA für das Laserdurchstrahlschweißen ist in [9.1.27] dargestellt.

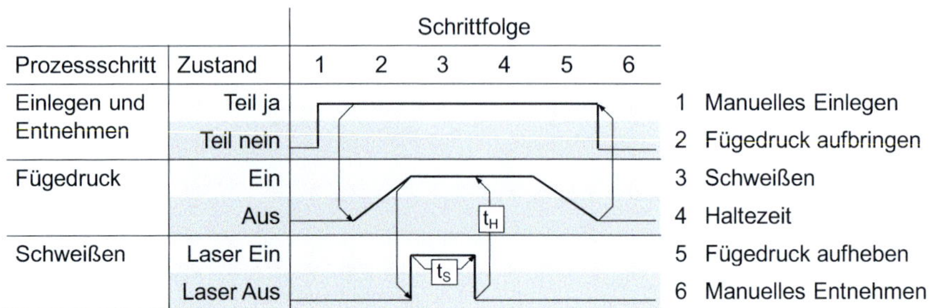

Bild 9.2 Ablauf- und Funktionsdiagramm des Laserdurchstrahlschweißens von Kunststoffen als Grundlage für die Risikoanalyse
t_S: Schweißzeit
t_H: Haltezeit

9.1.4 Designqualifizierung

Ziel der DQ ist die Demonstration und Dokumentation, dass das Design der Anlage (Konstruktion) den Good-Manufacturing-Practice (GMP)-Anforderungen entspricht. Sie ist eine dokumentierte Verifizierung, dass das vorgesehene Design für das Laserschweißen von Kunststoffen geeignet ist.

Die Anforderungen an die Anlage werden hauptsächlich durch das zu fügende Bauteil bzw. Baugruppen bestimmt. Neben dem entsprechenden Aufbau zur leichten Reinigung der Anlage sind folgende Komponenten essentiell:

- Laserstrahlquelle und Lasertreiber
  - Wellenlänge λ = 808 – 1064 nm
  - Leistung P = 5 – 100 W
  - Fokusdurchmesser d = ≤ 2 mm
  - NA ≤ 22
- Scankopf zur Führung des Laserstrahls
  - Markierfeld von mind. AM = 110 × 110 mm^2
  - Scangeschwindigkeiten v_s > 2 m s^{-1}
  - Positionsgenauigkeit β ≤ 20 µrad
- Kühlung des Lasers
  - Kühlleistung P > 450 W
  - Temperaturregelung Θ ± 1 °C
- Fügevorrichtung
  - Aufnahme von Fügeweg und Fügekraft
  - Fügekraft F_p > 1 kN / Fügehub s ≥ 100 mm
  - Auflösung Kraftmessung F = < 1 N; Auflösung Wegmessung s < 0,05 µm
  - Flächiges Spannen der Bauteile ermöglichen

- Steuerung der einzelnen Systeme
  - Ausfallsicheres Rechnersystem mit entsprechenden Softwaremodulen für
    - Scannersteuerung
    - Lasersteuerung
    - Pressensteuerung
    - Dokumentation der Parameter
- Gestell zur Aufnahme der Komponenten
  - Kein Durchbiegen des Gestells
  - Aufnahme von Kühler, Steuerungseinheit etc.
  - Modulares Aufbauen von Zusatzkomponenten für IPC ermöglichen
- Absaugung und Sicherheitseinrichtungen
  - Absaugung evtl. auftretender Emissionen
  - Schutz des Personals und Umwelt vor direkter und indirekter Laserstrahlung
- Anschlussleistung
  - Leitungsaufnahme $U \leq 400$ V/$I = 32$ A
  - Ggf. Druckluft bei pneumatischem Spannsystem
  - Die zu erfüllende Aufgabe muss dem Anlagenbauer in der Form eines Lastenheftes dargestellt werden. Dieser erstellt daraus ein Pflichtenheft, in dem entsprechend die Prüfung der Leistungsfähigkeit der Anlage dargestellt ist.

9.1.5 Installationsqualifizierung

Die IQ erfolgt zusammen mit der Anlageninstallation oder vorab beim Anlagenhersteller. Es ist die Nachweisführung, dass die Anlage mit dem vorher festgelegten Design (aus der DQ/im Lastenheft dokumentiert) übereinstimmt. Neben der korrekten Aufstellung und Prüfung der Installation der Anlage wird das physische Vorhandensein der Einzelkomponenten geprüft. Zudem wird der Nachweis über das Vorliegen der notwendigen Dokumente erbracht.

- CE-Kennzeichnung
  - Gesamtanlage
  - Presse
  - Strahlquelle
  - Scansystem
  - Sicherheitsausrüstung
- Handbücher
  - Gesamtanlage
  - Peripherie

  - Fremdsysteme
  - Bedienungsanleitung
- Wartungsvorschläge
  - Wartungspläne
  - Handlungsanweisungen/Arbeitsanweisungen
- Kalibrierzertifikate
  - Presse
  - Strahlquelle
  - Scansystem
  - Kühlsystem

Sind alle notwendigen Komponenten und Dokumente vorhanden, kann mit dem Qualifizierungsbericht die IQ angeschlossen werden.

9.1.6 Funktionsqualifizierung

Die Funktionsqualifizierung ist der dokumentierte Nachweis, dass die kritischen Komponenten der Anlage in den nötigen Betriebsbereichen funktionstüchtig sind. Zu den kritischen, d. h. qualitätsbestimmenden Komponenten gehören:

- Laser
  - Laserleistung
  - Laserprofil
  - Fokusdurchmesser
- Scanner
  - Scangeschwindigkeit
  - Position und Breite der Fügenaht
- Scanzahl
- Presse
  - Fügekraft
  - Fügeweg

Da während der OQ in das System eingegriffen werden muss und spezielle Messtechnik vorhanden sein muss, wird diese teilweise oder vollständig beim Anlagenbauer durchgeführt. Beim Austausch von qualifizierten Anlagenteilen ist eine Re-Qualifizierung nötig.

Im Rahmen der OQ werden die aus der Literatur und der Risikoanalyse gewonnenen wichtigen Parameter überprüft. Dazu wird ein Soll-Ist-Abgleich zwischen eingestellten und gemessenen Parametern durchgeführt. Beispielhaft sind in Tabelle 9.2 Parameter und deren typische Wertebereiche genannt. Die Größe des Wertebereichs beruht auf gewonnenen Erfahrungen aus dem Laserschweißen von Kunststoffen. Die Anzahl der Wiederholungen je Untersuchung richtete sich nach Aufwand und Nutzen der jeweiligen Messungen. Beispielsweise benötigt eine Messung des Laserprofils spezielle Messapparaturen und ist deutlich aufwendiger als die Messung der Fügekraft.

Tabelle 9.2 Parameter und ausgewählte Wertebereiche für die Qualifizierung der Laserschweißanlage

Parameter	Wertebereich	Einheit	Qualifizierung
Laserleistung	5 - 200	W	Leistungsmessung
Laserprofil/Fokusdurchmesser	Fokusebene ± 10	mm	Profilmessung
Scangeschwindigkeit	50 - 2000	mm s^{-1}	Über Zykluszeit und Markierfolie
Position und Breite der Fügenaht	Kein Wertebereich	mm	Positionsmessung der Schweißnaht
Scanzahl	1 - 300	[-]	Objektzähler in Scanner-Software
Fügekraft	0,03 - 0,6	kN	Abgleich mit Federkennlinie
Positionierung/ Fügeweg	5 0,1 - 0,3	mm mm	Wegmessung mit Messuhr

Beispielhaft wird die Messung der Laserleistung dargestellt. Bild 9.3 zeigt den Messaufbau zur Bestimmung der Laserleistung. Mittels der Scannersoftware (weldMark, Fa. Raylase) wurde eine definierte Laserleistung (Soll) eingestellt. Die Laserleistung wird in der Strahlfalle (OPHIR F150A-SH-VI) thermisch umgewandelt und über die Anzeige (OPHIR NOVA II) (Ist) angezeigt. Der Wertebereich der Laserleistung reichte von P = 5 - 105 W. In P = 5 W Schritten erfolgte eine Messung. Jede Leistungsstufe wurde 15-mal gemessen.

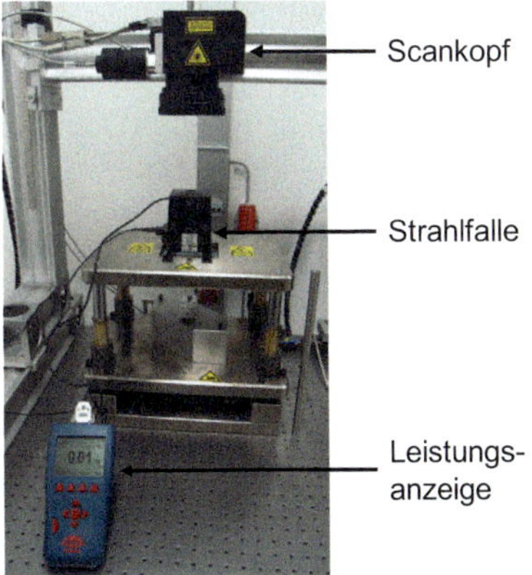

Bild 9.3
Messaufbau zur Bestimmung der Laserleistung mittels thermischen Leistungssensors als Strahlfalle

In Bild 9.4 sind die Ergebnisse der Einzelwerte dargestellt. Folgendes kann dazu festgestellt werden:

Die gemessene Laserleistung entspricht der eingestellten Laserleistung auf $P = 1$ W (0,95 %) genau. Bei eingestellten Laserleistungen von P = 35, 85, 95, 100 und 105 W betrug die Abweichung maximal $P = 2{,}5$ Watt (2,4 %), dabei sind die Abweichungen reproduzierbar.

Die maximale Abweichung am Leistungsmessgerät beträgt $P = 4{,}5$ W (3,0 %) bei einer Stromstabilität des Treibers von $I = 0{,}08$ A, was einer Leistung von $P = 0{,}58$ W (0,55 %) entspricht.

Bei einem Konfidenzintervall mit $\alpha = 0{,}01$ und einer dreifachen Standardabweichung betrug die Streuung bei der Messung im Maximum $P \pm 0{,}76$ W (0,72 %). Diese Abweichung war jeweils kleiner als die maximal mögliche Abweichung von $P = 5{,}08$ W (3,55 %).

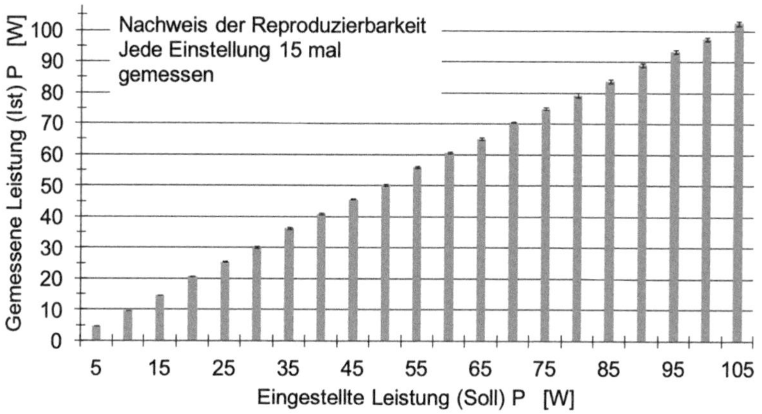

Bild 9.4 Nachweis der Reproduzierbarkeit der Laserleistung, Einzelwerte gemessen; Fehlerbalken: ± Konfidenzintervall mit Signifikanzniveau α = 0,01 und dreifacher Standardabweichung

Im Anschluss an die Qualifizierung ist das Prozessfenster mittels einer statistischen Versuchsplanung (Design-of-Experiments, DoE)zu ermitteln. Zur Definition eines validen Prozessfensters für das Laserschweißen von Kunststoffen in der Medizintechnik muss mit einer definierten Herangehensweise gearbeitet werden. Im Vorfeld der hier dargestellten Qualifikation wurde der folgende Ablauf entwickelt, Bild 9.5.

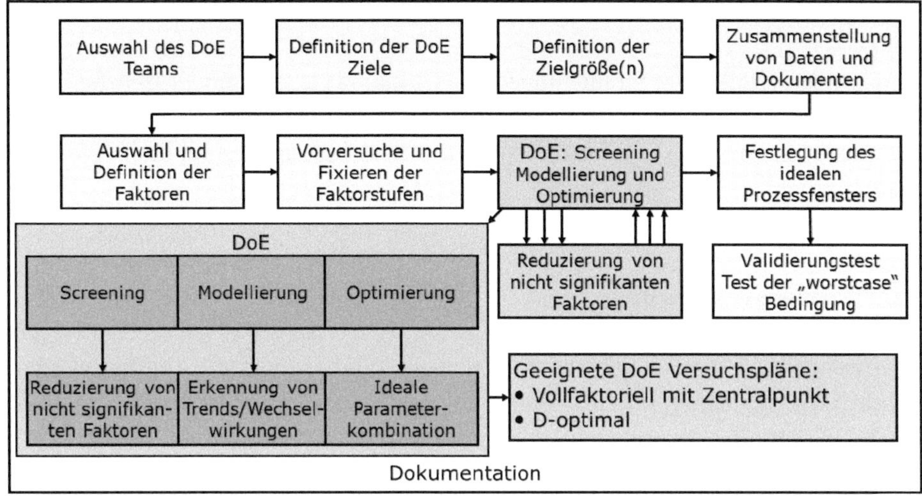

Bild 9.5 Ablauf zur Prozessfenster-Definition beim Laserschweißen mittels DoE [9.1.28] [9.1.29] [9.1.30]

Infolge der im Vorfeld durchgeführten Risikobetrachtung bzw. durch Literaturrecherche erfolgt die Bestimmung der Faktoren und Faktorstufen. Als bestimmende Faktoren beim Quasisimultanschweißen gelten aus Erfahrung [9.1.31] [9.1.32] (ohne Wertung):

- Laserleistung,
- Scangeschwindigkeit,
- Scanzahl,
- Fügedruck und
- Anteil an laserstrahlabsorbierendem Additiv.

Hinweise zu weiteren wichtigen, qualitätsbestimmenden Parametern für verschiedene Laserschweißverfahren sind in [9.1.8] [9.1.19] [9.1.30] [9.1.33] [9.1.34] [9.1.35] [9.1.36] aufgeführt.

Das Verhalten der Zielgröße Festigkeit mit weit gesetzten Faktorgrenzen ist nichtlinear. So können von vornherein die Faktoren mit drei Stufen versehen werden, um die Nichtlinearität abbilden zu können. Als geeignete Versuchspläne haben sich vollfaktorielle (vollständig faktorielle) Versuchspläne mit Zentralpunkt und D-optimale Versuchspläne herausgestellt.

9.1.7 Leistungsqualifizierung

Mittels der Fähigkeitsuntersuchungen Maschinenfähigkeit und Prozessfähigkeit wird der Nachweis geführt, dass die Anlage reproduzierbare Ergebnisse erbringt. Durch spezifizierbare Akzeptanzkriterien aus dem Lastenheft sind die Ergebnisse qualifizierbar.

9.1.8 Prozessvalidierung

Im Anschluss an die Qualifizierung findet die Validierung statt. Hierbei werden von drei verschiedenen qualifizierten bzw. geschulten Personen drei Chargen zu jeweils 30 Einheiten zu unterschiedlichen Zeiten und Maschinenzuständen („kalt"/ „warm") geschweißt und geprüft. Der Zielwert für diesen C_{pk}-Wert ist $C_{pk} \geq 1{,}33$.

Zusätzlich zum C_{pk}-Wert kann man das Signal-Geräusch-Verhältnis (S/G-Verhältnis) bestimmen. Das S/G-Verhältnis steht für die Robustheit eines Prozesses. Es beschreibt das Verhältnis vom Nutzsignal (bspw. Mittelwert der Zug-Scherkraft) zum Störsignal (Varianz der Zug-Scherkraft) in Dezibel. Ist die Streuung (als Varianz s^2) klein, ist das S/G-Verhältnis groß. Je größer der Wert ist, desto robuster ist der Prozess gegen äußere Einflüsse (Temperatur, Maschinenzustand etc.). Eine universelle Grenze, ab der ein Prozess als robust angesehen wird, ist nicht festgelegt. Die Möglichkeiten, die Robustheit zu steigern, gehen zuerst über die zur Verfügung stehenden Parameter und wenn nötig anschließend über die Optimierung von Werkzeug, Maschine und Werkstoff [9.1.37] [9.1.38] [9.1.39].

9.1.9 Biokompatibilität beim Laserdurchstrahlschweißen

Eine der Hauptspezifikationen bei Medizinprodukten ist die Biokompatibilität, d. h. die Verhinderung von unerwünschten Reaktionen mit dem Organismus (Patient) durch den eingesetzten Kunststoff. Durch die Kunststoffverarbeitung, wie z. B. Spritzgießen oder Schweißen, kann sich die Biokompatibilität negativ verändern [9.1.40], Bild 9.6.

Durch den wiederholten Wärmeeintrag beim Verarbeiten von Kunststoffen (Trocknen, Spritzgießen, Schweißen, Sterilisation, Lagerung etc.) kann der Kunststoff abgebaut werden und dadurch seine Biokompatibilität verlieren.

Zum Nachweis des Abbaus und der Biokompatibilität wurde ein In-vitro-Diagnostik (IVD)-Demonstrator aus Polypropylen bei zwei verschiedenen Streckenenergien geschweißt.

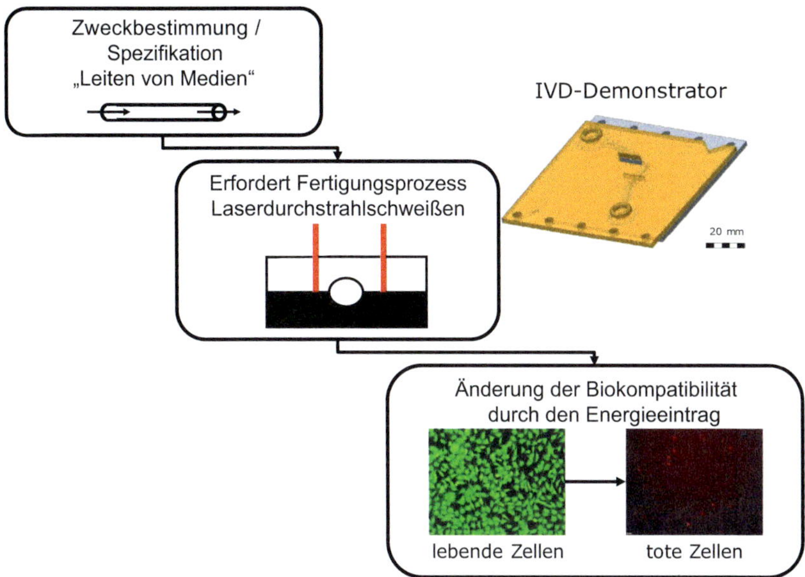

Bild 9.6 Zum Erreichen einer Zweckbestimmung/Spezifikation ist ein Fertigungsverfahren erforderlich, welches eine andere Spezifikation beeinflusst. Durch die zusätzliche Wärmeeinbringung kann die Biokompatibilität des Kunststoffes negativ beeinflusst werden. Rechts im Bild der IVD-Demonstrator dargestellt mit der Position für die Mikrotomschnitte

9.1.10 Nachweis des Abbaus beim Laserdurchstrahlschweißen

Ein Nachweis des Abbaus mittels des Oxidative-Induction-Time-Verfahrens (OIT) ist für lasergeschweißte Proben nicht sinnvoll. Die Probenmengen, die beim Laserschweißen entstehen und an denen man einen Effekt nachweisen kann, sind zu gering. Der Abbau kann durch eine Rasterung entlang der Wärmeeinflusszone mittels M-FTIR (Mikroskop-FTIR) nachgewiesen werden. Hierzu wird ein Schnitt durch die Schweißnaht durchgeführt und dann entlang der WEZ einzelne FTIR-Spektren aufgenommen.

Bild 9.7 zeigt die Veränderung der CH_3-γ-Schwingung bei der Wellenzahl v = 1170 cm^{-1}. Die Methylgruppe ist bei PP ein Indikator für einen thermischen Abbau. Die zugeführte Streckenenergie betrug E_S = 930 J m^{-1}. Die Veränderung der Bande über die WEZ ist minimal. Es ist kein sich negativ auswirkender Energieeintrag.

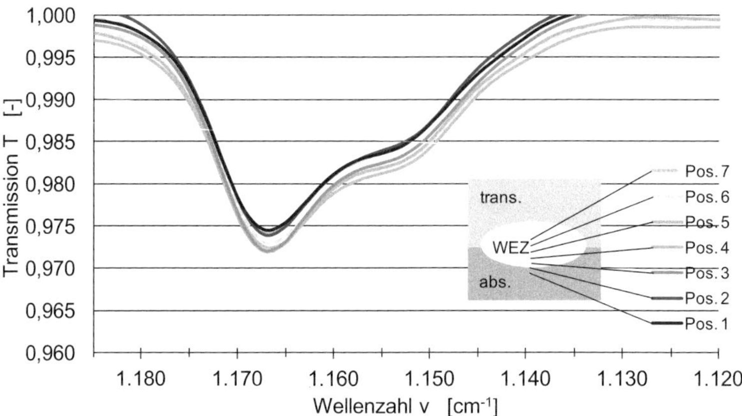

Bild 9.7 Abnahme der CH_3-γ-Schwingung bei v = 1170 cm^{-1}, je näher die Messposition an der maximalen Energieumsetzung in der WEZ ist;
Energieeinbringung E_s = 930 J m^{-1}

Bild 9.8 zeigt die Änderung der CH_3-γ-Schwingung bei der Wellenzahl v = 1170 cm^{-1} bei einer zugeführten Streckenenergie von E_S = 1750 J m^{-1}. Je näher die Messposition im Bereich der maximalen Energieumsetzung lag, desto kleiner wurde die Bande, sowohl in ihrer Größe als auch in der Breite. Der Höhenunterschied der Peaks beträgt hier ΔT = 0,009 (0,9 %) und ist damit um einen Faktor von 4,5 höher als bei der Probe mit einer Streckenenergie von E_s = 930 J m^{-1}.

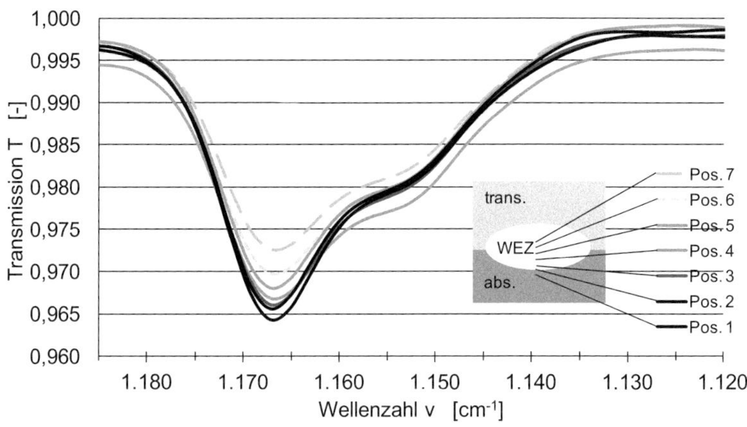

Bild 9.8 Deutliche Abnahme der CH_3-γ-Schwingung bei v = 1170 cm^{-1}, je näher die Messposition an der maximalen Energieumsetzung in der WEZ ist;
Energieeinbringung E_s = 1750 J m^{-1}

Die Verringerung der Bande ist auf einen rein thermischen Abbau von PP zurückzuführen [9.1.41]. Ein thermo-oxidativer Abbau wird durch den Kontakt der beiden Fügepartner, und damit die Abwesenheit von Sauerstoff innerhalb der Fügezone, verhindert.

Vergleichend zu den FTIR-Spektren stellt das Bild 9.9 den Dünnschnitt der mit $E_S = 930\ \mathrm{J\ m^{-1}}$ geschweißten Proben dar. Bei einer Streckenenergie von $E_S = 930\ \mathrm{J\ m^{-1}}$ zeigte sich eine voll ausgeformte Kapillare. Rechts und links derselben befinden sich die Wärmeeinflusszonen der Schweißnaht, die die Kapillare hermetisch von der Umwelt trennen.

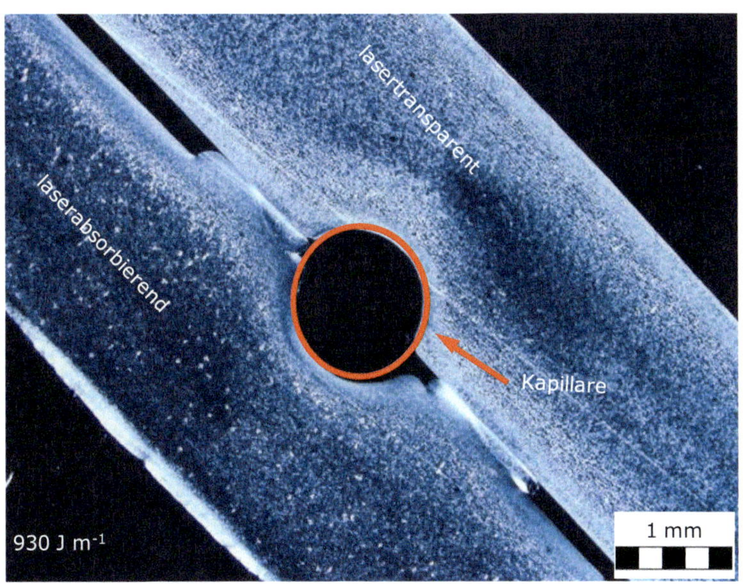

Bild 9.9 Mikroskopische Aufnahmen der Kapillare mit angrenzender Fügenaht. Die Proben wurden mit einer Streckenenergie von $E_S = 930\ \mathrm{J\ m^{-1}}$ geschweißt. Die Kapillare ist voll ausgeformt und die WEZ ist ausreichend.

Bild 9.10 zeigt den Dünnschnitt bei einer Streckenenergie von $E_S = 1750\ \mathrm{J\ m^{-1}}$. Ein Teil der Kapillare wird mit Schmelze gefüllt. Die WEZ links und rechts der Kapillare erstrecken sich über die vollständige Schweißnahtbreite. Die Spezifikation des Bauteils nach Lastenheft ist so nicht mehr erfüllt.

Entgegen den M-FTIR-Untersuchungen zeigten sich optisch bei diesen Proben keine Zersetzungserscheinungen. Die Gefügestruktur wurde komplett beibehalten und Hohlräume, infolge von Überhitzung, wurden noch nicht gebildet.

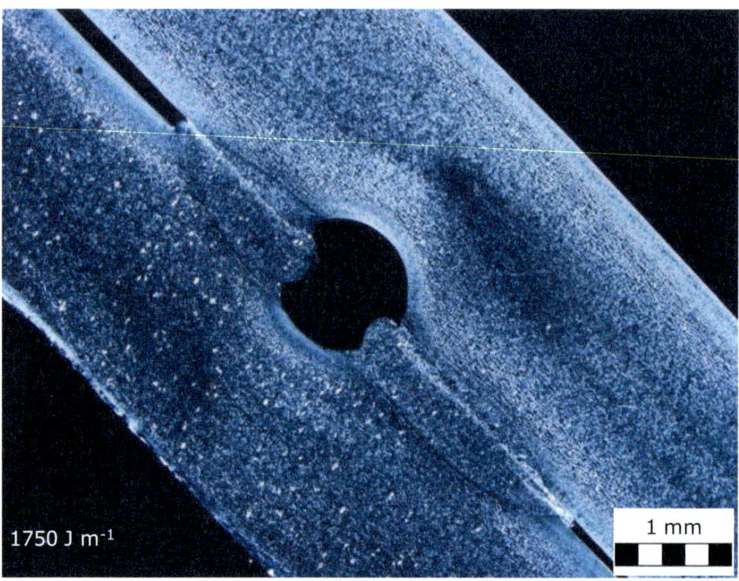

Bild 9.10 Mikroskopische Aufnahmen der Kapillare mit angrenzender Fügenaht. Die Probe wurde mit einer Streckenenergie von $E_s = 1750\ \mathrm{J\ m^{-1}}$ geschweißt. In die Kapillare fließt Schmelze rein, wodurch die Funktion der Baugruppe nicht mehr gewährleistet werden kann.

9.1.11 Nachweis der Biokompatibilität

Vergleichend zu den M-FTIR-Prüfungen zeigt Bild 9.11 die Ergebnisse der Zytotoxizitätsprüfung. Der IVD-Demonstrator, der mit einer Streckenenergie von $E_s = 930\ \mathrm{J\ m^{-1}}$ geschweißt wurde, zeigte weder auf dem lasertransparenten noch auf dem laserabsorbierenden Fügepartner Inkompatibilitäten. Nach Kriterien der [9.1.42] gilt diese Probe als bestanden. Die Zellen zeigten keine gestörte Membranintegrität (links), und abgestorbene Zellen waren nicht detektierbar (rechts).

Der IVD-Demonstrator, der mit einer Streckenenergie von $E_s = 1750\ \mathrm{J\ m^{-1}}$ geschweißt wurde, zeigte ebenfalls weder beim lasertransparenten noch beim laserabsorbierenden Fügepartner eine Inkompatibilität [9.1.43]. Nach Kriterien der [9.1.42] gilt diese Probe ebenfalls als bestanden.

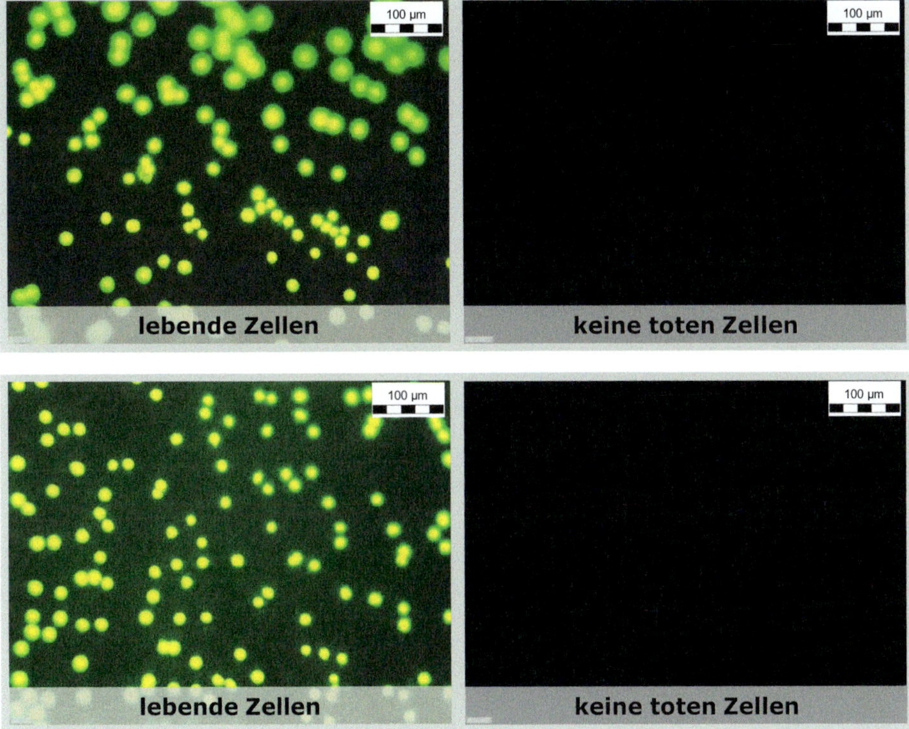

Bild 9.11 Ergebnisse der Zytotoxizitätsprüfung des laserstrahltransparenten Fügepartners (oben) und des laserstrahlabsorbierenden Fügepartners (unten) des IVD-Demonstrators aus PP bei einer Streckenenergie von E_S = 930 J m^{-1}. Die Zellen zeigen keine gestörte Membranintegrität unter dem Blaufilter (links). Unter dem Grünfilter sind keine abgestorbenen Zellen erkennbar (rechts).

Beide Proben zeigten gegenüber der Negativkontrolle eine geringere Aussaateffizienz und abgerundete Zellen. Beides führt nicht zu einer negativen Biokompatibilität. Lediglich sind diese Proben nicht für Implantate geeignet. Ein zeitlicher negativer Effekt auf die Biokompatibilität bei der Probe mit Streckenenergie E_S = 1750 J m^{-1} infolge von Diffusionsvorgängen von Abbauprodukten kann nicht ausgeschlossen werden [9.1.43].

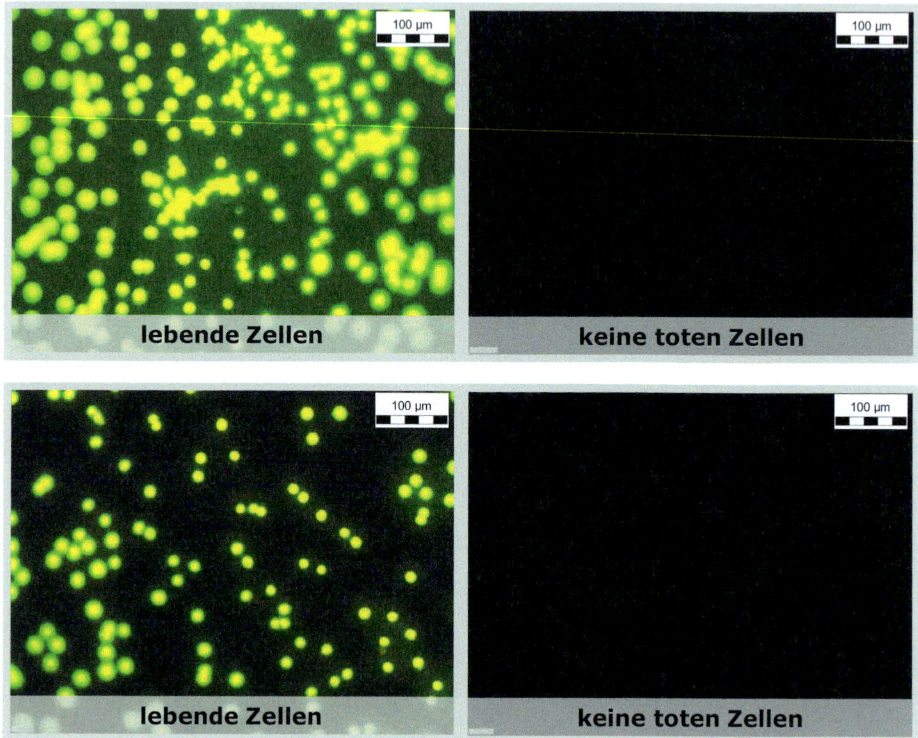

Bild 9.12 Ergebnisse der Zytotoxizitätsprüfung des laserstrahltransparenten Fügepartners (oben) und des laserstrahlabsorbierenden Fügepartners (unten) des IVD-Demonstrators aus PP bei einer Streckenenergie von E_s = 1750 J m^{-1}. Die Zellen zeigen keine gestörte Membranintegrität unter dem Blaufilter (links). Unter dem Grünfilter sind keine abgestorbenen Zellen erkennbar (rechts).

Mit Hilfe der M-FTIR konnte ein Abbau des Kunststoffes durch die Verringerung der Bande bei der Wellenzahl v = 1170 cm^{-1} bei einer Streckenenergie von E_S = 1750 J m^{-1} festgestellt werden. Es ist anzunehmen, dass die gebildeten Zersetzungsprodukte, die sich im Inneren der WEZ befinden, durch den ungeschädigten umliegenden Kunststoff abgeschirmt wurden. Die Biokompatibilität wurde durch den zusätzlichen Energieeintrag beim Laserschweißen nicht negativ verändert. Bevor eine negative Biokompatibilität auftrat, wurde so viel Schmelze erzeugt und in die Kapillare gedrückt, dass die Spezifikationen des Bauteils nicht mehr erfüllt waren und somit die Parameter außerhalb des möglichen Prozessfensters liegen.

Gegebenenfalls durch Diffusionsprozesse, die durch die hier vorliegende teilkristalline Gefügestruktur und die niedrige Temperatur verzögert ablaufen, kann ein zeitverzögerter, negativer Effekt auf die Biokompatibilität auftreten. In der Praxis kann durch eine zu hohe thermische Belastung in Form einer veränderten Prozessführung (Zusammenspiel von höherer Verarbeitungstemperatur, längerer Verweilzeit, höheren Schergeschwindigkeiten) beim Spritzgießen ein Abbau bei der Sterilisation oder durch unzureichende Lagerbedingungen eine negative Biokompatibilität auftreten. Ferner kann bei anderen Kunststoffen, die beim Abbau toxische Substanzen bilden, bspw. bei Polyoxymethylen Formaldehyd, die eine höhere Toxizität haben, die Wärmeeinbringung beim Laserdurchstrahlschweißen sich eher negativ auf die Biokompatibilität auswirken.

Die mikroskopischen Aufnahmen zeigten bei den verschiedenen Streckenenergien keine ausgeprägten Fehlstellen wie Blasen oder Inhomogenitäten. Optisch sichtbare Zersetzungserscheinungen treten also erst verzögert, nach dem Beginn einer Zersetzung, auf. Schon vor Erreichen der maximalen Festigkeit kommt es zu einem Abbau des Kunststoffes.

Der Zersetzungsprozess kann beim Laserdurchstrahlschweißen als ein thermischer Prozess angesehen werden. Zersetzungsprozesse im Allgemeinen laufen nichtlinear ab. Startet der Zersetzungsprozess, wird Wärme freigesetzt bzw. die Energieumwandlung beim Laserdurchstrahlschweißen durch Bildung von Reaktionsprodukten geändert, was zu einem verstärkten Abbau führen kann.

Zudem ist zu beachten, dass die Veränderung der Biokompatibilität ebenfalls nichtlinear verläuft. Geringe Änderungen im Prozess, wie z.B. ein höherer Rußanteil, eine höhere Laserleistung, eine Spalte zwischen den Fügepartnern oder ein höherer Transmissionsgrad, beeinflussen diesen so, dass es zu einer stark ausgeprägten Zersetzung kommen kann, die schlagartig zu einer negativen Biokompatibilität führt.

Für die Praxis lässt sich in der Summe festhalten, dass das Laserschweißen dennoch als ein valides und reproduzierbares Verfahren eingesetzt werden kann. Die Risiken für den Patienten durch die Anwendung des Laserdurchstrahlschweißens in der Fertigung sind gering und beherrschbar.

Literatur zu Abschnitt 9.1

[9.1.1] Anforderungen der In-Vitro-Diagnostik. Boos, A. Ulm: Carl Hanser Verlag, 2010. Kunststoffe medical.

[9.1.2] Harer, J. Anforderungen an Medizinprodukte: Praxisleitfaden für Hersteller und Zulieferer. München, Wien: Carl Hanser Verlag, 2012.

[9.1.3] Holl, K., Seul, T. und Gehde, M. Laserdurchstrahlschweißen für die In-Vitro-Diagnostik. Kunststoffe. 2014.

[9.1.4] Loerwald, D. und Seul, T. Patientengerechtes Produktdesign. Kunststoffe. 2007.

[9.1.5] Kunststoffe medical – Chancen und Risiken eines Wachstumsmarktes. Seul, T. Ulm: Carl Hanser Verlag, 2011. Kunststoffe medical.

[9.1.6] Grath, G.M. und Cawley, B. Marktanalyse für das Laserschweißen von Kunststoffen. Joining Plastics. 2007, S. 175–179.

[9.1.7] Application Studies using Trough-transmission. Warwick, M. und Gordon, M. London: National Physical Laboratory, 2006. Joining Plastics, Second International Conference on Joining Plastics.

[9.1.8] Russek, U.A. Prozesstechnische Aspekte des Laserdurchstrahlschweißens. Dissertation. Aachen: s.n., 2006.

[9.1.9] Troughton, M.J. Handbook of plastics joining. Norwich, New York: William Andrew Inc., 2008.

[9.1.10] Surface damage threshold in laser transmission welding of polycarbonate. Chen, M., et al., et al. Cincinnati: SPE, 2007. ANTEC Annual Technical Conference.

[9.1.11] 3. Projekttreffen 26.09.2014 Lasermaterialbearbeitung von Hochleistungskunststoffen. N.N. 2014.

[9.1.12] Klein, R. Laser Welding of Plastics. Weinheim: Wiley-VCH, 2012.

[9.1.13] Farbmittel und Additive in Kunststoffen für das Laserdurchstrahlschweißen. Ebenhög, M. Chemnitz: Technomer, 2013.

[9.1.14] N.N. Laserschweissen von Kunststoffen. Bingen: Treffert GmbH & Co. KG, 2013.

[9.1.15] Haberstroh, E. und Lützeler, R. Influence of carbon black pigmentation on the laser beam welding of plastics micro parts. Journal of Polymer Engineering. 2001.

[9.1.16] Colorants and special additives for laser welding. Glaser, S. London: National Physical Laboratory, 2006. Joining Plastics Second International Conference on Joining Plastics.

[9.1.17] Laser transmission welding of white thermoplastics with adapted wavelengths. Mamuschkin, V., et al., et al. Miami: LIA, 2013.

[9.1.18] Hänsch, D. Die optischen Eigenschaften von Polymeren und ihre Bedeutung für das Durchstrahlschweißen mit Diodenlasern. Dissertation. Aachen: s.n., 2001.

[9.1.19] Ehrenstein, G.W. Handbuch Kunststoff-Verbindungstechnik. München, Wien: Carl Hanser Verlag, 2004.

[9.1.20] Acherjee, B., et al., et al. Effect of carbon black on temperature field and weld profile during laser transmission welding of polymers: A FEM study. Optics & Laser Technology. 2012.

[9.1.21] Potente, H., et al., et al. An approach to model the melt displacement and temperature profiles during the laser through-transmission welding of thermoplastics. Polymer Engineering and Science. 2006.

[9.1.22] Hopmann, C. und Sooriyapiragasam, S. Prozessmodellierung des Erwärmungsvorgangs beim Laserdurchstrahlschweißen von Kunststoffen. Joining Plastics. 2014, Bd. 8, 3-4.

[9.1.23] Lüdecke, S. Betrachtung der Prozessvalidität des Laserschweißens für medizinische Kunststoffprodukte. Bachelorarbeit. Schmalkalden: s.n., 2014.

[9.1.24] Brunnecker, F. Kunststoffe Fügen mit Licht. Laser+Produktion. 2007.

[9.1.25] Rösner, A. und Olowinsky, A. Laser welding of Polymers. Industrial Laser Solutions. 2013.

[9.1.26] N.N. Endfassung von Anhang 15 zum EU-Leitfaden einer guten Herstellungspraxis: Qualifizierung und Validierung. s.l.: Europäische Union, 2001.

[9.1.27] Holl, K. Beitrag zum Laserdurchstrahlschweißen von Kunststoffen in der Medizintechnik. Dissertation. Chemnitz: s.n., 2016.

[9.1.28] N.N. Versuchsplanung und -auswertung mit STAVEX. 2008.

[9.1.29] Brunner, F.J. und Wagner, K.W. Qualitätsmanagement. München, Wien: Carl Hanser Verlag, 2011.

[9.1.30] Innovative Approaches to the Process Definition for the Quasisimultaneous Welding of Polymers. Holl, K., Nickol, M. und Seul, T. Las Vegas: SPE, 2014.

[9.1.31] Holl, K. und Seul, T. Biokompatible Fügeverfahren für komplexe Fluidiksysteme aus Kunststoffspritzgußteilen für die Verwendung in der Molekulardiagnostik, FKZ KF 2568504UL0. Abschlussbericht. Schmalkalden: s.n., 2012.

[9.1.32] Holl, K. und Seul, T. Optimierung der Produktions- und Prozesstechnik von Komponenten der Elektrik, Elektronik, Telekommunikation, Optik und Präzisionsteilen FKZ 2010 FE 9096. Abschlussbericht. Schmalkalden: s.n., 2014.

[9.1.33] Potente, H. Fügen von Kunststoffen Grundlagen, Verfahren, Anwendung. München, Wien: Carl Hanser Verlag, 2004.

[9.1.34] Schulze, J.-E. Werkstoff-, Prozess- und Bauteiluntersuchungen zum Laserdurchstrahlschweißen von Kunststoffen. Dissertation. Aachen: s. n., 2002.

[9.1.35] Klein, H. M. Laserschweißen von Kunststoffen in der Mikrotechnik. Dissertation. Aachen: s. n., 2001.

[9.1.36] Potthoff, A. Konstruktive und verfahrenstechnische Aspekte zum Laserdurchstrahlschweißen großformatiger und dünnwandiger Kunststoffbauteile. Dissertation. Aachen: s. n., 2013.

[9.1.37] Bourdon, R. Zur Optimierung der Prozeßrobustheit beim Spritzgießen. Dissertation. Erlangen-Nürnberg: s. n., 1994.

[9.1.38] Bourdon, R., et al., et al. Standardisierte Prozess- und Qualitätsoptimierung mit DoE-Methoden – eine Kurzanleitung für die Praxis beim Spritzgießen. Zeitschrift Kunststofftechnik. 2012.

[9.1.39] Kleppmann, W. Versuchsplanung: Produkte und Prozesse optimieren. München, Wien: Carl Hanser Verlag, 2013.

[9.1.40] Klingauf, P. Biokompatibel durch den Prozess. Kunststoffe. 2011.

[9.1.41] Pongratz, S. Alterung von Kunststoffen während der Verarbeitung und im Gebrauch. Dissertation. Erlangen-Nürnberg: s. n., 2000.

[9.1.42] N. N. DIN EN ISO 10993-5. Norm. Berlin: Beuth Verlag, 2009.

[9.1.43] Müller, U. Persönliche Mitteilung. 2015.

■ 9.2 Kleben

Prof. Dr.-Ing. Stefan Roth, Angewandte Kunststofftechnik, Hochschule Schmalkalden

9.2.1 Grundlagen und Übersicht

Als Fügeverfahren für Komponenten von Medizinprodukten hat das Kleben eine breite Anwendung gefunden. Die Möglichkeit der Verbindung von Kunststoffen zu Glas und Metall, der im Vergleich zu den Schweißverfahren geringe Wärmeeintrag sowie die großflächige Verbindung auch dünnwandiger Materialien machen es zu einem prädestinierten Verfahren für die Verbindung von Komponenten. Das Verfahren eignet sich gleichermaßen für manuelle Fertigungsprozesse wie auch für die Integration in vollautomatische Fertigungsabläufe. Es hat sich daher bei Medizinprodukten als wesentliches Fügeverfahren durchgesetzt.

Im Fügeprozess werden beide Fügepartner über einen Hilfsstoff, den Kleber, miteinander dauerhaft verbunden. Die Verbindung erfolgt großflächig und stoffschlüssig zwischen den Partnern. Die Verbindung erfolgt über Adhäsionskräfte zwischen Klebstoff und Werkstoff. Adhäsionskräfte können als Fähigkeit des Klebers, auf der Oberfläche zu haften, beschrieben werden. Hohe Adhäsionskräfte äußern sich in einer guten Benetzung der zu fügenden Oberfläche durch den Kleber. Für eine gute Benetzung ist somit neben dem Material selbst auch die Oberfläche von großer Bedeutung. Oberflächen für die Verklebung sollten frei von Verunreinigungen und Fetten sein. Durch Aktivierung der Oberfläche, zum Beispiel in Form chemischer Aktivierung durch sogenanntes Primern oder auch physikalischer Aktivierung zum Beispiel durch Plasmabehandlung kann das Adhäsionsvermögen weiter erhöht werden. Im Klebstoff selber übernehmen Kohäsionskräfte die Kraftübertragung in der Fügefläche. Die Kohäsionskräfte ergeben sich aus den Bindungskräften, kovalenten Atombindungen, Ionenbindungen oder Komplexverbindungen, der Klebstoffmoleküle. Die Kohäsionskraft wird auch als innere Festigkeit des Klebstoffes bezeichnet (Bild 9.13).

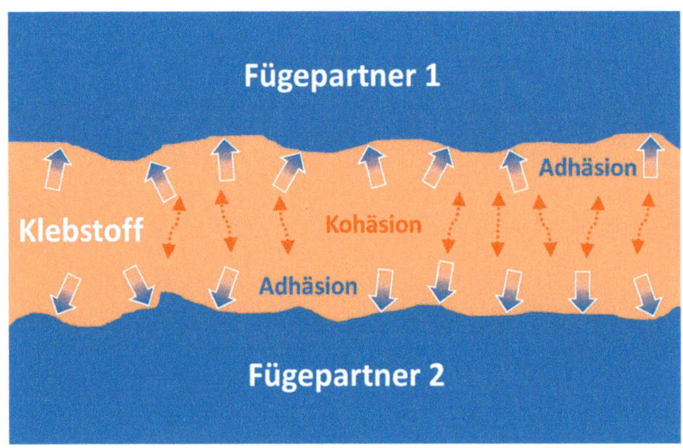

Bild 9.13 Mechanismen der Klebverbindung – Adhäsion und Kohäsion

Nach Auftrag des Klebstoffes und Fügen der Partner erfolgt der Abbindeprozess des Klebers, umgangssprachlich auch als Aushärten bezeichnet. In dieser Phase werden die Bindungskräfte des Klebers physikalisch oder chemisch ausgeprägt und die Verbindung erreicht ihre endgültige Festigkeit. Die Klebstoffe basieren auf organischen Molekülen und haben polymeren Charakter. Sie können je nach Art des Abbindemechanismus in verschiedene Klassen unterteilt werden (Bild 9.14).

Grundsätzlich wird zwischen chemischen und physikalischen Abbindesystemen unterschieden. Bei chemisch reagierenden Systemen liegt der Klebstoff als Monomer vor und polymerisiert während des Fügeprozesses. Die Initiierung kann durch Vermischung zweier Komponenten geschehen, wie bspw. bei Polyurethanen und Epoxidharzen, durch Feuchtigkeit bei Cyanacrylaten oder durch Energie in Form von UV-Licht bei lichthärtenden Acrylaten. Bei anaerob härtenden Acrylaten, die bspw. häufig als Gewindesicherung in Schraubenverbindungen Anwendung finden, erfolgt die Aushärtung unter Luftabschluss, meist durch Initiierung über metallischen Katalysator.

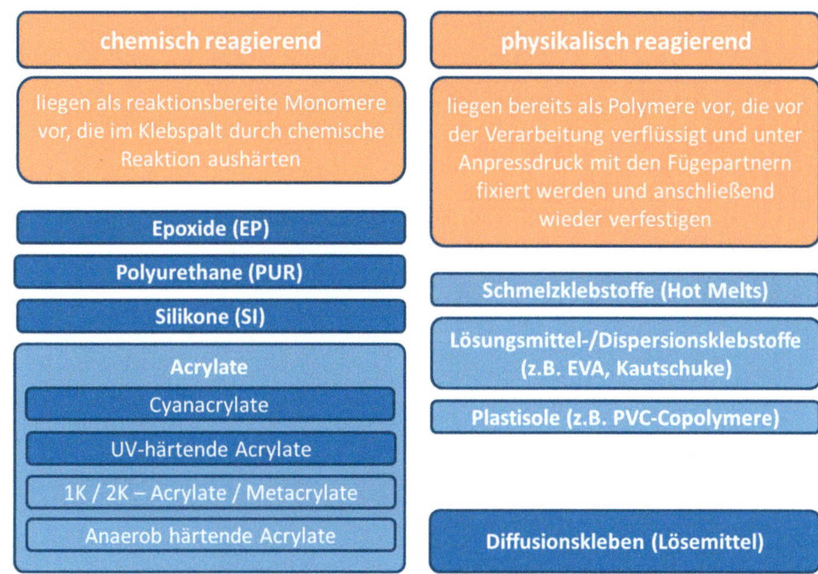

Bild 9.14 Einteilung der Klebstoffe nach deren Abbindemechanismus (nach [9.2.3])

In physikalisch reagierenden Systemen liegt der Klebstoff bereits als Polymer vor. Um ihn zu verarbeiten, muss er bei Schmelzklebstoffen erwärmt werden. Dieser verfestigt sich wieder bei der anschließenden Abkühlung. Eine andere Möglichkeit ist die Lösung des Klebstoffes in organischen Lösungsmitteln. Üblich ist auch, den Kleber in nicht organischen Lösungsmitteln zu dispergieren. Nach Auftrag und Fixierung der Teile dampft das Lösungsmittel ab und der Klebstoff verfestigt sich. Bei Plastisolen wird der Kleber durch Dispergierung von PVC-Pulver in Weichmacher erzeugt. Nach Auftrag der Dispersion auf die Fügepartner und nachfolgender Wärmezufuhr nimmt das PVC-Pulver den Weichmacher auf und geliert. Dadurch erfolgt die Verklebung der Fügepartner.

Das Diffusionskleben durch Lösemittel nimmt eine Sonderstellung bei den Klebverfahren ein. In diesem Fall werden die Fügepartner durch ein organisches Lösemittel, zum Beispiel Aceton, angelöst und danach unter Druck fixiert. Durch die Anlösung der Oberflächen und anschließende Fixierung existiert kein Klebspalt, die Molekülgruppen der Fügepartner können ineinander diffundieren. Das Lösemittel dampft anschließend komplett ab und die Verbindung ist durch den Diffusionsvorgang fixiert. Den Ablauf gibt schematisch die untenstehende Abbildung wieder.

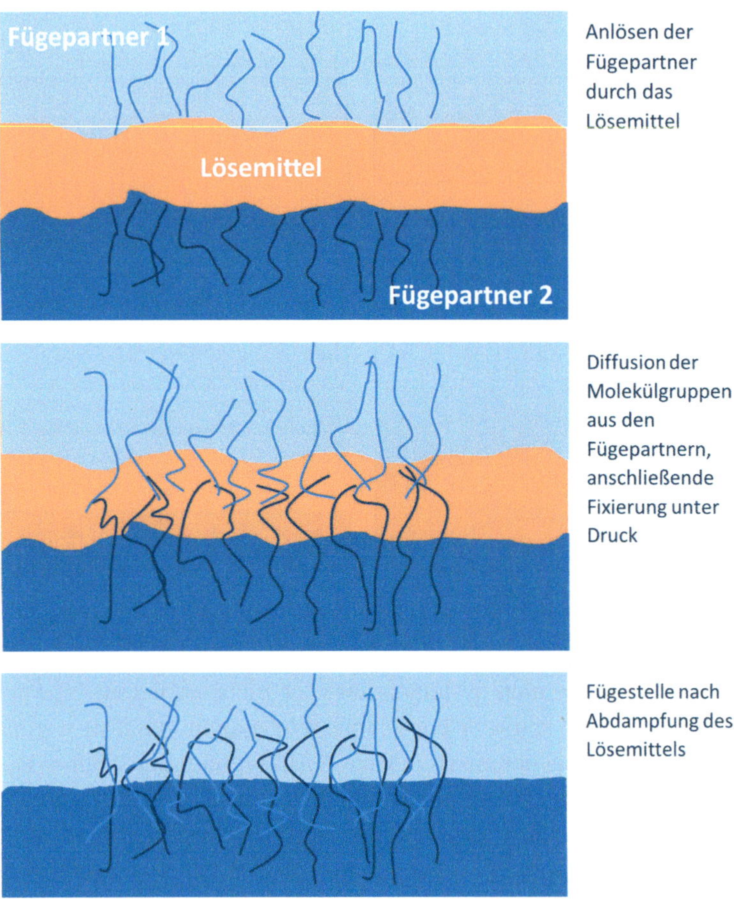

Bild 9.15 Ablaufschritte in der Lösemittelklebung

Streng genommen kommt dem Lösemittel nicht die Funktion eines Klebstoffes im klassischen Sinne zu, sondern es dient nur zum Anlösen der Flächen als Einleitung des Diffusionsprozesses.

9.2.1.1 Klebsysteme

Die Auswahl an Verfahren und Klebstoffen ist vielfältig. Im Folgenden wird sich auf die in Bild 9.14 bereits farblich hervorgehobenen Klebstoffe und Verfahren konzentriert, da diese in den Fügeprozessen für Medizinprodukte am häufigsten anzutreffen sind. Für medizinische Anwendungen bieten die Hersteller oftmals spezielle Typen der im Folgenden beschriebenen Klebstoffsysteme an, deren Biokompatibilität bereits getestet wurde [9.2.4].

Epoxidharze sind in industriellen Anwendungen weit verbreitet. Sie werden in der Regel als 2-Komponenten-Systeme angeboten. Die Verarbeitung hat in einem genauen Mischungsverhältnis zu erfolgen. Schon nach etwa 20 Minuten ist eine Klebfestigkeit erreicht, die zum weiteren Handling ausreichend ist. Nach 24 Stunden ist die Verklebung vollständig ausgehärtet. Durch Epoxidharze lassen sich unterschiedlichste Materialien wie Kunststoffe, Glas und Metalle gut verkleben. Besonders gute Haftungen werden auf Metall und Glas erzielt. Eine übliche Anwendung war daher in der Vergangenheit die Verklebung von Stahlkanülen. Die zu erzielenden Festigkeiten sind sehr hoch. Die Verklebung selbst ist opak. Da das Material aber duroplastisch hoch vernetzt, ist die Klebung vergleichsweise spröde und für flexible Verbindung weniger geeignet [9.2.1].

Polyurethanklebstoffe erlauben ähnlich den Epoxiden eine Verklebung einer Vielzahl von Materialien. Bei den Materialien der Fügepartner gibt es keine Einschränkungen. Der Klebstoff kann je nach Rezepturgestaltung unterschiedlich in seiner Flexibilität eingestellt werden und ist somit auch für flexible Verbindungen geeignet. Die Verklebung selbst kann transluszent bis transparent sein. Die Aushärtezeiten sind in der Regel etwas länger als bei Epoxidharzen. Ein typisches Anwendungsbeispiel ist die Verklebung bei der Herstellung von Dialysatoren: hier werden die Faserbündel in das Gehäuse durch einen Polyurethankleber eingegossen und die Partner dauerhaft verbunden (Bild 9.16).

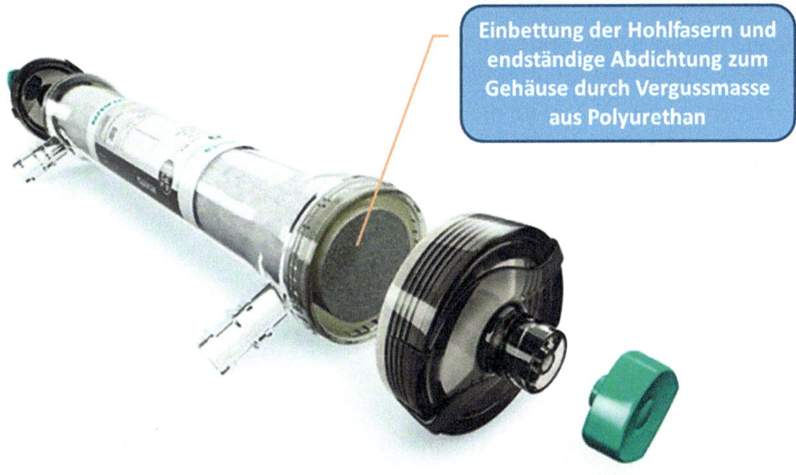

Bild 9.16 Praxisbeispiel Polyurethanverklebung: Dialysator für die extrakorporale Blutwäsche [Quelle: B. Braun Melsungen AG]

Silikone erlauben ähnlich wie Polyurethane transluszente Verbindungen und sind besonders für hohe Temperaturen geeignet. Die Klebung ist hochflexibel, die Festigkeit ist im Vergleich zu den anderen Systemen jedoch reduziert. Das Haupteinsatzgebiet sind Dichtungsanwendungen. Ein typisches Beispiel sind Einkomponentensysteme, die bei Raumtemperatur unter Einfluss der Luftfeuchtigkeit aushärten, sogenannte RTV (Raumtemperaturvernetzende)-Systeme. Die Aushärtezeit kann hier mitunter länger als bei den bereits beschriebenen Epoxid- oder Polyurethansystemen sein. Zudem müssen die Fügepartner länger fixiert werden, bis die notwendige Festigkeit für die Weiterverarbeitung erreicht wird. Ein weitere Variante sind Systeme, die unter dem Einfluss von sichtbarem Licht oder UV-Strahlung aushärten. Hier ist die Aushärtezeit kürzer. Bei den Fügepartnern gibt es keine Einschränkungen. Eine typische Anwendung ist auch die Verklebung von Silikonschläuchen und -komponenten untereinander, wie sie beispielsweise in Blasenkathetern Einsatz findet.

Weit verbreitet sind Klebstoffe auf Basis von Acrylaten. Während die bisher erläuterten chemisch vernetzenden Systeme wie PUR, EP oder Silikone zähfließende Klebstoffmassen sind, sind Acrylate sehr niedrigviskose, wasserartig klare Flüssigkeiten und können somit auch in enge Klebspalte eindringen. Hervorzuheben sind hier die Cyanacrylate, die aufgrund ihrer extrem kurzen Aushärtezeit auch gemeinhin als „Sekundenkleber" geläufig sind. Die Aushärtereaktion wird angestoßen durch die Luftfeuchte aus der Umgebung. Die adsorbierte Feuchte kann jedoch nur begrenzt in die Klebschicht eindringen und die Polymerisation auslösen, breitere Klebspalte werden somit nicht mehr ausreichend auspolymerisiert. Daher sollten Klebschichtdicken > 0,2 mm vermieden werden [9.2.1]. Der geringe Klebspalt erfordert nur wenig Klebstoff. Für den Auftrag werden in der Industrie daher häufig Dosiersysteme eingesetzt, um den Klebstoff gezielt auf die Fügepartner aufzutragen. Während des Aushärteprozesses entstehen Dämpfe, die sich auf dem Bauteil niederschlagen, was als trübe „Ausblühungen" sichtbar wird. Durch Cyanacrylate können alle Arten von Kunststoffen und Metallen geklebt werden. Glas hingegen ist nicht klebbar. Durch Vorbehandlung mittels Primer kann die Festigkeit noch gesteigert werden. Die Temperaturbeständigkeit ist auch geringer als bei den oben genannten Systemen. Verbindungen zwischen steifen und flexiblen Fügepartnern sind möglich.

Sollen die Ausblühungen vermieden werden und ist zumindest einer der zu verbindenden Fügepartner transparent, so können Acrylate eingesetzt werden, die mittels UV-Licht aushärten. In Abhängigkeit von der Leistung der UV-Strahlenquelle und der Transparenz der Fügepartner können auch breitere Klebspalte als bei der Cyanacrylatklebung realisiert werden. Allerdings bedeutet die Lichtaushärtung einen zusätzlichen Arbeitsschritt und erfordert eine spezielle Lichtquelle. Die Aushärtezeit ist damit etwas länger gegenüber Cyanacrylaten.

Acrylatklebungen sind in Medizinprodukten für alle Arten von Komponentenverklebungen weitverbreitet, so zum Beispiel für die Verklebung von Stahlkanülen mit Komponenten (Bild 9.17), medizinischen Einmalartikeln oder elektronischen Geräten.

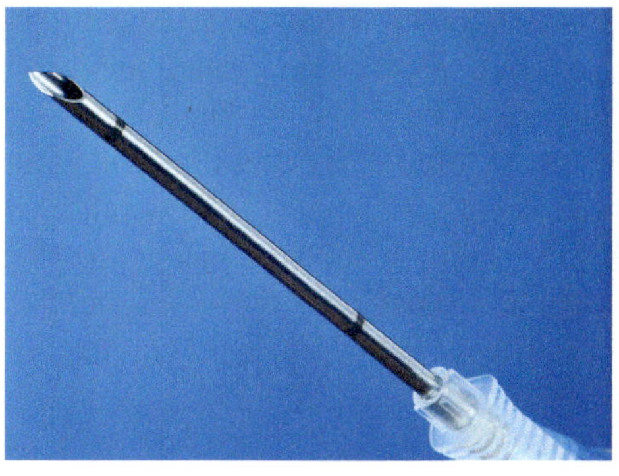
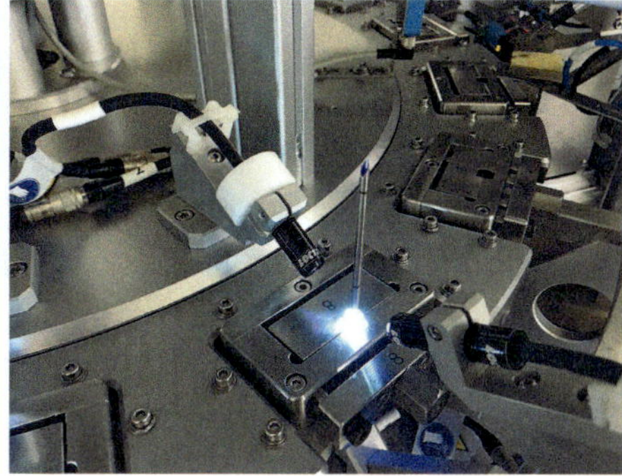

Bild 9.17 Praxisbeispiel Acrylatverklebung Trokar-Kanüle: Stahlkanüle eingeklebt in das Führungsgehäuse mit UV-härtendem Acrylatkleber (links) und der dazugehörige automatisierte Verklebungsprozess der Aushärtung der Verklebung mittels UV-Licht (rechts) [Quelle: sfm medical devices GmbH]

Die bisher dargestellten Klebsysteme erfordern allesamt einen Klebspalt, der von der Viskosität des Klebstoffes und der Eindringtiefe der Härtereaktion abhängt. Bei der auf dem Prinzip der Diffusionsklebung beruhenden Lösemittelklebung dürfen die Fügepartner hingegen keinen Spalt bilden. Das Verfahren findet bei der Verbindung von Kunststoffkomponenten weite Verbreitung. Die Vorteile sind die vergleichsweise geringen Kosten für das Lösemittel gegenüber den anderen Klebsystemen, die kurze Verklebungszeit und die damit einhergehende Möglichkeit zur Automatisierung. Anlösen und Verbinden der Komponenten dauert nur wenige Sekunden, die Klebeverbindung hat dann bereits ausreichend Festigkeit für die Weiterverarbeitung gewonnen. Die endgültige Festigkeit wird nach vollständiger Evaporation des Lösemittels erreicht, was bis zu 24 Stunden in Anspruch nehmen kann. Als Nachteil des Verfahrens ist die beschränkte Materialauswahl der Fügepartner zu nennen. Kunststoffe, die sich nicht anlösen lassen, können nicht verklebt werden. Somit sind chemisch beständige Materialien wie zum Beispiel PE oder PP nicht lösemittelklebbar. Bei teilkristallinen Thermoplasten, zum Beispiel PA, sind in den kristallinen Bereichen die polaren Molekülgruppen eingebunden und damit schwer lösbar. Amorphe Kunststoffe sind daher besser lösemittelklebbar. Generell gibt die chemische Beständigkeit der einzelnen Kunststoffe bereits Auskunft zu deren Klebbarkeit mit den jeweiligen Lösemitteln. Sehr gut verkleben lassen sich zum Beispiel Styrole und deren Copolymere (ABS, SAN, MABS), PMMA, PC oder auch PVC und Polyurethan.

Das Lösemittel soll dabei auf den Fügepartner abgestimmt sein und muss diesen anlösen. In der Regel kommen organische Lösemittel mit mehr oder weniger stark polarem Charakter zum Einsatz. Eine weitere wichtige Rolle spielt die Neigung des Lösemittels zum Verdampfen. Lösemittel, die bei Raumtemperatur schnell verdampfen, haben meist nur eine kurze Zeit zum Anlösen des Materials zur Verfügung. Lösemittel, die über einen längeren Zeitraum verdampfen, können den Fügepartner intensiver anlösen, was insbesondere bei lösemittelbeständigeren Kunststoffen wichtig ist. Dies birgt aber auch die Gefahr, dass der Fügepartner regelrecht aufweicht und sich verformen kann, die Verbindung somit instabil wird. Die Neigung zum Abdampfen kann an der Siedetemperatur oder dem Dampfdruck (hohe Siedetemperatur, niedriger Dampfdruck → langsames Abdampfen; niedrige Siedetemperatur, hoher Dampfdruck → schnelles Abdampfen) abgelesen werden. Beispiele für mögliche Kombinationen von Thermoplast und Lösemittel für die Diffusionsklebung zeigt die untenstehende Tabelle 9.3.

Tabelle 9.3 Beispiele für Diffusionsklebungen

Thermoplast	Geeignetes Lösemittel
Polyolefine (PE, PP)	Lösemittelklebung nicht möglich
Styrolpolymere (PS, ABS; SAN; MABS)	Toluol, Xylol, Cyclohexanon, Tetrahydrofuran
Polyvinylchlorid (PVC)	Tetrahydrofuran, Cyclohexanon
Polymethylmetacrylat (PMMA)	Dichlormethan, Methylethylketon, Aceton, Xylol, Toluol
Polyurethan (PUR)	Tetrahydrofuran, Cyclohexanon, Methylethylketon
Polycarbonat (PC)	Dichlormethan, Tetrahydrofuran
Polyphenylenoxid (PPS)	Toluol
Polyamide (PA)	Essigsäure
Polysulfon (PSU)	Dichlormethan, 1-Methyl-2-Pyrrolidon

Das Lösemittel ist nach dem Abdampfen nicht mehr im Produkt nachweisbar. Somit ergeben sich auch keine Einflüsse auf die Biokompatibilität. Lösemittelklebungen erlauben auch die Verbindung zwischen steifen und flexiblen Komponenten. Ein typisches Anwendungsbeispiel sind die Kunststoffverklebungen in Einmalartikeln wie Sets für Infusionssysteme. Ein Beispiel hierzu findet sich in Kapitel 11 dieses Buches.

Abschließend soll Tabelle 9.4 noch einmal die wichtigsten Eigenschaften, Vor- und Nachteile der Klebarten für Kunststoffe in Medizinprodukten zusammenfassen. Es sei angemerkt, dass auf die Festigkeit der Klebeigenschaften hier nicht eingegangen wurde, da diese im Wesentlichen von der konstruktiven Gestaltung der Fügefläche abhängt.

Tabelle 9.4 Verklebungsarten für Medizinprodukte in der Übersicht [nach 9.2.3, 9.2.4, 9.2.5]

Klebstoff	Epoxidharz	Polyurethan	Silikon	Cyanacrylat	UV-härtendes Acrylat	Lösemittel
Materialien	Kunststoff, Metall (sehr gut), Glas (sehr gut)	Kunststoff (sehr gut), Metall, Glas	Kunststoff, Metall, Glas	Kunststoff, Metall	Kunststoff, Metall, Glas	Nur chemisch anlösbare Kunststoffe
Vorteile	Steife Verbindung, universell einsetzbar mit sehr guten Klebeigenschaften	Flexible Klebung, transluszent	Hoch flexible Klebung, transluszent, temperaturbeständig	Schnelle Klebung	Keine Dämpfe	Günstig, schnell, rückstandsfrei
Einschränkungen	Steife Verbindung, Entstehung von Wärme beim Aushärten	Lange Aushärtezeit	Lange Aushärtezeit, geringere Festigkeit	Glas schlecht klebbar, Geruchsentstehung, Bildung von Ausblühungen, Spalt max. 0,2 mm	UV-Strahlenquelle erforderlich, transparenter Fügepartner erforderlich, Licht muss Fügestelle erreichen können	Spaltfreie Konstruktion vorsehen, keine Polyolefine klebbar
Aushärtezeit	½...24 h	5...24 h	10 min (lichthärtende Systeme)... 24 h	5...60 s	30...60 s	1...5 s

Dampfdruck in Lösemitteln – kurz erklärt

Das Bestreben eines Lösemittels zu verdunsten wird auch als Flüchtigkeit bezeichnet. Die Moleküle in Flüssigkeiten haben immer das Bestreben, aus der Oberfläche herauszutreten und in den gasförmigen Zustand überzutreten. Aus dem Dampf – der den gasförmigen Zustand in der Nähe der Flüssigkeit bezeichnet –, treten aber auch wieder Moleküle in die Flüssigkeit ein. Es wird also von einem Gleichgewichtszustand zwischen beiden Phasen gesprochen. Befindet sich eine Flüssigkeit in einem Ruhezustand und wird zum Beispiel nicht durch Luftbewegung oder Ähnliches gestört, so kann ein Dampfdruck, auch als Partialdruck bezeichnet, direkt über der Oberfläche gemessen werden, wenn direkt vor dem Verdampfen über der Flüssigkeit ein Vakuum herrschte [9.2.6]. Wasser hat beispielsweise bei 23 °C einen Dampfdruck von 23 mbar, bei 100 °C einen Dampfdruck von 1013 mbar. Übersteigt der Dampfdruck den jeweiligen Umgebungsdruck, fängt die Flüssigkeit an zu sieden. Das Wasser kocht.

Die Flüchtigkeit von Lösemitteln kann über ihren Dampfdruck beschrieben werden. So hat Aceton bei 20 °C einen Dampfdruck von 233 mbar, der Industriealkohol 1-Propanol einen Wert von 19 mbar. Theoretisch würde Aceton daher bei 20 °C bereits bei 233 mbar Umgebungsdruck sieden, während bei 1-Propanol mit 19 mbar annähernd Vakuum herrschen müsste. Je höher also der Dampfdruck, desto größer die Flüchtigkeit des Lösemittels. Der Wert für Dampfdruck ist somit ein Kennwert für die Flüchtigkeit des Lösemittels.

Literatur zu Abschnitt 9.2

[9.2.1] W. Brockmann, P.L. Geiß, J. Klingen, B. Schröder: Klebtechnik, Wiley VCH Verlag (2005)

[9.2.2] G. Habenicht: Kleben – erfolgreich und fehlerfrei, 3. Auflage, Vieweg (2003)

[9.2.3] G. Habenicht: Kleben – Grundlagen, Technologie, Anwendungen, 6. Auflage, Springer (2008)

[9.2.4] N.N.: Loctite – Solutions that cure Adhesives for Medical Device Assembly, Informationsunterlagen, Fa. Henkel (2014), URL: *https://www.henkel-adhesives.com/de/de/industries/medical/medical-devices.html,* abgerufen 14.09.2019

[9.2.5] N.N.: Loctite - Design Guide for Bonding Plastics. Informationsunterlagen, Vol. 6. Fa. Henkel (2011), URL: *https://www.henkel-adhesives.com/de/de/industries/medical/medical-devices.html,* abgerufen 14.09.2019

[9.2.6] U. Leute: Physik und ihre Anwendungen in Technik und Umwelt, 2. Auflage, Hanser (2004)

9.3 Additive Fertigung

Dr. rer. biol. hum. Franziska Fuchs, EOS GmbH

9.3.1 Einleitung

Ob maßgefertigte Fußorthese oder ein individuell angepasstes Stück Schädeldecke – auf kaum einem anderen Feld kann die additive Fertigung so revolutionäre und vor allem lebenswichtige Leistungen vollbringen wie in der Medizin.

Der Anspruch der Medizintechnologie ist es, die Mobilität des Menschen zu erhalten, zu unterstützen oder wiederherzustellen.

Bei der Herstellung von Medizinprodukten sind Ärzte und Patienten dabei in vielen Bereichen auf Einzelanfertigungen oder individualisierte Kleinserien angewiesen. Werkstoff und Verarbeitung der Produkte müssen dabei hohen Qualitätsansprüchen genügen. Zudem sollen die Erzeugnisse möglichst schnell verfügbar und nach Möglichkeit kostengünstig sein.

Die additive Fertigung - vielen auch unter dem Stichwort industrieller 3D-Druck bekannt - nimmt genau diese Herausforderungen an und ebnet damit den Weg zu einer verbesserten patientenspezifischen medizinischen Versorgung. Hersteller können mit Hilfe der Technologie schneller, flexibler und kostengünstiger entwickeln und produzieren. Auf diese Art lassen sich Testreihen, Prototypen, patientenindividuelle Einzelstücke und Kleinserien profitabel produzieren.

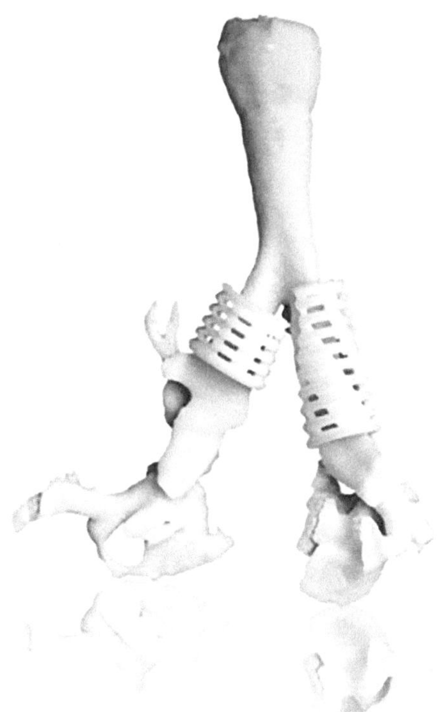

Bild 9.18
3D-gedruckte Splinte aus Polyprolacton zur Stabilisierung einer kollabierten Luftröhre [Quelle: Leisa Thompson, Photography/UMHS]

9.3.2 Der industrielle 3D-Druck als neue Fertigungsmethode am Beispiel einer Orthese

Die additive Fertigung ermöglicht eine werkzeuglose Fertigung. Mit ihr können Unternehmen zum einen auf derselben Maschine unterschiedlichste Teile produzieren. Zum anderen sind damit komplexe Geometrien möglich, die bisher mit konventionellen Mitteln nicht zu realisieren waren. Das schafft mehr Flexibilität und Potential für Innovationen. Viele Medizintechnikfirmen nutzen diese Vorteile bereits im Prototypenbau: Sie verkürzen durch den Einsatz des industriellen 3D-Drucks nicht nur die Vorlaufzeiten, sondern auch die Entwicklungszeiten insgesamt. Sie können digitale Modelle schnell korrigieren und weiterentwickeln.

Die additive Fertigung ermöglicht ganz neue Geometrien, die beliebig komplex, bionisch und patientenindividuell sein können. Solche Faktoren sind nicht nur für Forschung und Entwicklung interessant. Genutzt werden sie auch bereits industriell. Je mehr die Unternehmen sie kombinieren, desto attraktiver ist die spätere medizintechnische Anwendung. Lebensdauer und Leistungsfähigkeit können ebenso gesteigert werden, wie sich Materialkosten senken lassen. Gleichzeitig ist keine Mindestlosgröße erforderlich. Solange das digitale Modell vorliegt, kann das Bauteil zudem jederzeit wieder gefertigt werden. Das Gleiche gilt für Ersatzteile, selbst wenn sie nicht für die additive Fertigung entworfen wurden. Der digitale Designprozess ermöglicht die kontinuierliche Integration von Produktverbesserungen. Im Falle eines Defekts ist sofort eine druckfertige „Sicherheitskopie" des Medizinprodukts verfügbar.

In der Summe machen all diese Faktoren die Fertigung von Kleinserien per industriellem 3D-Druck attraktiv. Da Unternehmen so den Werkstoffeinsatz senken, Kosten für Produktionswerkzeuge sparen und die Entwicklungs- und Vorlaufzeit verringern, produzieren sie Bauteile deutlich günstiger. Darin liegt eines der großen Potentiale der additiven Fertigung für die Produktion der Zukunft.

Auch Orthopädietechniker profitieren vom industriellen 3D-Druck. Bei stützenden Orthesen sind Orthopädietechniker meist auf Einzelanfertigungen oder individualisierte Kleinserien angewiesen: Formen, Funktionen und Materialstärken müssen individuell auf den Patienten zugeschnitten sein. Bei komplexen Strukturen stoßen konventionelle Verfahren dabei oft an ihre Grenzen. Zudem ist die Herstellung zeit- und kostenintensiv, was dem Wunsch nach schneller Verfügbarkeit entgegensteht.

Bei der Konstruktion orientieren sich Orthopädietechniker bislang an den Möglichkeiten konventioneller Produktionsverfahren wie Gießen, Umformen, Modellieren und Fräsen. Doch bei komplexen Strukturen oder variierenden Materialstärken stoßen die etablierten Verfahren an ihre Grenzen. Gilt es, mehrere Funktionen in einem Produkt zu vereinen, müssen einzelne Bauteile zeitaufwendig und von Hand zur fertigen Orthese zusammengefügt werden. Gleichzeitig sollen Orthesen möglichst schnell verfügbar sein, um Patienten mit neurologischen Grunderkrankungen wie Lähmungen, Schlaganfall oder Multipler Sklerose in ihrer Mobilität zu unterstützen. Bei der Behandlung von Kindern kommt hinzu, dass sie sehr schnell wachsen und Hilfsmittel daher häufig erneuert werden müssen.

Orthopädiefirmen setzen daher zunehmend auf den industriellen 3D-Druck, um diese Anforderungen in Einklang zu bringen, und verbinden orthopädische Handwerkskunst mit den Vorteilen additiver Herstellung zur Herstellung patientenindividueller Orthesen, die mit traditionellen Verfahren kaum realisierbar wären. Für einen optimalen Behandlungserfolg müssen Orthesen exakt auf die Anatomie des Patienten und die entsprechenden therapeutischen Erfordernisse abgestimmt sein. Sie werden daher als Einzelanfertigung oder in individualisierten Kleinserien produziert.

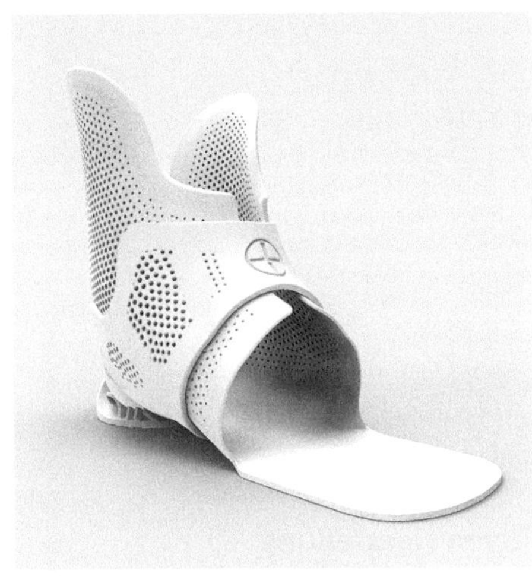

Bild 9.19
Maximale Gestaltungsfreiheit bei der Herstellung von Orthesen [Quelle: plus medica OT]

Ausgangsbasis für Orthesen bildet ein Gipsabdruck, der bei einem Orthopädietechniker vom Patienten abgenommen wird. Die Orthese wird direkt auf dem Gipsmodell geplant. Das Gipsmodell wird über einen 3D-Scanner digitalisiert. Mit einem CAD-Programm wird die Orthese konstruiert und die Konstruktionsdaten an die additive Fertigungsanlage, die zum Beispiel nach dem Verfahren des selektiven Lasersinterns arbeitet, übergeben. Ein Laserstrahl schmilzt Schicht für Schicht den Pulverwerkstoff auf Basis der Designdaten und baut so das Bauteil auf. Zum Einsatz kommt ein nylonbasiertes und biokompatibles Polymer mit einer hohen Steifigkeit und Schlagzähigkeit, das bei hoher Belastung nicht splittert oder bricht. Die Verletzungsgefahr für den Patienten ist somit geringer.

So sind durch die additive Fertigung komplexe Strukturen problemlos möglich (siehe Bilder 9.18, 9.19). Zudem können innerhalb einer Orthese unterschiedliche Materialstärken eingesetzt werden – je nachdem, ob für einen Bereich Flexibilität oder Steifigkeit gefordert ist. Standardteile wie Gelenke und Verschlüsse lassen sich an beliebiger Stelle in die Orthese integrieren. Dies gilt auch für Perforationen, die die Atmungsaktivität der Orthese verbessern. Damit ist es möglich, Orthesen noch besser auf den Patienten abzustimmen als bisher. Auch optisch lässt sich die entsprechende Orthese relativ einfach und kostengünstig individualisieren: Auf Wunsch des Patienten können Muster abgebildet werden, ohne den Produktionsprozess zu verlängern. Farbvarianten lassen sich durch nachträgliches Einfärben oder Lackieren realisieren.

Ein weiterer Vorteil der additiven Fertigung ist die einfache Reproduzierbarkeit der Bauteile: Einmal konstruiert, kann eine Orthese jederzeit erneut und in gleicher Qualität wieder produziert werden. Das ist zum Beispiel bei Kinderorthesen relevant, die mit gleicher Funktionalität und Struktur, aber veränderter Größe erneuert werden müssen. Setzen Orthopädietechniker zudem 3D-Scanner ein, so wird auch der Designprozess verkürzt.

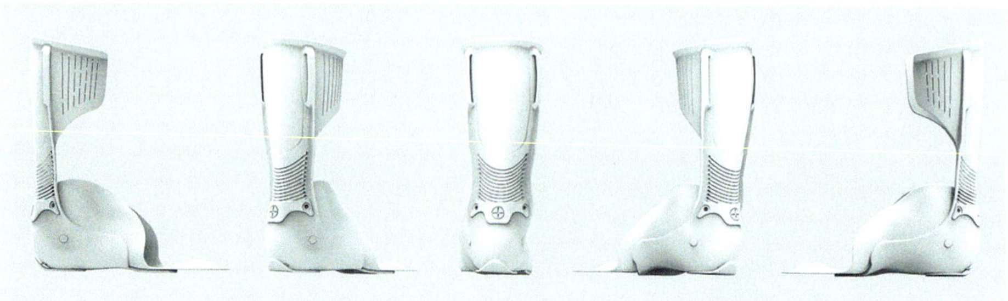

Bild 9.20 Patientenindividualisierte Fußorthese hergestellt durch selektives Lasersintern [Quelle: plus medica OT]

9.3.3 Entwicklungsphasen in der additiven Herstellung

Phase 1: Die richtigen Anwendungen identifizieren!

Unternehmen sollten nicht einfach industriellen 3D-Druck einführen, auch wenn die offensichtlichen Vorteile der Technologie sie vielleicht dazu „verleiten“ mögen. Denn nicht immer macht der Einsatz des 3D-Drucks zwangsweise Sinn. Die passende Anwendung ist stets entscheidend, damit die Technologie ihr Potential voll ausspielen kann. Bevor Organisationen also in die additive Fertigung investieren, ist es notwendig, ihr bestehendes Produkt- und Anwendungsportfolio dahingehend zu überprüfen, welche Bauteile additiv hergestellt werden könnten. Entscheidend ist hierbei ein Perspektivenwechsel - weg von einer fertigungsgetriebenen Konstruktion und hin zu einer konstruktionsgetriebenen Fertigung. So können zum Beispiel Designoptimierungen entlang der Lebenszyklusphasen des Bauteils umgesetzt und idealerweise ein Mehrwert in den einzelnen Wertschöpfungsketten erzielt werden. Grundsätzlich hilfreich sind bei der Teileauswahl die Erfüllung eines oder mehrerer der folgenden fünf Kriterien:

- **Individualisierung:** Die fertigungstechnische Umsetzung patientenindividueller Prothetik kann für den Patienten eine oft langwierige Anpassungsphase bedeuten, um ein optimales Ergebnis zu erzielen. Dies und der Wunsch des Patienten nach einer Personalisierung des Produktdesigns sind oft mit enormen (Mehr-)Kosten verbunden.
- **Komplexe Geometrien:** Freiformstrukturen können mit konventionellen Produktionsmethoden wie Fräsen, Drehen oder Gießen nur bedingt hergestellt werden. Gleichzeitig wächst der Wunsch, sich von Erfolgsmodellen aus der Natur inspirieren zu lassen und beispielsweise Implantate nach bionischen Prinzipien zu fertigen. Ziel ist es, schnellere Heilungserfolge bei den Patienten herbeizuführen.
- **Funktionsintegration:** Medizinische Produkte, die eine oder mehrere Funktionen erfüllen, müssen meist nach der Fertigung in aufwendiger Montagearbeit

zusammengefügt werden. Ziel in Produktentwicklung und Fertigung ist es daher, mehrere Funktionen mit möglichst wenigen Bauteilen abzudecken.

- **Kostenreduktion:** Innovative Produkte beschleunigen den Heilungserfolg und entlasten damit Gesundheitssystem und Patienten gleichermaßen. Je besser ein Patient versorgt wird, umso geringer sind die finanziellen Aufwendungen, die er für Krankenhausaufenthalt und Folgetherapie erbringen muss.
- **Schnelle Verfügbarkeit:** Oft vergehen mehrere Jahre, bis eine medizinische Innovation den Patienten direkt erreicht. Je schneller ein Medizinprodukt angewendet und eingesetzt werden kann, umso besser ist es für den Patienten. Beschleunigten Produktentwicklungsprozessen und einer schnellen Fertigung wird deshalb eine immer höhere Bedeutung beigemessen.

Wurde ein Medizinprodukt identifiziert, das eines oder mehr Kriterien erfüllt, ist die additive Fertigung möglicherweise das geeignete Herstellungsverfahren.

Praxisbeispiel Funktionsintegration und Kostenreduktion bei Laborzentrifugen

Laborzentrifugen finden in der Klinischen Chemie, der Forschung oder in der industriellen Anwendung Verwendung. Typische Produktionsmengen belaufen sich auf 10 bis 1000 Zentrifugen pro Jahr. Der Hersteller Andreas Hettich GmbH & Co.KG entwickelte eine neue Form der Zentrifuge, die das Sedimentieren und Separieren der Blutkomponenten in einem Gerät ermöglicht. Der ROTOMAT besteht aus einem Trommelmotor mit sechs Behältern und Auffangschalen (s. Bild 9.21). Die Behälter besitzen eine aufwendige Geometrie und unterliegen einer hohen Rotationsgeschwindigkeit mit Beschleunigungskräften, die die 1200-fache Erdbeschleunigung erreichen.

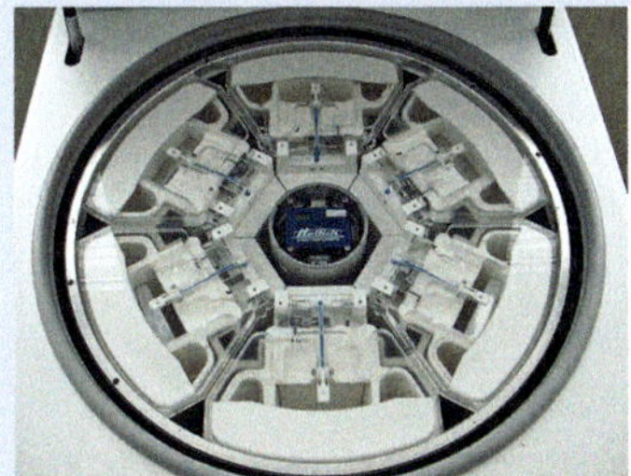
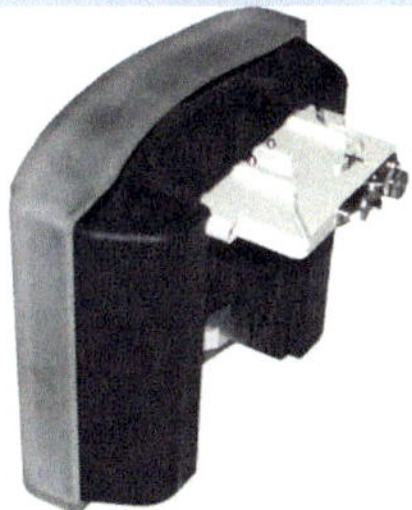
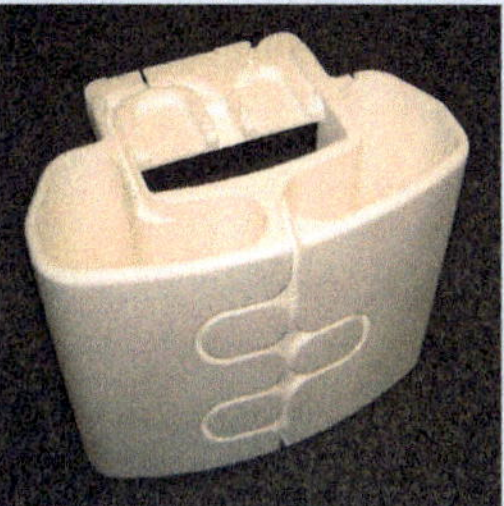

Bild 9.21 Laborzentrifuge ROTOMAT mit eingesetzten Behältern (links), konventionelle Lösung Zentrifugenbehälter im Spritzgießverfahren (Mitte) im Vergleich zu additiv gefertigten Teilen im SLS-Verfahren (rechts) [Quelle: Hettich GmbH]

Die konventionelle Fertigung der Behälterkomponenten erfolgte bisher im Spritzgießverfahren über komplexe Werkzeuge und erforderte eine zeitaufwendige Montage. Nach einer umfassenden technischen Evaluierung entschied sich das Unternehmen, seine Herstellungsmethode für die Zentrifugenbehälter auf additive Fertigung mittels selektivem Lasersintern umzustellen.

Diese Art der Herstellung des geänderten Bauteils ist zwar minimal teurer, Hettich spart jedoch die Gesamtkosten für einen Werkzeugsatz. Darüber hinaus ergeben sich weitere Kosteneinsparungen durch reduzierten Montage- und Logistikaufwand. Zusätzlich kann die Fertigungstechnologie auf Anfrage eingesetzt werden. Falls notwendig, lassen sich weitere Änderungen in der Konstruktion oder Produktvarianten zeitnah und zu minimalen Kosten implementieren. Auch können für unterschiedliche Blutbeutel unterschiedliche Versionen angefertigt werden. Hettich konnte die Produktfunktionalität verbessern, Funktionen integrieren und gleichzeitig einen höheren Produktwert erzielen – bei gleichzeitig verringerten Produktionskosten. ■

Phase 2: Anwendungen technologiegerecht konstruieren und weiterentwickeln!

Wurden die richtigen Produkte für den Einsatz des industriellen 3D-Drucks identifiziert, gilt es, die Vielzahl der Vorteile, die der industrielle 3D-Druck mit sich bringt, zu nutzen und so die bestmöglichen Ergebnisse zu erzielen – etwa über eine technologiegerechte Designoptimierung oder sogar eine Neukonstruktion des ausgewählten Bauteils. Funktionsintegration, Topologieoptimierung oder die Entwicklung komplexer bionischer Strukturen spielen hier häufig eine entscheidende Rolle.

Praxisbeispiel: patientenindividualisiertes Schädelimplantat – additiv gefertigt

Während das Einsetzen künstlicher Knie- und Hüftgelenke inzwischen zur Routine geworden ist, ist der Schädel im Bereich menschlicher Knochenprothesen nach wie vor eine Herausforderung. Die Rekonstruktion großflächiger Kopfverletzungen (Kranioplastik) hilft außerdem, die Konturen des Schädels wiederherzustellen. Da die Art der Deformation bei jedem Patienten einzigartig ist, muss auch die Prothesenherstellung individuell vorgenommen werden. Hier ermöglicht die additive Fertigung auch bei Unikaten eine wirtschaftliche Fertigung. Viel erheblicher aber sind die Vorteile, die die Passgenauigkeit durch die individuelle Fertigung und die Ausgestaltung des Implantats für den Patienten mit sich bringen.

Bisher werden kraniale Implantate auf der Grundlage CAD/CAM-bearbeiteter CT-Daten vor allem aus Titan hergestellt. Doch die Werkstoffe und Bearbeitungsverfahren, die dafür verwendet werden, sind mitunter teuer und zeitaufwendig. Titan ist zwar biokompatibel, im Vergleich zum menschlichen Knochen jedoch relativ steif. Nach der Einpflanzung kann es temperaturleitfähig sein und im Hinblick auf Passgenauigkeit und Komfort der Kranioplastik Probleme verursachen. Forscher arbeiten daher verstärkt an der Entwicklung von Schädelimplantaten aus Kunststoff wie Polyetheretherketon (PEEK). Unter anderem wegen seines geringeren Gewichts, seiner Festigkeit und der Biokompatibilität ist PEEK eine attraktive Alternative zu Titan. Da der Hochleistungskunststoff auch mit additiven Systemen verarbeitet werden kann, liegt es nahe, die Konstruktionsfreiheit dieses Schichtbauverfahrens zu nutzen, um daraus individuelle Implantate mit hochkomplexen Gitterstrukturen herzustellen, die das Einwachsen von Knochenmaterial in die Implantatstruktur fördern.

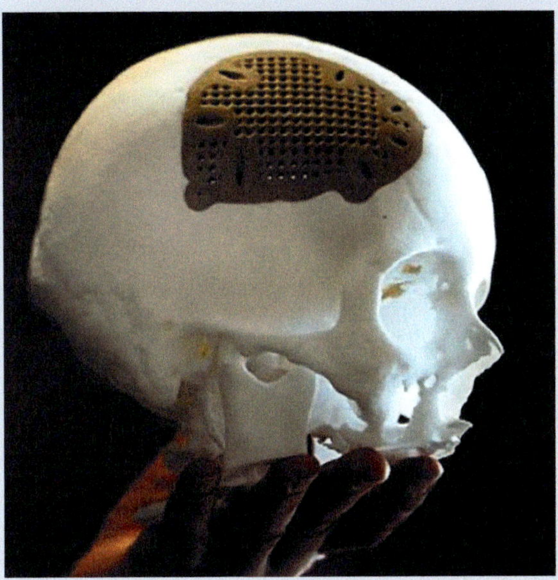

Bild 9.22 Passgenaues Schädelimplantat hergestellt durch SLS-Verfahren [Quelle: EOS]

Im Rahmen der von der Europäischen Union (EU) geförderten Forschungsstudie „Custom-IMD“ (*www.customimd.eu*) ist es einem Team aus Ärzten, Konstrukteuren und Werkstoffspezialisten gelungen, additiv hergestellte Schädelimplantate aus PEEK zu entwickeln.

Im ersten Schritt wird dazu das Modell des Implantates auf Basis der durch Magnetresonanztomographie (MRT) gewonnenen Schädelgeometrie des Patienten mit Hilfe einer speziellen CAD-Software (Autodesk Within) konstruiert. Mit der Software können Gerüste erstellt werden, die den Konturen jeder gewünschten Form folgen. Damit lassen sich nicht nur die Gestaltung des internen Gitters (Auflösung, Dicke der Streben und Topologie), sondern auch die Breite der Bauteilwände oder der Haut in einer flüssigen und durchgehenden Weise darstellen (s. Abbildung 9.23).

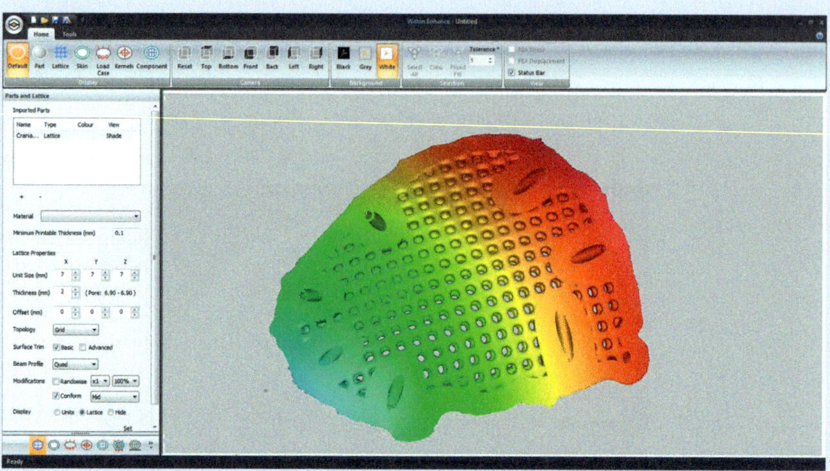

Bild 9.23 Erstellung und Analyse von Gittergerüsten für ein Schädelimplantat mit Hilfe der Software Autodesk Within [Quelle: Autodesk]

Durch die additive Fertigung sind somit komplexere Strukturen herstellbar, die unerlässlich für die Osseointegration, das heißt die fortschreitende Anlagerung der körpereigenen für die Knochenbildung verantwortlichen Zellen (Osteoblasten) an die Implantatstruktur, sind. Die raue Oberfläche, die durch den additiven Fertigungsprozess entsteht, fördert zusätzlich die feste Verbindung des Implantats mit dem Knochen. Das PEEK-Implantat wird mittels Titanschrauben chirurgisch eingesetzt und befestigt. Die Osteoblasten, Zellen, die für die Bildung von Knochengewebe beim Knochenumbau verantwortlich sind, dringen dann in das Polymer ein und verbinden sich mit dem eingesetzten Implantat. Dadurch lassen sich letztendlich viele Eigenschaften des ursprünglichen Knochens nachbilden. Die PEEK-Schädelimplantate lassen sich letztendlich mittels SLS-Verfahren inzwischen innerhalb weniger Stunden herstellen. Der Werkstoff PEEK selbst ist mechanisch flexibel, chemisch stabil, biokompatibel und durchlässig gegenüber CT-, Röntgen- und MRT-Strahlen und erlaubt die Anwendung sämtlicher Sterilisationsverfahren.

Die Vorteile additiv gefertigter PEEK-Implantate sind somit beträchtlich. Die Technologie ermöglicht eine präzise und patientenspezifische Fertigung, wodurch Operationen planbarer und häufig einfacher werden. Außerdem wird das Implantat durch den Körper besser angenommen.

Phase 3: Aufbau einer additiven Fertigung

Wurden erst einmal die richtigen Anwendungen für den Einsatz der additiven Fertigung identifiziert und diese dann technologiegerecht konstruiert bzw. sogar weiterentwickelt, stehen Unternehmen in der Regel vor der strategischen Entscheidung, den industriellen 3D-Druck durch den Aufbau einer eigenen additiven Fertigung im Unternehmen zu verankern. Serienrelevante Aspekte wie die Qualitätssicherung zur Sicherstellung wiederholbarer Bauteilqualitäten spielen in dieser Phase eine große Rolle.

Praxisbeispiel: Additiv gefertigte stereotaktische und individuelle Operationshilfen

Die Gehirnchirurgie benötigt Geräte und Instrumente, die mit einem Höchstmaß an Präzision gefertigt werden. Patienten, die an Parkinson, essentiellem Tremor oder an Dystonie leiden und deren Symptome mit Hilfe von Medikamenten nicht gut kontrolliert werden können, werden immer häufiger mit Hilfe der Tiefenhirnstimulation, bei der über Elektroden eine elektrische Stimulation genau definierter Hirnstrukturen vorgenommen wird, behandelt. Um zu verhindern, dass sich der Patient während der Operation bewegt, wird dessen Kopf in einem stereotaktischen Rahmen über Stunden fixiert. Dieser stereotaktische Rahmen (s. Abbildung 9.24) wird individuell auf die Schädelgeometrie des Patienten abgestimmt.

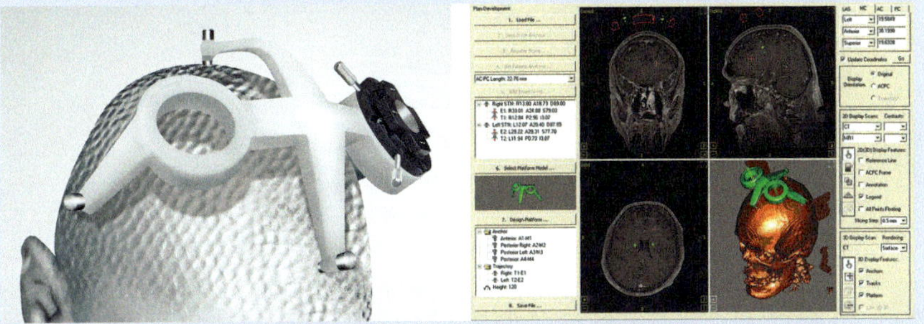

Bild 9.24 Stereotaktischer Rahmen gefertigt mittels SLS-Verfahren (links) und Planungssoftware zur Anpassung an den Patienten (rechts) [Quelle: FHC Inc.]

Im Gegensatz zu den traditionellen, universell einsetzbaren stereotaktischen Rahmen ermöglicht die Herstellung durch additive Verfahren, jedes stereotaktische Gerät im Voraus individuell auf Grundlage von MRT- und CT-Daten patienten- und verfahrensspezifisch zu fertigen. Auf Grundlage der Parameter des von der Planungssoftware bereitgestellten Modells wird die Halterung innerhalb von ein paar Stunden aus Polyamidpulver durch selektives Lasersintern hergestellt.

Durch diese Lösung können Produktionsdurchlaufzeiten verkürzt, Kosten reduziert und besondere Gestaltungsvorgaben von Chirurgen schneller umgesetzt werden und so gleichzeitig auch die Präzision der Endprodukte weiter verbessert werden. Innerhalb von 72 Stunden kann so ein patientenindividualisiertes Produkt erzeugt werden.

Phase 4: Skalierung und Zertifizierung AM-basierter Produktionseinheiten

Hat ein Unternehmen die ersten drei Phasen durchlaufen – Identifizierung sowie technologieoptimierte Konstruktion bzw. Weiterentwicklung einer Anwendung für die additive Fertigung –, kann es eine industrielle, vollständig skalierbare additive Fertigung im Unternehmen implementieren. Über die Validierung und Zertifizierung von eingesetzter Technologie und Werkstoffen wird ein spezifisches Qualitätssicherungssystem aufgesetzt. Robuste Prozesse im Einklang mit den vorgegebenen rechtlichen Bestimmungen und Regularien werden definiert und implementiert.

Praxisbeispiel: CE-Konformität 3D-gedruckter Prothesenfüße

Additiv gefertigte individuell angepasste Prothesenfüße sind als Medizinprodukt zugelassen. Der industrielle 3D-Druck beschleunigt hier den Herstellungsprozess und ermöglicht eine individuelle Anpassung an den Patienten. Die CE-Konformität stellt sicher, dass europäische Richtlinien, Normen und Prüfungen eingehalten werden.

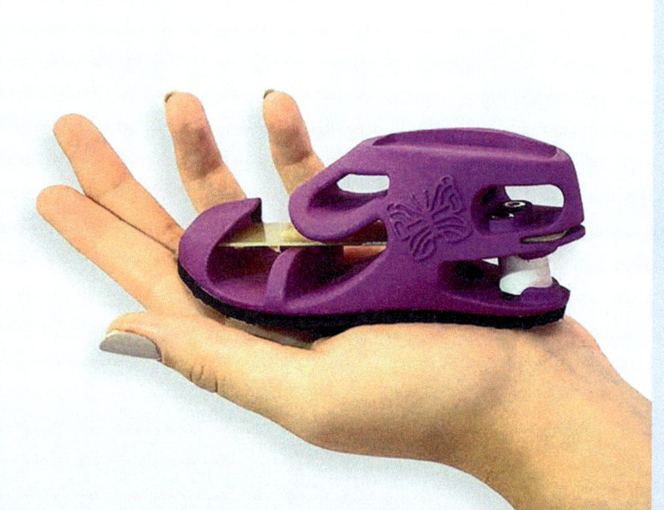

Bild 9.25 Prothesenfuß für Kinder [Quelle: Mercuris]

So werden die von der Orthopädietechnik eingegebenen Patientenmaße oder die automatisch aus den Bildern oder Scans extrahierten Maße für die Prothese bereits einem Plausibilitätscheck unterzogen. Anschließend erfolgt eine Überprüfung, ob die erforderlichen Prothesenparameter in einem als sicher geltenden, getesteten Korridor liegen. Durch Computersimulationen kann die Belastung und Funktion der vom Orthopädietechniker konfigurierten Prothese bereits vor dem Druck vorhergesagt und notfalls korrigiert werden. Die daraufhin erstellte Druckdatei wird abschließend noch einmal auf Modellfehler und nicht druckbare Geometrien, wie zum Beispiel zu enge Radien, überprüft, bevor der Orthopädietechniker den Druckauftrag erteilt.

Hierbei ist zu beachten, dass die Qualitätssicherung nicht mit dem Druckauftrag endet. Auch der 3D-Druckprozess wird kontinuierlich überwacht. Heutige industrielle 3D-Drucker führen permanent Prozessanalysen durch. Dabei wird überprüft, ob Unregelmäßigkeiten im Bauprozess auftreten. Stichprobenartig werden Prüfkörper mitgefertigt und getestet. Zusätzlich wird im Anschluss an den Fertigungsprozess eine 100-Prozent-Sichtprüfung des 3D-gedruckten Prothesenfußes durchgeführt. Weitere Kontrollen erfolgen nach der Nachbehandlung, dem Färben, der Montage sowie vor und nach kurzen Funktions- und Belastungstests. Alle diese Herstellschritte erfolgen innerhalb von 5 bis 10 Werktagen.

Dies zeigt bereits heute, welche Auswirkungen digitale Produktentwicklung und additive Fertigungsverfahren auf die Prothesenwelt haben können. Geprüfte Qualität und CE-Kennzeichnung waren bislang Serienprodukten vorbehalten. Nun wird auch die Sicherheit individueller Produkte quantifizierbar. ■

9.3.4 Ausblick

Damit Unternehmen insgesamt wettbewerbsfähig bleiben, müssen sie neue Geschäftsfelder entwickeln. Bereits heute ist abzusehen, dass die additive Fertigung neben der technischen Optimierung von Bauteil-Design, Prozess und Produktionsabläufen eine zentrale Rolle bei der digitalen Transformation ganzer Wertschöpfungsketten in vielen Unternehmen spielen und diese damit grundlegend verändern wird. Additiv gefertigte Bauteile erfüllen bereits die verschiedensten Anforderungen aus unterschiedlichen Industrien. Zukünftig gilt es, diese Vorteile weiter auszubauen, indem sie zum Beispiel durch die Integration von Sensoren zu intelligenten Bauteilen werden. Das Ziel: Eine vollständig integrierte Datenerzeugung und Sensorik, die aus additiv gefertigten Bauteilen smarte, in höchstem Maße kundenspezifische Anwendungen macht.

Besonders wichtig ist es, zunächst die benötigten intelligenten Bauteile zu definieren und zu konzipieren. Ist dies geschehen, geht es in den nächsten Jahren um die Integration der additiven Fertigung in die höchst flexiblen, digitalen Produktionsstätten der Zukunft, unabhängig von der Industrie. Es gilt, dafür den industriellen 3D-Druck und konventionelle Fertigungstechnologien in existierenden und noch aufzubauenden Fertigungsumgebungen optimal miteinander zu verbinden. Bauteildaten liegen in einer solchen Produktionsumgebung vom Design über die Herstellung bis hin zum intelligenten Bauteil vor bzw. können über den Lebenszyklus des Bauteils gesammelt werden. Am Ende liefert die digitale Innovationskette wertvolle Informationen, mit denen iterative Verbesserungen vorgenommen werden können. Das Ziel: Effizienzsprünge über Unternehmensgrenzen hinweg und damit die Veränderung ganzer Wertschöpfungsketten. Damit ist die Zukunft der Fertigung digital, additiv und integriert.

Das Ziel ist schnell umrissen: Eine digital verknüpfte und intelligente Fabrik - in der neben dem industriellen 3D-Druck Technologien wie Sensorik, Robotik oder Maschine-zu-Maschine-zu-Mensch-Kommunikation eine Rolle spielen werden. In der Medizinindustrie werden die Vorteile dieser Technologien mit ihrem heutigen Status bereits eindrucksvoll realisiert. Dies wird sich künftig durch zwei Komponenten weiter beschleunigen: eine konstant steigende Einführung von industriellem 3D-Druck sowie die kontinuierliche Weiterentwicklung der additiven Fertigungstechnologie selbst.

9.4 Biozide Beschichtungstechnologien

Dr.-Ing. Ruben Schlutter, Kunststoffinstitut Lüdenscheid

9.4.1 Einleitung

Die klassische Werkstoffauswahl im Bereich der Produktentwicklung von Kunststoffen erfolgt nach dem Filtermodell, siehe folgende Abbildung [9.4.4]. Werden Produkte für die Medizintechnik entwickelt, so ergeben sich weitere Anforderungen an das Produkt. Diese sind u. a. Sterilisierbarkeit und Reinigungsfähigkeit, elektromagnetische Verträglichkeit, Möglichkeiten zur Miniaturisierung und Transportfähigkeit [9.4.11]. Daraus ergeben sich Anforderungen für alle vier Filter des Filtermodells.

Vor allem die Frage der Transportfähigkeit führt dabei zur Forderung nach bioziden Eigenschaften, um ein Verschleppen von Krankheitserregern von einem Raum bzw. Gegenstand zum anderen zu unterbinden.

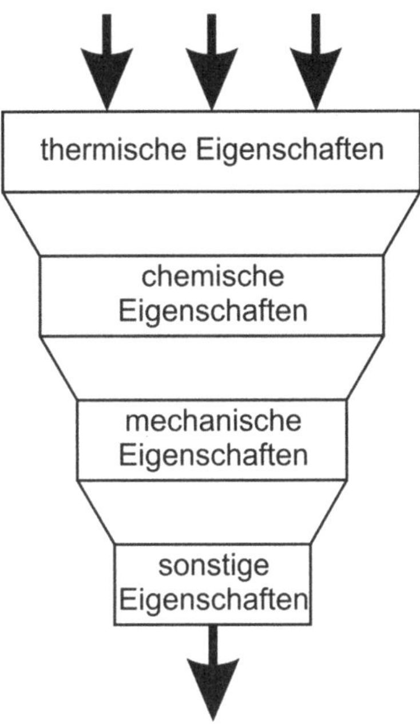

Bild 9.26
Werkstoffauswahl nach dem Filtermodell [nach 9.4.4]

9.4.2 Biozide Wirkmechanismen

Der Begriff „biozid“ beschreibt die Eigenschaft eines Stoffes, das Aufkommen von Bakterien, Viren oder Pilzen zu verhindern oder zu reduzieren. Grundsätzlich werden biozide Wirkstoffe in aktive und passive Biozide gegliedert (Bild 9.27). Dabei zeichnen sich die aktiven bioziden Wirkstoffe, wie z. B. Antibiotika, dadurch aus, dass sie direkt in der Zelle metabolisiert werden müssen, um den Zelltod zu verursachen. Dies versursacht jedoch eine schnelle Resistenzentwicklung der Zellen gegen das verwendete Biozid [9.4.26]. So konnte eine Resistenzentwicklung von Bakterien gegenüber Kupferoberflächen [9.4.3] [9.4.38], Silber [9.4.22] und Nanosilber [9.4.9] [9.4.7] beobachtet werden. Passive biozide Wirkstoffe sorgen für ein bakterienfeindliches Milieu, indem sie z. B. saure ($pH < 6$) oder alkalische ($pH > 8$) Umgebungen erzeugen.

Bei einer Sterilisation wird eine Reduktion der vermehrungsfähigen Keime von sechs Zehnerpotenzen angestrebt. Die Desinfektion stellt eine Sterilisation unbelebter Oberflächen dar, bei der Proteine denaturiert werden, wodurch die verwendeten Mittel auch für höhere Organismen giftig sind. Für eine Desinfektion ist eine Reduktion der Keime um den Faktor 10^5 ausreichend [9.4.26].

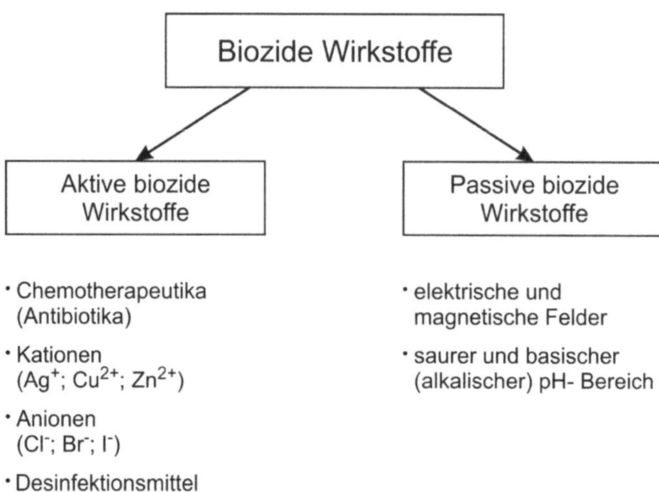

Bild 9.27 Mögliche biozide Wirkstoffe [nach 9.4.26]

Jährlich entstehen in deutschen Krankenhäusern geschätzte 800 000 vermeidbare Infektionen, die nicht nur ein gesundheitliches Problem darstellen, sondern auch zu Mehrkosten zwischen 4000 € und 6000 € pro Tag und Patient führen [9.4.15]. Zur Vermeidung von Infektionen bestehen in Krankenhäusern umfangreiche Hygienevorschriften, deren Einhaltung nach Aussage der Deutschen Gesellschaft für Krankenhaushygiene e. V. jedoch als lückenhaft angesehen werden kann [9.4.30]. Hinzu kommt, dass bei Patienten auf Intensivstationen häufig das Immunsystem derart stark eingeschränkt ist, dass bereits ein geringer Kontakt mit Bakterien zu lebensbedrohlichen Infektionen führen kann. Daher erscheint es sinnvoll, neben den aktiven Hygienemaßnahmen, zusätzlich passive Instrumente zur Reduktion der Keimbelastung einzurichten, wie die Ausrüstung von Gebrauchsgegenständen mit bioziden Eigenschaften, da diese nicht unerheblich zur Verbreitung von Krankheitserregern beitragen [9.4.27]. Diese können über Wochen und Monate auf Oberflächen überleben [9.4.24]. Die in Deutschland prognostizierte demografische Entwicklung stellt einen weiteren Beweggrund für die Betrachtung antibakterieller Wirksysteme dar, da gerade ältere Menschen ein weniger widerstandsfähiges Immunsystem haben. Der zunehmende Anteil älterer Menschen an der Gesamtbevölkerung eröffnet demnach auch im Bereich der Konsumgüter einen interessanten Markt [9.4.15].

Das Wachstum von Mikroben und Keimen auf Oberflächen ist in vielerlei Hinsicht ein unerwünschter Effekt, da es ein Hygienerisiko darstellt, den Gebrauchswert von Oberflächen beeinträchtigt oder zu Verderbserscheinungen führt. Das gilt längst nicht allein für besonders sensible Bereiche, wie die Medizintechnik, sondern auch für Alltagsprodukte wie etwa Lichtschalter. Bild 9.28 verdeutlicht die potentiellen Übertragungswege durch Kunststoffoberflächen in einem Krankenzimmer.

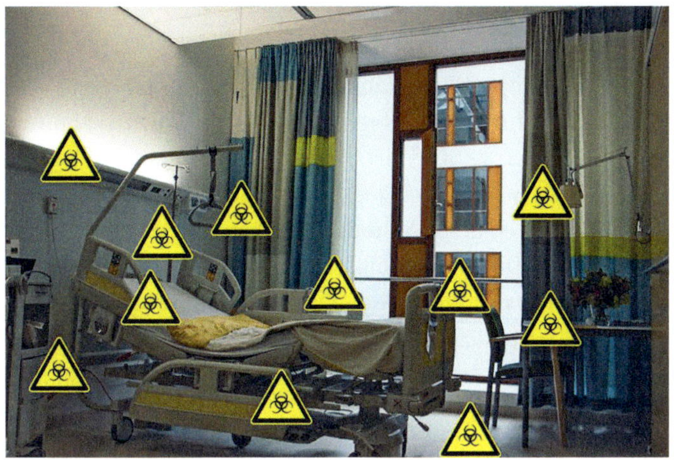

Bild 9.28 Mögliche biozide Wirkstoffe

Die Nachfrage nach biozid ausgerüsteten Oberflächen ist in jüngster Zeit enorm gestiegen und führt bei vielen Produkten zu einer sinnvollen Funktionsverbesserung. Viele Bakterien werden über die Hände übertragen und finden über die gemeinsam genutzten Kontaktflächen eine schnelle Verbreitung. Betroffen sind insbesondere Erzeugnisse aus der Sanitär- und Gebäudetechnik, die in Bereichen von Menschenansammlungen anzutreffen sind, wie etwa öffentlichen Gebäuden, Bahnhöfen, Krankenhäusern oder Arztpraxen. Antibakterielle Oberflächen sollen hier Abhilfe schaffen. Bei Produkten wie Luftbefeuchtern, Staubsaugergehäusen, Schneidbrettern, Hörgeräten oder Wasserbehältern von Kaffeemaschinen streben die Hersteller ebenfalls zunehmend eine Reduzierung der Keimbildung durch funktionelle Oberflächen an. Viele der auf dem Markt befindlichen antibakteriellen Produkte hemmen zwar das Keimwachstum, verfügen jedoch nicht durchweg auch über eine keimtötende Wirkung. Häufig werden biozide Additive auf Basis anorganischer Wirkstoffe eingesetzt.

Der Einsatz der bioziden Wirkstoffe kann dann entweder im Bulkmaterial oder mit Hilfe von Beschichtungstechnologien erfolgen. Die Schicht kann einerseits selbst biozid wirken, wie bei kupfer- oder silberhaltigen Schichten, oder biozid wirkende Substanzen oder Partikel enthalten (Bild 9.29).

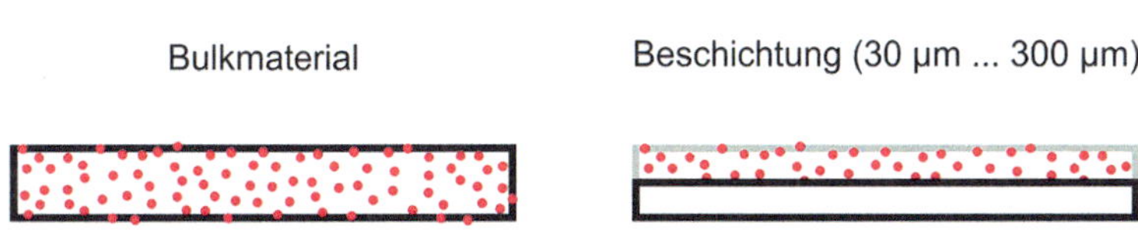

Bild 9.29 Einsatz biozider Wirkstoffe im Bulkmaterial oder als Beschichtung

9.4.3 Nanopartikel

Die Herstellung von Nanopartikeln kann mittels eines „Top-Down-Verfahrens“ oder eines „Bottom-Up-Verfahrens“ erfolgen. Beim „Top-Down-Verfahren“ wird das Bulkmaterial physikalisch zerkleinert. Häufig werden dabei verschiedene Mikropulver in Kugelmühlen mechanisch zerkleinert, sodass Pulver mit einer sehr breiten Größenverteilung entstehen. Nanopartikel können ebenfalls durch Laserablation hergestellt werden. Dabei verdampft ein leistungsstarker Laser die Oberfläche des Bulkmaterials, sodass Nanopartikel abgeschieden werden [9.4.23] [9.4.35].

Bei den „Bottom-Up-Verfahren“ erfolgt die Herstellung der Nanopartikel durch physikalisch-chemische Prozesse, wobei einzelne Atome Keime bilden, die sich anschließend zu Nanopartikeln zusammenlagern. Mittels Gasphasenprozess können so Nanopartikel oder dünne Schichten, die wenige Nanometer bis wenige Mikrometer dick sind, aus der Gasphase oder mittels Plasma abgeschieden werden [9.4.37].

Die Herstellung von Nanopartikeln aus der flüssigen Phase erfolgt durch Fällungsprozesse oder Sol-Gel-Verfahren. Dabei sind die Ausgangsstoffe gelöst. Durch die Reduktion von Metallsalzen oder die Zersetzung organometallischer Verbindungen wird die Lösung übersättigt, sodass sich Keime bilden, die dann zu Nanopartikeln nukleieren. Beim Sol-Gel-Verfahren werden die pulverförmigen Ausgangsstoffe chemisch miteinander verbunden, sodass ein Gel im Lösemittel entsteht. Das Verfahren wird meist zur Herstellung keramischer oder oxidischer Partikel genutzt [9.4.35].

Biozide Nanomaterialien unterschiedlicher Substanzen sind in der Literatur bekannt. Unter anderem wurden Titandioxid (TiO_2), Zinndioxid (SnO_2), Zinkoxid (ZnO), Kupfer (Cu) und Silber (Ag), aber auch Wolframtrioxid (WO_3), Molybdäntrioxid (MoO_3), Aluminiumoxid (Al_2O_3) und Cerdioxid (CeO_2) hinsichtlich ihrer antibakteriellen Eigenschaften untersucht [9.4.18] [9.4.26] [9.4.29].

Cerdioxid-Nanopartikel werden als Haloperoxidase-Mimetika hergestellt und untersucht. Ihre antibakteriellen Eigenschaften wurden in marinen Systemen (Binnengewässer) untersucht [9.4.17] [9.4.16]. Die Partikel sind via Hydrothermalsynthese zugänglich und werden durch Autoklavierung hergestellt [9.4.17].

Die Herstellung von Wolframtrioxid-Nanopartikeln erfolgt durch Ammoniumparawolframat-tetrahydrat, Ammoniummetawolframat oder Wolframsäure. Molybdäntrioxid-Nanopartikel können aus den Precusoren Ammoniumdimolybdat, Ammoniumparamolybdat oder Molybdänsäure hergestellt werden [9.4.26].

Durch Variation der Reaktionsbedingungen (Temperatur/Zeit) können die Partikelgröße und deren Morphologie beeinflusst werden, sodass je nach Anwendungsfall Stäbchen, Kugeln oder Würfel erzeugt werden, deren Oberflächen unterschiedliche Reaktivitäten besitzen. Die Fähigkeit der Cerdioxid-Nanopartikel, als Haloperoxidase-Mimetika zu fungieren und so bei geeigneten Bedingungen (Anwesenheit von H_2O_2 und Bromid) durch die Bromierung organischer Verbindungen oder organischen Materials die Biofilmbildung zu hemmen, wurde in ersten Tests nachgewiesen. Zudem konnte gezeigt werden, dass die antibakteriellen Eigenschaften der Partikel auch nach dem Einbringen in Lacke und Polymermatrices erhalten bleiben [9.4.16]. Wolframtrioxid und Molybdäntrioxid wirken als Lewis-Säure, bei der durch die Anwesenheit von Wasser Hydronium-Ionen (H_3O^+) gebildet werden, die einen pH-Wert von ca. 4,5 auf der Oberfläche verursachen [9.4.26] [9.4.15].

Nanopartikel weisen nach ihrer Herstellung eine sehr hohe Reaktivität auf, da sie eine sehr große Oberfläche im Verhältnis zu ihrem Volumen aufweisen und sich daher viele Atome mit wenigen Bindungspartnern an der Oberfläche befinden. Diese Reaktivität führt dazu, dass Nanopartikel verklumpen und Aggregate (chemisch miteinander verbundene Nanopartikel) oder Agglomerate (reversible Anhäufungen von Nanopartikeln) ausbilden. Beide Effekte führen dazu, dass ein gleichmäßiges Einbringen und eine gleichmäßige Verteilung von Nanopartikeln in Kunststoffe, Lacke oder andere Emulsionen nicht möglich ist [9.4.13]. Um das Verklumpen zu vermeiden, müssen Nanopartikel stabilisiert werden. Diese Oberflächenmodifikation dient außerdem der Verbesserung der Kompatibilität der Nanopartikel mit der verwendenden Matrix, dem Schutz vor Auflösung etwa durch Oxidation und Erhöhung der Biokompatibilität oder der Verringerung der Zelltoxizität [9.4.6].

Die Oberflächenmodifikation kann auf zwei Wegen erfolgen, als direkte Modifikation oder als Post-Modifikation. Bei der direkten Modifikation werden Stoffe verwendet, die eine reaktive Gruppe zur Anbindung an die Nanopartikel und eine zweite chemische Gruppe mit den gewünschten Eigenschaften (z. B. Hydrophobie) aufweisen [9.4.13].

Die Post-Modifikation wird häufiger verwendet. Dabei reagiert die Oberfläche des Nanopartikels erst mit einem bifunktionalen Molekül. Die gewünschte funktionelle Gruppe reagiert anschließend mit der zweiten freien Bindungsstelle des bifunktionalen Moleküls. Typischerweise werden Nanopartikel auf diese Weise mit Silanen versehen, um eine gleichmäßige Einarbeitung der Nanopartikel in verschiedene Matrices zu erreichen.

Generell dient die Modifikation auch der Herstellung von Hybrid-Nanopartikeln, indem das eigentliche Nanopartikel mit einem Hüllmaterial versehen wird, um verschiedene Eigenschaften zu erreichen. Am häufigsten werden anorganische Nanopartikel mit einer anorganischen Hülle versehen, wozu auch die Silanisierung gehört, die die Einarbeitung der Nanopartikel in verschiedene Matrices erleichtert. Alle Kombinationen aus organischen und anorganischen Nanopartikeln mit organischem und anorganischem Hüllmaterial sind bereits technisch umgesetzt worden. An dieser Stelle wird auf die vorhandene Literatur verwiesen, z. B. [9.4.13] [9.4.6] [9.4.1].

Der Einsatz von Nanopartikeln in der Medizintechnik, u.a. auf den Oberflächen medizinischer Geräte und Stents, ist aufgrund der gegenwärtigen Unklarheiten und der sehr hohen Kosten bei der Zulassung neuer Medizinprodukte [9.4.5] und der unsicheren Klassifizierung von Nanopartikeln [9.4.36] allerdings vergleichsweise schwer umzusetzen. Gegenwärtig werden verschiedene Nanomateralien (u.a. Cerdioxid) durch die OECD untersucht. Eine abschließende Bewertung zur Gefährlichkeit der Verwendung in Medizinprodukten (bspw. Cancerogenität) steht noch aus [9.4.31]. Der Nachweis, dass verschiedene Nanopartikel (Gold, Cer und Eisenoxid) nicht toxisch für menschliche Zellen sind, wurde bereits in einem Forschungsprojekt erbracht [9.4.32].

Compoundierung von Nanopartikeln

Die gute Dispergierung und Distribuierung der Nanopartikel in einem Masterbatch oder Compound ist die Voraussetzung zur Herstellung eines hochwertigen Compounds oder Masterbatches [9.4.28]. Dabei ist eine Agglomeration der Nanopartikel zu vermeiden, um die reaktiven Eigenschaften der Nanopartikel zu erhalten. Die Compoundierung erfolgt meistens mit gleichläufigen Doppelschneckenextrudern [9.4.21]. Die verwendete Schneckenkonfiguration muss dabei auf den jeweiligen Anwendungsfall angepasst werden [9.4.8]. In der Einzugszone wird zuerst nur der Kunststoff eingezogen und in der Aufschmelzzone plastifiziert. Eine thermische Schädigung durch eine zu hohe Massetemperatur sollte vermieden werden und eine homogene Schmelze vorliegen. Durch eine Seitenbeschickung werden die Nanopartikel zudosiert, sodass die Massetemperatur leicht absinkt. Durch Scher- und Mischelemente werden die Nanopartikel dispergiert und distribuiert.

Beim Compoundieren als auch bei der Bauteilfertigung durch Spritzgießen oder Extrusion bildet sich eine dünne, ca. 1 µm dicke Polymerschicht über den Nanopartikeln aus, die einen direkten Kontakt der Nanopartikel mit der Umwelt unterbindet [9.4.20]. Diese kann entweder mechanisch oder chemisch entfernt werden, damit die Nanopartikel in der Oberfläche wirken können. Alternativ können dem Compound daher Additive beigemischt werden, die ein Migrieren der Nanopartikel an die Oberfläche bewirken.

Entsprechende Additive gehören zu den Antistatika, die mit den Füllstoffen wechselwirken, sodass eine Diffusion stattfinden kann. Ebenso kann die Diffusion durch entsprechende Additive herabgesetzt werden [9.4.14]. Diese müssen an die Nanopartikel angepasst werden. Bei hydrophilen Nanopartikeln kann ein Mitschleppen der Nanopartikel durch hydrophile Strukturen erzeugt werden [9.4.39]. Entsprechende Fragestellungen sind Gegenstand der aktuellen Forschung.

Bei der anschließenden Fertigung der Bauteile ist zu beachten, dass sich die Nanopartikel über die gesamte Bauteildicke verteilen, wodurch vergleichsweise hohe

Füllgrade von > 5 Gew.% [9.4.29] bis 10 Gew.-% bei PP und teilweise über 15 Gew.% bei weiteren untersuchten Kunststoffen, wie ASA und Polyamid [9.4.20], notwendig sind, um die bioziden Eigenschaften der Nanopartikel zu erhalten. Vorteilhaft ist, dass Beschädigungen der Bauteiloberflächen, wie Kratzer, nicht zu einer lokalen Herabsetzung der bioziden Eigenschaften führen.

9.4.4 Beschichtungstechnologien für Kunststoffe

Beschichtungstechnologien dienen der Modifikation, Veredelung oder Funktionalisierung von Oberflächen. Dabei wird die Oberfläche definiert verändert, um gewünschte Eigenschaften, wie u. a. eine biozide Wirksamkeit, zu erreichen. Im Folgenden werden daher die gängigsten Verfahren vorgestellt, mit denen biozid wirkende Oberflächen generiert werden können.

9.4.4.1 Lackierung

Die Lackierung ist eines der wichtigsten Verfahren zur Oberflächenfunktionalisierung. In zunehmendem Maße werden auch Kunststoffoberflächen mit Lacken versehen, um verschiedene Eigenschaften der Oberfläche, wie Schutz vor saurem Regen, UV-Stabilität, Schutz vor Kratzern oder biozide Eigenschaften, zu generieren [9.4.25] [9.4.10].

Das Aufbringen eines einzelnen Lackes ist bei Kunststoffen meist nicht möglich. Stattdessen werden Lacksysteme verwendet, die aus einem Grundlack, einem Zwischenlack und einem Decklack bestehen. Der Grundlack stellt eine haftvermittelnde Schicht dar. Außerdem können optische Fehlstellen wie Bindenähte durch den Grundlack abgedeckt werden, sodass eine glatte Grundfläche geschaffen wird. Der Zwischenlack ist die farb- oder effektgebende Schicht. Der Decklack kann ein Klarlack sein, der den Zwischenlack vor äußeren Einflüssen schützt. Weiterhin kann der Decklack auch physikalische oder chemische Beständigkeit liefern und optische oder haptische Eigenschaften liefern [9.4.25].

Ein Lack ist eine Rezeptur, die hauptsächlich aus den Bestandteilen Bindemittel, Lösemittel, Pigmente und Additive besteht. Das Bindemittel ist dabei der wichtigste Bestandteil des Lackes, da es die relevanten Eigenschaften des Lackfilmes, wie chemische Beständigkeit, Trocknung und Vernetzungsverhalten, bestimmt. Im industriellen Maßstab werden meistens Acrylate, Polyurethan, Melamin oder Polyester verwendet.

Die Aufgabe des Lösemittels ist es, das Bindemittel in einen verarbeitungsfähigen Zustand zu bringen. Das Lösemittel sorgt für eine gleichmäßige Filmausbildung und Entgasung, außerdem beeinflusst es das Trocknungsverhalten. Außerdem kann es als Anquellmittel für den Kunststoff dienen und damit die Haftung des

Lackes verbessern. Die Lösemittel verdunsten nach der Applikation oder härten mit dem vernetzenden Bindemittel aus [9.4.25].

Pigmente und Farbstoffe dienen hauptsächlich dekorativen Zwecken, können aber auch zur Herstellung einer Beständigkeit des Lackes gegen äußere Einflüsse, wie Bewitterung, eingesetzt werden. Pigmente lösen sich im Lackfilm nicht auf, sondern erzielen ihren Effekt durch eine flächendeckende Verteilung. Farbstoffe lösen sich im Lösemittel des Lackes auf, sodass die Farbgebung transparent ist. Für den Außeneinsatz sind Farbstoffe ungeeignet, da die Farbgebung mit zunehmender Belichtung abnimmt.

Additive werden der Lackrezeptur in kleinen Mengen (0,1 % ... 2 %) zudosiert und beeinflussen die Lackeigenschaften entscheidend. Bei Additiven handelt es sich um Entschäumer, Netz- und Dispergieradditive, Verlaufsmittel, Weichmacher und Lichtschutzmittel [9.4.25], aber auch um funktionelle Stoffe, wie biozide Partikel [9.4.29] [9.4.10] [9.4.2]. Die Additive sorgen u. a. für einen geschlossenen Lackfilm, für die Undurchlässigkeit gegenüber Flüssigkeiten und Gasen und für eine Verbesserung des Lichtschutzes.

Beim Einbringen funktioneller Additive, wie Nanopartikel, muss eine gute Dispersion erreicht werden, da die Additive sonst als Bodensatz vorliegen und in der späteren Anwendung nicht an der Oberfläche wirken können [9.4.29].

Vorteilhaft ist die vergleichsweise geringe Menge an notwendigen Additiven zum Erreichen biozider Eigenschaften. So reichen teilweise 2 Gew.% an Ceroxid-Nanopartikeln [9.4.10] und 3 – 5 Gew.% an Silberpartikeln (ca. 2 µm Partikelgröße) [9.4.29] in Lacken aus, um biozide Eigenschaften des Lackes zu generieren.

Die Applikation des Lacksystems kann mit unterschiedlichen Verfahren erfolgen. Das Lacksystem ist an die verwendete Applikationstechnik anzupassen. Grundsätzlich wird zwischen direkten und indirekten Applikationsverfahren unterschieden.

Zu den direkten Applikationsverfahren zählen das Tauchen, das Fluten und das Rakeln bei planen Werkstücken (u. a. Folien). Bei diesen wird das gesamte Werkstück mit einer Lackschicht überzogen.

Die indirekten Verfahren zeichnen sich durch die Möglichkeit aus, Werkstücke teilweise mit einer Spritzpistole zu lackieren. Dabei wird das Lacksystem zerstäubt und in Tropfenform auf die Werkstückoberfläche aufgetragen, wo ein geschlossener Film ausgebildet wird. Das Zerstäuben kann pneumatisch, durch den Materialdruck (engl.: airless) oder durch Hochrotation erfolgen. Zu den Details der Applikationstechnik und Lackherstellung wird an dieser Stelle auf die vorhandene Literatur verwiesen, u. a. [9.4.2] [9.4.25].

9.4.4.2 Galvanik

Mit Hilfe der Galvanik können vergleichsweise dicke Metallschichten (ca. 10...30 µm) auf Kunststoffen abgeschieden werden.

Bei mehrphasigen Kunststoffen, wie ABS, wird die Oberfläche durch Beizen chemisch aufgeraut, indem eine Phase aus der Oberfläche entfernt wird [9.4.25]. Dabei entstehen Kavernen. Bei einphasigen Kunststoffen müssen verschiedene Verfahren zum Aufrauen der Oberfläche angewendet werden. Bei PA 6 wird die Oberfläche angequollen, um Mikrorauigkeiten statt Kavernen zu erhalten [9.4.34]. Bei PP erfolgt ein zweistufiges Beizen zur Erzeugung der notwendigen Kavernen [9.4.25].

Bei der Verwendung Chrom-VI-haltiger Beizmittel muss dieses erst zu III-wertigem Chrom reduziert werden, um eine Verunreinigung der nachfolgenden Prozessbäder zu verhindern. Die Aktivierung mit kolloidalem Palladium schließt sich an. Dabei werden Palladiumkeime in die Kavernen oder Mikrorauigkeiten eingebracht und an der Kunststoffoberfläche adsorbiert. Bei der folgenden chemischen Metallisierung wirken die Palladiumkeime als Katalysator, sodass eine Kupfer- oder Nickelschicht mit Schichtdicken zwischen 0,2 µm und 0,4 µm abgeschieden wird, um die Oberfläche elektrisch leitfähig zu machen. Diese ist mechanisch in den Kavernen oder Mikrorauigkeiten verankert. Zur Aufdickung der Nickelschicht wird eine weitere Nickelschicht elektrolytisch abgeschieden, bevor eine Kupferschicht, die u. a. biozide Eigenschaften aufweist, abgeschieden wird. Die Kupferschicht weist eine Schichtdicke zwischen 10 µm und 30 µm auf [9.4.25].

Die gängigen Standardkunststoffe, wie PE, PP, ABS, aber auch technische Kunststoffe, wie PC, POM, SAN, und verschiedene Polyamide sowie Hochleistungskunststoffe, wie PEEK, PPS oder LCP können mittels Galvanik metallisiert werden [9.4.33]. Großtechnisch erfolgt die Galvanisierung vor allem bei ABS, PC/ABS, PA 6 und PP [9.4.25].

Bei der konstruktiven Gestaltung der Bauteile ist neben der kunststoffgerechten auf eine galvanisierungsgerechte Konstruktion zu achten. Dabei sind vor allem scharfe Ecken und Kanten, Sacklöcher und Hinterschnitte zu vermeiden. Außerdem müssen die Gestellaufnahme zum Eintauchen in die Bäder und die Kontaktierungsstellen für die elektrische Kontaktierung bei der Schichtabscheidung berücksichtigt werden. Des Weiteren sollte das Bauteil spannungsarm gefertigt werden können und Bindenähte nicht in Sichtflächen liegen, da beides zu optischen Fehlstellen in der Schicht führt [9.4.25].

9.4.5 Abschlussbetrachtung

Zusammenfassend ist zu sagen, dass es umfangreiche Möglichkeiten der antibakteriellen Ausrüstung von Kunststoffartikeln gibt. Diese müssen jedoch immer auf das zu betrachtende Produkt zugeschnitten werden. Bei großvolumigen Bauteilen kann beispielsweise eine Lackierung aufgrund des günstigen Verhältnisses von Kosten zu Nutzen besser geeignet sein als die direkte Ausrüstung des Kunststoffes.

Eine wechselseitige Beeinflussung der bioziden Wirkstoffe mit dem Kunststoff und weiteren Additiven kann ebenfalls vorhanden sein und ist im Einzelfall durch Voruntersuchungen zu prüfen. So hat die Farbgebung einen Einfluss auf die Wirksamkeit der bioziden Wirkstoffe und kann zu einer Neutralisation des bioziden Effektes führen [9.4.29].

Der Bedarf an antibakteriellen Produkten wird weiter wachsen. Dazu tragen sowohl die durch die Medien geförderten, gesteigerten Wahrnehmungen der Problematik mit Krankenhauskeimen in der Gesellschaft bei, als auch die politische Diskussion über einheitliche Hygienevorschriften für Krankenhäuser. Es zeichnet sich bereits ein Trend auf Forschungs- und Produktebene ab, der diese Erwartung unterstützt. Gegenwärtig liegen keine fundierten Erkenntnisse über die Verringerung der Infektionsraten in Krankenhäusern durch den Einsatz von Produkten mit antibakteriellen Oberflächen vor. Es konnte aber bereits mehrfach gezeigt werden, dass die Keimzahl auf entsprechend ausgerüsteten Oberflächen signifikant reduziert werden kann. Auch die im wissenschaftlichen Diskurs beobachtete Resistenzbildung von Bakterien gegen die Auswirkung von Kupfer- und Silberionen gilt es in Zukunft zu beobachten.

Die prognostizierte demografische Entwicklung eröffnet einen weiteren Markt für biozide Produkte. Diese sind speziell auf eine altersgerechte Lebensführung zugeschnitten und können dazu beitragen, durch eine allgemeine Verringerung der Exposition mit Keimen im Alter gesünder zu leben.

Literatur zu Abschnitt 9.4

[9.4.1] Abdelmonem, A.: Nanoparticles: Synthesis, Surface Modification and Functionalization for Biological and Environmental Applications. Dissertation, Phillipps-Universität Marburg, 2016

[9.4.2] Bielemann, J.: Lackadditive. Weinheim: WILEY-VCH Verlag, 1. Auflage, 1998

[9.4.3] Bleichert, P.: Untersuchungen zur Wirkungsweise antimikrobieller Kupferoberflächen. Dissertation, Martin-Luther-Universität Halle-Wittenberg, 2015

[9.4.4] Bonten, C.; Schmachtenberg, E.: Trends und Hilfsmittel in der Produktentwicklung. In: Kunststoffe 89 (1999) 1, S. 22 – 30

[9.4.5] Buttron, S.: Zulassungsstrategie – Wichtiger Eckpfeiler für eine erfolgreiche Produktentwicklung und Vermarktung. Innovationsforum für Medizintechnik Tuttlingen, 11. Oktober 2016

[9.4.6] Chaudhuri, R.; Paria, S.: Core/Shell Nanoparticles: Classes, Properties, Synthesis Mechanisms, Characterization, and Applications. In: Chemical Reviews 2012 (112), S. 2373 – 2433

[9.4.7] De Jonge, L.: Inaktivierung von Bakterien auf einer photodynamisch aktiven Oberfläche mittels unterschiedlicher Photosensibilisatoren. Dissertation, Universität Regensburg, 2013

[9.4.8] El-Dessouky, H.; Lawrence, C.: Nanoparticles dispersion in processing functionalized PP/TiO2 nanocomposites: distribution and properties. In: Journal of Nanoparticle Research 2010 (3) 13, S. 1115 - 1124

[9.4.9] Fischer, L.: Nicht genetische Resistenz gegen Nanosilber. In: Spektrum 49/2017

[9.4.10] Frerich, H.; Pfitzner, F.; Tremel, W.: Neue Nanopartikel in Lacken verhindern die Bildung von Biofilmen. In: Farbe und Lack (Online-Ausgabe), *http://www.farbeundlack.de/Wissenschaft-Technik/Rohstoffe/Neue-Nanopartikel-in-Lacken-verhindern-die-Bildung-von-Biofilmen*, online seit 04.07.2018, abgerufen am 17.08.2018

[9.4.11] Frissora, C.: Die richtige Materialwahl. In: Kunststoffe 98 (2008) 4, S. 112 - 117

[9.4.12] Guggenbichler, J.-P.; Bulitta, C.: Genuin keimarme/keimfreie Oberflächen zur Verhinderung nosokomialer Infektionen. Fachbeitrag Medizintechnik, 2015 03, S. 98 - 103

[9.4.13] Greßler, S.; Gaszó, A.: Oberflächenmodifizierte Nanopartikel - Teil I: Arten der Modifikation, Herstellung, Verwendung. In: nano trust dossiers Nr. 046, Mai 2016

[9.4.14] Gärchter, R.; Müller, H.: Taschenbuch der Kunststoffadditive. München, Wien: Carl Hanser Verlag, 3. Auflage, 1989

[9.4.15] Guggenbichler, J.-P.: Nachhaltige Keimfreiheit von Oberflächen durch Ausstattung mit Übergangs-Metallsäuren (Lewis-Säuren). Tuttlingen, 5. Innovationsforum für Medizintechnik, 10. Oktober 2013

[9.4.16] Herget, H.; Frerichs, H.; Pfitzner, F.; Tremel, W.: Cerdioxid schützt vor marinem Fouling. Chemie unserer Zeit, 2017

[9.4.17] Herget, K.; Hubach, P.; Pusch, S. et. Al.: Haloperoxidase mimicry by CeO2-x nanorods combats biofouling. Advanced Materials 2017 (29) 1

[9.4.18] Haggstrom, J. A.; Klabunde, K. J.; Marchin, G. L.: Biocidal properties of metal oxide nanoparticles and their halogen adducts. Nanoscale 2010, 2, S. 399 - 405

[9.4.19] Höft, T.: Antimikrobielle Kabel und Systeme. Innovationsforum für Medizintechnik Tuttlingen, 11. Oktober 2016

[9.4.20] Huppmann, T.: Maximierung der Oberflächentoxizität von Polymeren durch Titandioxid. Dissertation, Technische Universität Marburg, 2014

[9.4.21] Kohlgruber, K.: Der gleichläufige Doppelschneckenextruder. München, Wien: Carl Hanser Verlag, 2. Auflage, 2016

[9.4.22] Königs, A.: Einfluss von Silber auf die Vitalität von Biofilmen klinisch relevanter Bakterien. Dissertation, Universität Duisburg Essen, 2015

[9.4.23] Kroschwald, F.: Prozessintegrierter Transfer von Nanopartikeln auf Polycarbonatoberflächen beim Spritzgießen. Dissertation, Universität Dresden, 2015

[9.4.24] Kramer, A.; Schebke, I.; Kampf, G.: How long do nosocomial pathogens persist on inanimate surfaces? A systematic review. BMC Infectious Diseases, 2006 (6)

[9.4.25] Lake, M.: Oberflächentechnik in der Kunststoffverarbeitung. München, Wien: Carl Hanser Verlag, 2. Auflage, 2016

[9.4.26] Lunk, H.-J.; Guggenbichler, J.-P.: Antimikrobielle Wirksamkeit von Übergangsmetalloxiden und ihr Einsatz in Medizin, Industrie und Haushalt. Vortrag in der Klasse für Naturwissenschaften und Technikwissenschaften, Leibniz Online, 16 (2014)

[9.4.27] Lu, Po-Liang; Siu, LK; Chen, Tun-Chieh; et. al.: Methilin-resistant Staphylococcus aureus and Acinebactor maumannii on computer interface surfaces of hospital wards and association with clinical isolates. BMC Infectious Diseases, 2009 (9)

[9.4.28] Michaeli, W.: Schneckenauslegung bei der Herstellung von Polymer-Schichtsilikat-Masterbatches. In: Chemie-Technik 09.10.2010: *https://www.chemietechnik.de/schneckenauslegung-bei-der-herstellung-von-polymer-schichtsilikat-masterbatches/*; aufgerufen am 14.08.2018

[9.4.29] N. N.: Projekthandbuch Antibakterielle Oberflächen – unterschiedliche Systeme und ihre Wirksamkeit. Projekthandbuch des Projektes „Antibakterielle Oberflächen", Kunststoff-Institut für die mittelständische Wirtschaft NRW GmbH (K.I.M.W.), 2010

[9.4.30] Mitteilung des Vorstandes der Deutschen Gesellschaft für Krankenhaushygiene e. V. „Aktuelle Forderungen der DGKH zur Krankenhaushygiene", Hyg. Med. 2015

[9.4.31] N. N.: OECD'S WORK ON CHEMICALS SAFETY, *http://www.oecd.org/science/nanosafety/45910212.pdf*, aufgerufen am 26. Juli 2017

[9.4.32] N. N.: DIPNA Report Summary, *http://cordis.europa.eu/result/rcn/48763_en.html*, aufgerufen am 26. Juli 2017

[9.4.33] N. N.: Kunststoffe galvanisieren. *https://galvotec.ch/diverse-kunststoffe-galvanisieren/*, aufgerufen am 15. August 2018

[9.4.34] N. N.: Kunststoffgalvanik. *http://fgk.zvo.org/kunststoffgalvanik.html?L=0/*, aufgerufen am 15. August 2018

[9.4.35] Raab, C.; Simkó, M.; Fiedeler, U. et. Al.: Herstellungsverfahren von Nanopartikeln und Nanomaterialien. In: nano trust dossiers Nr. 006, November 2008

[9.4.36] Schneider, G.: Regulierung von Nanomaterialien in der EU am Beispiel der Biozidzulassung von Nanosilber. Netzwerktag NanoSilber 2017, Würzburg, 29. Juni 2017

[9.4.37] Theis, J.: Nanopartikel aus der Gasphase für optische und elektrische Anwendungen. Dissertation, Universität Duisburg-Essen, 2016

[9.4.38] Warnes, S.: Laboratory studies to investigate the efficacy and mechanism of action of copper alloys to kill a range of bacterial pathogens and inactivate norovirus. Dissertation, University of Southampton, 2014

[9.4.39] Zweifel, H.; Maier, R.; Schiller, M.: Plastics Additives Handbook. München, Cincinnati: Carl Hanser Verlag, 6. Auflage, 2009

10 Sterilisationsverfahren für Medizinprodukte

Thomas Kremser (M. Sc.), Anwendungstechnisches Labor, B. Braun Melsungen AG

Prof. Dr.-Ing. Stefan Roth, Angewandte Kunststofftechnik, Hochschule Schmalkalden

Die Sicherheit und Leistungsfähigkeit von Medizinprodukten im europäischen Wirtschaftsraum ist über die europäische Verordnung für Medizinprodukte, die Medical Device Regulatory (MDR) 2017/745, geregelt und vorgeschrieben [1]. Ein wesentlicher Bestandteil ist dabei die Sicherstellung, dass beim Inverkehrbringen des Produkts keinerlei Gefährdung für den Patienten besteht. Jegliche Medizinprodukte, die direkten Kontakt oder Kontakt über Wunden bzw. Schleimhäute zum menschlichen Körperkreislauf haben, müssen daher frei von vermehrungsfähigen Mikroorganismen sein, um Infektionen auszuschließen [7]. Zu diesen Produkten zählen unter anderem:

- chirurgische Instrumente,
- Implantate oder
- Einmalartikel zur Infusion.

Dieser geforderte sterile Zustand eines Produkts kann über verschiedene Sterilisationsprozesse herbeigeführt werden, welche sich vereinfacht in Hoch-und Niedertemperaturverfahren, sowie nach physikalischer oder chemischer Einwirkung einteilen lassen (Bild 10.1).

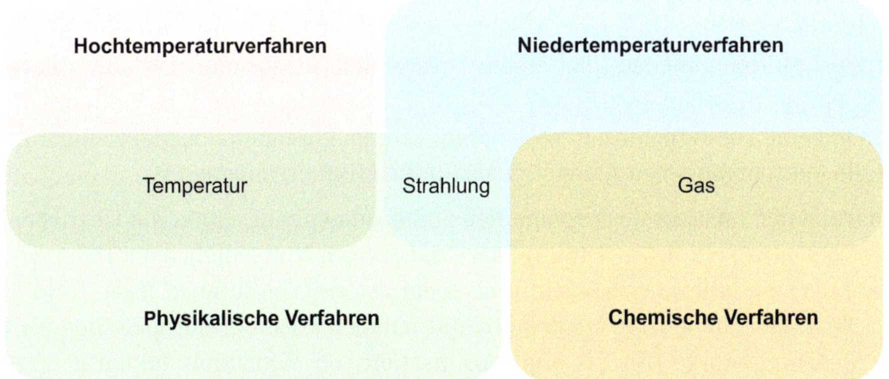

Bild 10.1 Übersicht verschiedener Sterilisationsverfahren

Die Auswahl des Verfahrens grenzt sich für den Anwender hauptsächlich auf drei Aspekte ein:

1. Die materialseitige Verträglichkeit des Produkts mit dem Sterilisationsverfahren,
2. die konstruktive Gestaltung des Produkts sowie
3. die Frage nach den Kosten (laufende Kosten und Anschaffungskosten).

Die Kosten hängen wesentlich von der Stückzahl der zu sterilisierenden Produkte und somit auch dem tatsächlichen Industriezweig ab (Arztpraxis, Krankenhaus, Medizinproduktehersteller). Hierüber ist auch maßgeblich die Frage nach einer Eigenanschaffung oder der Sterilisation bei einem externen Dienstleister (Lohnsterilisation) bestimmt [4]. Gegenstand dieses Kapitels ist jedoch keine wirtschaftliche Betrachtung. Ebenso wenig wird auf die Wirksamkeit, die genaue Prozessführung oder Validierungsfragen eingegangen. Es soll hier lediglich eine Zusammenstellung der möglichen Hauptverfahren für die Sterilisation verschiedener Kunststoffe, deren Risiken und Einschränkungen sowie Vor- und Nachteile aufgeführt werden. Daher wird vor allem auf die oben genannten Punkte der materialseitigen Verträglichkeit und der Gestaltungsaspekte eingegangen.

Grundsätzlich bedeutet Sterilisieren das Inaktivieren von Mikroorganismen zu einem festgelegten Anteil. Diese Inaktivierung folgt einem exponentiellen Zusammenhang zur Prozesseinwirkung und ist für definierte Sterilisationsprozesse über einen Dezimalreduktionswert D_{10} charakterisiert [2, 5]. Als Prozesseinwirkung ist die keimabtötende Prozessgröße definiert, welche je nach Sterilisationsprozess variiert (Bild 10.1) und beispielsweise die Einwirkzeit bei einer bestimmten Temperatur darstellt. Der D_{10}-Wert hängt von dem Sterilisationsverfahren sowie vom Mikroorganismus selbst ab. Er beschreibt die nötige Prozesseinwirkung zur Reduktion der Mikroorganismen um eine Zehnerpotenz. Bei der Betrachtung von beispielsweise einer Hochtemperatursterilisation repräsentiert der D_{10}-Wert eine Zeit und liegt typischerweise im Bereich von Minuten. Um dies zu veranschaulichen, ist in Bild 10.2 die Abtötungscharakteristik bzw. Überlebenswahrscheinlichkeit für zwei Mikroorganismen bei einem bestimmten Sterilisationsverfahren dargestellt [2, 5]. Im Beispiel ist $D_{10}(A) < D_{10}(B)$. Um also die Anzahl an Mikroorganismen um eine Zehnerpotenz zu reduzieren, wird im gezeigten Beispiel weniger Zeit für die Mikroorganismen A benötigt als für die Mikroorganismen B.

Aufgrund der Tatsache des exponentiellen Zusammenhangs sinkt die Überlebenswahrscheinlichkeit nie auf Null, sondern nähert sich Null lediglich an. Daher wird von einem Sterilitätssicherheitsniveau (engl.: sterility assurance level, SAL) gesprochen. Für ein steriles Medizinprodukt hat sich nach der europäischen Norm für Medizinprodukte DIN EN 556 „Sterilisation von Medizinprodukten (…)“ ein SAL von 10^{-6} etabliert [6]. Das bedeutet, dass nach der Sterilisation die Überlebenswahrscheinlichkeit eines Mikroorganismus lediglich 10^{-6} betragen darf.

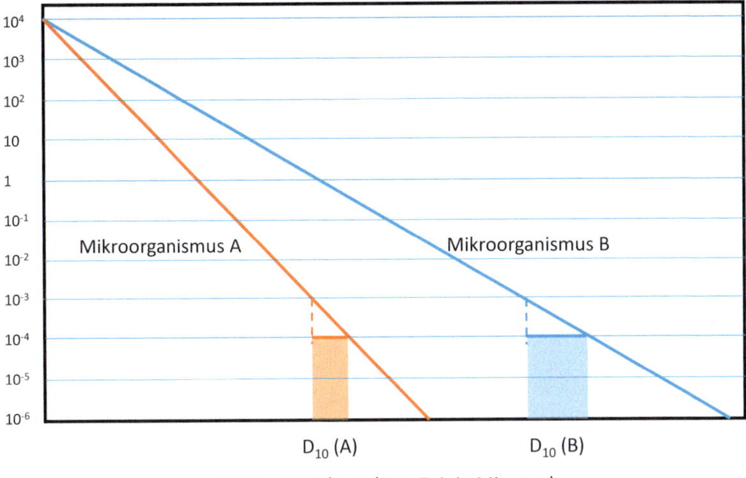

Bild 10.2 Zusammenhang zwischen der Überlebenswahrscheinlichkeit von Mikroorganismen und der Prozesseinwirkung bei der Sterilisation [nach 2]

Da der Umfang bzw. die Zeit der Sterilisation aus diesem Grund entscheidend davon abhängen, welche Ausgangskeimbelastung (engl.: bioburden) vor der Sterilisation vorliegt, ist es wichtig, bereits bei der Herstellung auf möglichst keimarme Bedingungen zu achten [3].

Oftmals im gleichen Zusammenhang erwähnt, jedoch von der Sterilisation abgegrenzt ist die Desinfektion über meist wässrige Lösungen mit unterschiedlichen Wirkstoffklassen [3]. Die Desinfektion dient vorwiegend dazu, keimarme Bedingungen an Arbeitsplätzen (Reinräume, Krankenhäuser etc.) zu schaffen oder ggf. direkt vor der Anwendung am Patienten krankheitserregende Keime auf einem Produkt signifikant zu reduzieren. Die Sterilisation hingegen muss eine tatsächliche Inaktivierung jeglicher Mikroorganismen bzw. ein SAL von 10^{-6} gewährleisten und wird meist an endverpackten Produkten vor der Kundenauslieferung durchgeführt.

10.1 Hochtemperatursterilisation

Bei Hochtemperaturverfahren ist die sterilisierende Prozessgröße die Temperatureinwirkung über einen bestimmten Zeitraum. Im einfachsten Verfahren wird die Sterilisation allein über trockene Hitze und die Haltezeit geregelt. Bei dieser sogenannten Heißluftsterilisation haben sich genormte Prozessparameter weitestgehend durchgesetzt [7]:

- 180 °C mit einer Haltezeit ≥ 30 min bzw.
- 160 °C mit einer Haltezeit ≥ 120 min.

Das Heißluftsterilisationsverfahren kann durch Kombination mit Feuchtigkeit erweitert werden, wodurch sich die Abtötungseffektivität steigern lässt und damit geringere Temperaturen und Haltezeiten benötigt werden (Heißdampfsterilisation). Heißluftsterilisation findet daher mittlerweile sehr wenig Anwendung, wohingegen Heißdampfsterilisation gerade bei wiederverwendbaren und temperaturbeständigen Produkten wie z. B. chirurgischen Instrumenten häufig eingesetzt wird [9]. Bei der Heißdampfsterilisation haben sich ebenfalls genormte Prozessparameter durchgesetzt, z. B. nach DIN EN 285:2015 „Sterilisation – Dampf-Sterilisatoren – Groß-Sterilisatoren" [8]:

- 121 °C mit einer Haltezeit ≥ 15 min oder
- 134 °C mit einer Haltezeit ≥ 3 min.

Abweichende Zeit-Temperaturprofile sind für beide Methoden zulässig, sofern die Wirksamkeit bzw. das Erreichen eines SAL von 10^{-6} gewährleistet werden kann [2, 9]. Die Sterilisation findet in Gasdruckbehältern, sogenannten Autoklaven, statt. Eine typische Prozessführung ist beispielhaft in Bild 10.3 gezeigt.

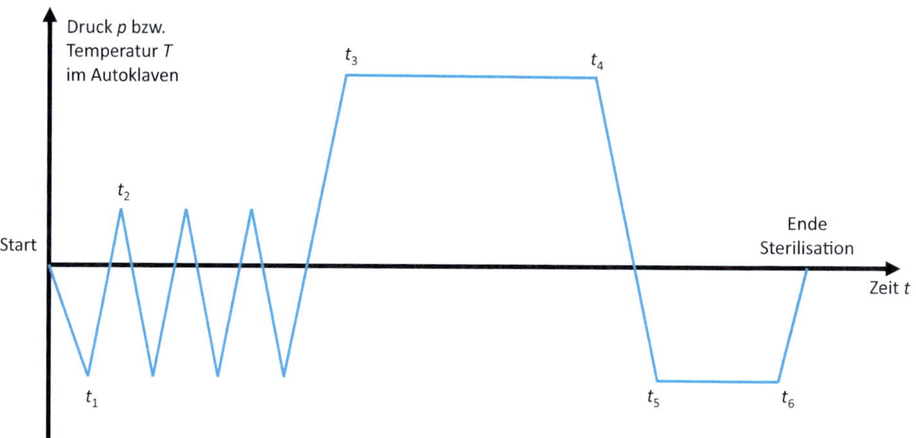

t_1 – Beginn erster Dampfeintritt t_2 – Beginn zweite Evakuierung
t_3 – Beginn Haltezeit t_4 – Ende Haltezeit
t_5 – Beginn Trocknungsphase t_6 – Ende Trocknungsphase

Bild 10.3 Schematische Darstellung der Prozessführung bei der Heißdampfsterilisation [nach 8]

Zusammenfassung

Grundsätzlich erfordern Hochtemperaturverfahren in der Regel eine thermische Beständigkeit > 120 °C, welches die Anwendung für thermolabile Polymere einschränkt und vor allem Heißluftsterilisation zu einem kaum genutzten Verfahren für Kunststoffe macht [3]. Heißdampfsterilisation kommt zwar mit geringeren Temperaturen aus, jedoch ergeben sich durch die Feuchtigkeit zusätzliche Probleme bei wasseraufnehmenden Kunststoffen wie beispielsweise Polyamiden oder

Polyurethanen. Tabelle 10.1 fasst die wesentlichen Prozessparameter sowie Vor- und Nachteile zusammen und gibt Anwendungsbeispiele in Bezug auf Kunststoffe.

Tabelle 10.1 Zusammenfassung: Hochtemperatursterilisation

Verfahren	Prozessparameter	Hinweise	Kunststoffe (Auswahl)
Heißluft	T = 160 bis 200 °C t = Minuten bis Stunden	Hitzeresistenz der Materialien beachten	PEEK, PTFE, Silikone
Heißdampf	T = 110 °C bis 140 °C t = bis 60 Minuten	Hitzeresistenz und Wasseraufnahme/ Hydrolysebeständigkeiten der Materialien beachten	PEEK, PSU, PP, PE, PTFE, Silikone

10.2 Niedertemperatursterilisation

Im Gegensatz zu Hochtemperaturverfahren finden Niedertemperaturverfahren bei deutlich niedrigeren Temperaturen (in der Regel < 60 °C) statt und nutzen zur Keimabtötung ionisierende Strahlung oder toxisches Gas. Die Tatsache deutlich geringerer Prozesstemperaturen macht sie für viele temperaturlabile Kunststoffe zu einer Alternative gegenüber der Hochtemperatursterilisation.

10.2.1 Strahlensterilisation

Bei der Sterilisation mittels ionisierender Strahlung führt diese durch Energieeintrag zur Zerstörung von Mikroorganismen. Die relevante Prozessgröße stellt hierbei die aufgebrachte Dosis dar. Sie ist die an ein Volumenelement dV der Dichte ρ abgegebene Energie E, bezeichnet also die absorbierte Energie pro bestrahlter Masse [10]:

$$D = \frac{1}{\rho}\frac{dE}{dV} = \frac{dE}{dm}\, in \frac{J}{kg} = Gy$$

D = Dosis, E = Energie, m = Masse, ρ = Dichte, V = Volumen, J = Joule, kg = 10^3 Gramm, Gy = Gray

Die Auswahl einer geeigneten Strahlendosis ist in der ISO 11137 „Sterilisation von Produkten für die Gesundheitsfürsorge - Strahlen (...)“ [11] geregelt, wobei oft die durch verschiedene Regulatorien anerkannte Standardabsorptionsdosis von 25 kGy genutzt wird [3, 12]. Abweichende Bestrahlungsdosen sind erlaubt, sofern ein SAL von 10^{-6} erreicht wird und nachgewiesen werden kann [11]. Neben den etablierten Verfahren der Elektronenbestrahlung und der Gammabestrahlung stellt seit wenigen Jahren auch die Röntgenbestrahlung eine wirtschaftlich nutzbare Alternative für industrielle Anlagen dar [10, 13]. Grundsätzlich ist zudem ultraviolette Strahlung in der Lage, Mikroorganismen wirksam abzutöten. Die deutlich geringere Energie und damit die geringere Penetrationsfähigkeit machen diese Strahlungsart jedoch für eine industrielle Sterilisation für Medizinprodukte nicht brauchbar. Anwendbarkeit finden UV-Sterilisationsstrahler z. B. bei Reinraumwerkbänken [3]. Zwischen den für Medizinprodukte relevanten Verfahren Gamma- (X-ray-) und Elektronenbestrahlungsanlagen ergeben sich lediglich Unterschiede in der Durchdringungsfähigkeit und damit der benötigten Bestrahlungszeit zum Erreichen einer Zieldosis. Bei der Elektronenstrahlsterilisation ergibt sich durch die starke Wechselwirkung die Zieldosis innerhalb sehr kurzer Zeit (Sekunden). Die begrenzte Penetrationsfähigkeit erlaubt in Abhängigkeit von der Dichte bzw. dem Flächengewicht die Bestrahlung von Kartonagen. Im Gegensatz hierzu kann mittels Gamma- oder Röntgenbestrahlung Palettenware sterilisiert werden, wobei das Aufbringen der Zieldosis Minuten (X-ray) bis Stunden (Gammabestrahlung) dauert [10]. Schematisch ist in Bild 10.4 eine industrielle Gammasterilisationsanlage gezeigt.

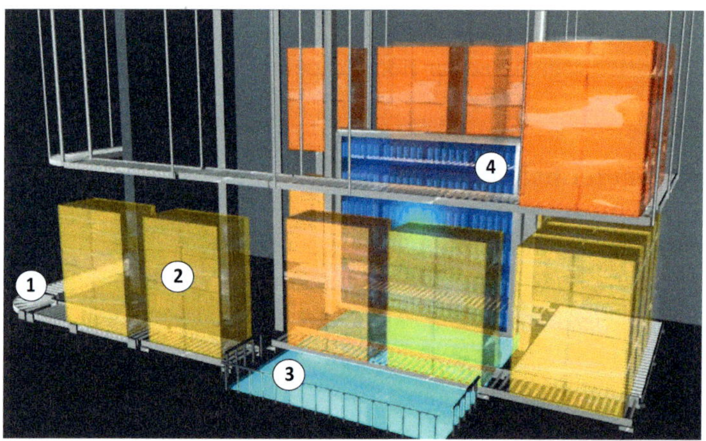

Bild 10.4 Schematische Darstellung einer Gammasterilisationsanlage [17]
1 - Transportsystem
2 - Paletten mit Sterilisationsgut
3 - Wasserbecken (zur Aufnahme der Strahlenquelle bei Betriebsstillstand)
4 - Quellenwand (Bestrahlungsquelle mit Strahlungselementen)

Neben dem Abtöten von Mikroorganismen können die absorbierten Strahlungsenergien Veränderungen in Kunststoffen auslösen. Diese können sich neben der Mechanik auch auf die optischen Eigenschaften beziehen. Ursache hierfür sind komplexe strahlungschemische Reaktionen, welche zu Kettenverzweigung, Kettenvernetzung und/oder Kettenabbau führen können. Maßgeblich für den Effekt der Strahlung ist der chemische Aufbau des Kunststoffes, dessen Stabilisierung durch Additive sowie die Prozessparameter bei der Bestrahlung [14].

Sterilisation mit ionisierender Strahlung sollte bereits früh in der Entwicklungsphase eines Produkts berücksichtigt werden, da strahlenchemische Prozesse wie Kettenverzweigung, Kettenvernetzung und/oder Kettenabbau stattfinden, und somit wesentliche Veränderungen in Mechanik und Optik hervorgerufen werden können. Es sollten daher lediglich strahlungsunempfindliche oder speziell stabilisierte Kunststofftypen eingesetzt werden. Für besonders anfällige Kunststofftypen wie POM oder PTFE ist Strahlensterilisation nicht zu empfehlen, bei PP sollten nur speziell stabilisierte Typen eingesetzt werden [5]. Tabelle 10.2 stellt die wesentlichen Unterschiede der Verfahren gegenüber. Die Strahlensterilisation erweist sich als besonders vorteilhaftes Verfahren, da sie emissionsfrei und ohne Rückstände auf dem Produkt eine einfache und schnelle Verarbeitung der Produkte erlaubt.

Tabelle 10.2 Zusammenfassung: Strahlensterilisation

Verfahren	Prozessparameter	Zu beachten	Kunststoffe
Elektronenstrahlung	$t < 1$ Sekunde	Geringe Durchstrahlungsfähigkeit, daher geringe Packungsdichten Beständigkeit der Materialien	Vorsicht bei POM, PP, PTFE
Gammastrahlung	t = Stunden	Radioaktive Isotope nötig (Aktivitätsverlust über Zeit) Beständigkeit der Materialien	
Röntgenstrahlung	t = Minuten bis Stunden	Beständigkeit der Materialien	

10.2.2 Gassterilisation

Eine weitere und in der Medizintechnik seit vielen Jahren etablierte Methode ist die Gassterilisation. Dabei wird das Sterilgut mit einem toxischen Gas behandelt, welches die Mikroorganismen abtötet. In großindustriellen Anlagen wird vor allem Ethylenoxid (EtO) als Gas genutzt, wobei auch andere Gase verwendet werden können. Die chemische Strukturformel von Ethylenoxid ist in Bild 10.5 dargestellt.

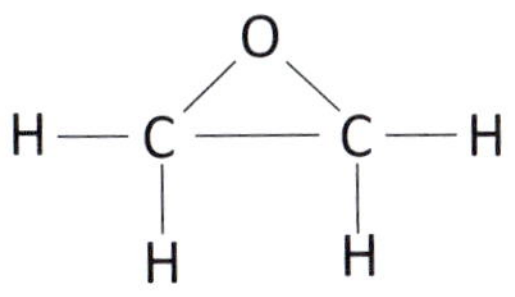

Bild 10.5
Chemische Strukturformel von Ethylenoxid

Die Abtötungswirkung von Ethylenoxid wird Alkylierungsreaktionen mit Mikroorganismen zugeschrieben [15], wobei die Effizienz des Gassterilisationsprozesses generell abhängig ist von: [15]

- dem verwendeten Gas und dessen Konzentration,
- der konstruktiven Gestaltung (gasdichte Toträume können nicht erreicht werden),
- der relativen Feuchte in Kombination mit der Prozesstemperatur sowie
- der Expositionszeit.

Da es sich bei Ethylenoxid um ein giftiges und hochentzündliches Gas handelt, wird es meist mit Kohlendioxid oder Stickstoff als Trägergasen gemischt. Zusätzlich muss die Sterilisationskammer ständig auf Leckagen geprüft werden [3]. Durch die geringe Molekülgröße penetriert Ethylenoxid nicht nur in die Zellen der Mikroorganismen, sondern auch in die Produkte selbst. Daher muss nach der eigentlichen Sterilisation eine ausreichende Entgasung der Produkte erfolgen. Dabei darf die vorgeschriebene Rückstandskonzentration von 250 ppm bzw. 25 ppm bei Implantaten nicht überschritten werden [16]. Durch Vakuum- und Temperaturzyklen kann die Entgasungszeit verringert werden [15]. Ein typischer Prozessverlauf der Ethylenoxidsterilisation ist in Bild 10.6 dargestellt.

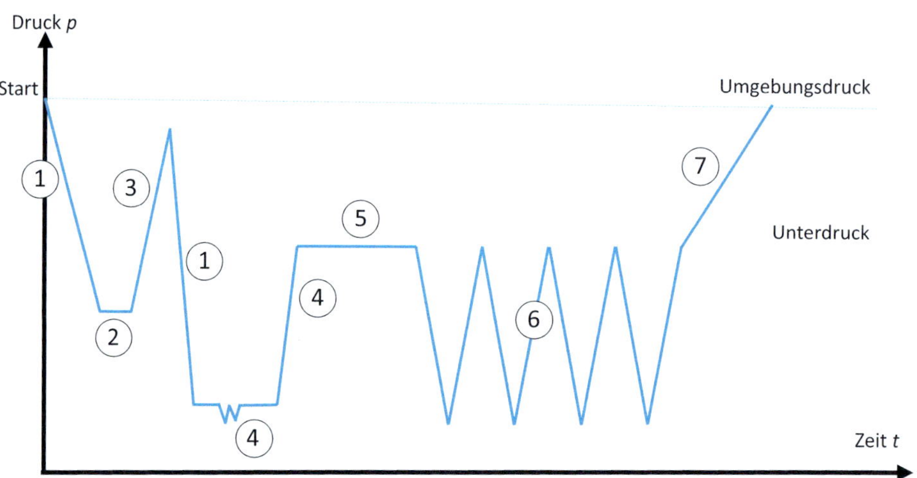

1 – Evakuierung
2 – Dichtheitsprüfung
3 – Begasungsphase mit EtO Gas
4 – Wirkphase des Gases mit zusäzlicher Gaszuführung
5 – Wirkphase des Gases (Haltephase)
6 – Spülphase zur Evakuierung des EtO durch mehrere Spülzyklen
7 – Druckausgleich

Bild 10.6 Schematische Darstellung der Prozessführung bei der Heißdampfsterilisation [nach 18]

Nicht möglich ist die Gassterilisation bei abgeschlossenen Volumina, bei denen die zu sterilisierenden Oberflächen dem Gas nicht zugänglich sind. Darüber hinaus sind kleinlumige Räume einerseits schwerer erreichbar, andererseits auch wieder schwerer zu entgasen. Beides geht mit längeren Zykluszeiten einher [3].

Zusammenfassung

Aus Materialsicht ist die Ethylenoxidsterilisation für den Großteil an Kunststoffen die am wenigsten beeinflussende Sterilisationsmethode [16]. Dennoch können Absorption und Adsorption sowie chemische Reaktionen des hochreaktiven Gases im Kunststoff zu Veränderungen hinsichtlich Mechanik und Optik führen [16]. Die bei der Sterilisation meist über mehrere Stunden aufgebrachte Temperatur von 50 °C bis 60 °C sowie erhöhte Feuchtegehalte dürfen nicht unberücksichtigt bleiben. Weiterhin ist die Einhaltung der maximalen Rückstandskonzentrationen für das sichere Inverkehrbringen von Medizinprodukten unablässig. Relevante Prozesskenngrößen sind in Tabelle 10.3 zusammengefasst.

Tabelle 10.3 Zusammenfassung: Ethylenoxidsterilisation

Verfahren	Prozessparameter	Zu beachten	Kunststoffe
Ethylenoxid	T = 50 - 60 °C Rel. Feuchte = 40 - 70 % t = Stunden bis Tage (Entgasungszeit)	Frei zugängliche Oberflächen Grenzwerte der Restgaskonzentration	Kaum Einschränkungen

Literatur zu Kapitel 10

[1] Medical Device Directive, Europäische Richtlinie 93/42 EWG des Rates vom 14. Juni 1993 über Medizinprodukte

[2] T. Miorini: Grundlagen der Sterilisation, Institut für angewandte Hygiene Graz, 2008

[3] E. Wintermantel: Medizintechnik - Life Science Engineering, Springer Verlag, 2009

[4] Sterilisation - allgemeine Informationen, Deutsche Gesellschaft für Sterilgutversorgung e. V., Stand 2014

[5] Produktbroschüre Strahlensterilisation, Beta Gamma Service GmbH & Co. Kg

[6] DIN EN 556 : Sterilisation von Medizinprodukten - Anforderungen für in der Endverpackung zu sterilisierende Medizinprodukte, die als „steril" gekennzeichnet werden

[7] D. Maurer: Verschiedene Dekontaminationskonzepte für CO2-Inkubatoren im Vergleich - eine Betrachtung aus Anwendersicht, BINDER GmbH

[8] DIN EN 285: Sterilisation - Dampf-Sterilisatoren - Groß-Sterilisatoren

[9] Empfehlungen für die Validierung und Routineüberwachung von Sterilisationsprozessen mit trockener Hitze für Medizinprodukte, Deutsche Gesellschaft für Krankenhaushygiene e. V., Stand 2009

[10] A. Heger: Technologie der Strahlenchemie von Polymeren, Carl Hanser Verlag, 1990

[11] DIN EN ISO 11137: Sterilisation von Produkten für die Gesundheitsvorsorge - Strahlen

[12] J.W. Dorpema: Review and state of the art on radiation sterilisation of medical devices. Radiat. Phys. Chem. Vol. 35, 1990

[13] X-ray sterilization for medical device: the x factor. Iba Industrial - White paper

[14] G. Ehrenstein: Beständigkeit von Kunststoffen, Hanser Verlag, 2007

[15] D. Dempsey: Sterilization of Medical Devices: A Review. J. Biomater. Appl., 1988, Vol. 3

[16] The Effect of Sterilization Methods on Plastics and Elastomers, Plastic Design Library, 1994

[17] Bildmaterial bereitgestellt von Beta Gamma Service GmbH & Co. Kg

[18] Bildmaterial bereitgestellt von B. Braun Melsungen AG

11 Anwendungsbeispiel Infusionstherapie

Prof. Dr.-Ing. Stefan Roth, Angewandte Kunststofftechnik,
Hochschule Schmalkalden

Die Infusionstherapie dient der Verabreichung von Flüssigkeiten an den Patienten. Die Therapieziele sind der Ausgleich von Flüssigkeit, Regulierung des Elektrolyt- und Glucosehaushaltes, künstliche Ernährung, Gabe von Medikamenten in flüssiger Form und die Bluttransfusion.

Die Infusionstherapie findet breite Anwendung im klinischen Alltag, so zum Beispiel

- im Rettungsdienst zur Stabilisierung des Kreislaufes und Bekämpfung eines Schockes bei verunfallten Patienten durch Volumenersatz,
- während der Operation zur Kompensation von Flüssigkeitsverlusten und Bluttransfusion sowie zur Verabreichung von Sedierungsmitteln im Rahmen der Narkose,
- in der Pflege auf der Intensivstation und nachgelagerten Pflegestationen zur weiterführenden Therapie des Patienten in Form von enteraler und parenteraler Ernährung, medikamentöser Behandlung und Regulierung des Elektrolyt- und Glucosehaushaltes (s. Bild 11.1).

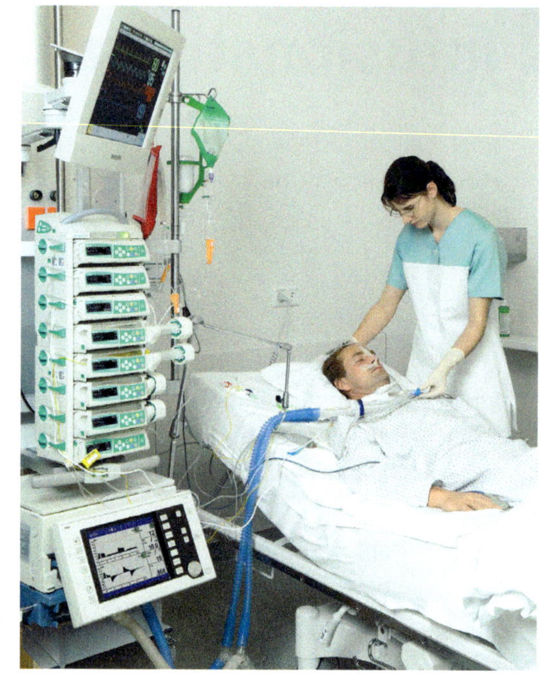

Bild 11.1 Infusionstherapie auf der Intensivstation [Quelle: B. Braun Melsungen AG]

Für die Verabreichung wird ein Infusionsregime bestehend aus Infusionsbehälter, Infusionsüberleitsystem und Patientenzugang aufgebaut (s. Bild 11.2). Als Infusionsbehälter stehen wahlweise Beutel, Glasflaschen, Spritzen oder halbstarre Behälter zur Verfügung. Der Patientenzugang kann peripher venös über einen Venenkatheter am Arm des Patienten erfolgen. Bei komplexeren Infusionsregimen, zum Beispiel bei Intensivpatienten, wo mehrere unterschiedliche Medien verabreicht werden, erfolgt der Zugang über einen zentralvenösen Katheter. Der Zugang erfolgt üblicherweise im Brustbereich über eine zentralvenöse Vene (medizinische Bezeichnung Vena subclava), wobei der Katheter bis unmittelbar in den rechten Herzvorhof vorgeschoben wird. Dadurch können die Infusionsmedien durch die Pumpleistung des Herzens unmittelbar mit dem Blutkreislauf schnell im Körper verteilt werden und wirken.

Die Infusion kann auch nach dem Prinzip der Schwerkraft erfolgen. Hierzu wird das hydrostatische Druckgefälle zwischen dem über dem Patienten positionierten Infusionsbehälter und dem Patienten ausgenutzt. Der Volumenstrom wird mittels einer Rollenklemme durch Veränderung des Querschnitts im Schlauch reguliert. Für die hochgenaue Verabreichung von Infusionsmedien werden Infusionspumpen eingesetzt. Die Förderung erfolgt hier über das Prinzip der peristaltischen Bewegung. Dazu wird der Schlauch des Infusionsüberleitsystems in die Infusionspumpe eingelegt und über eine Mechanik gewalkt, wodurch eine Förderung des

Volumens im Schlauch möglich wird (s. Bild 11.2). Dadurch wird eine hochgenaue Verabreichung des Infusionsmediums konstant über einen Therapiezeitraum von mehreren Stunden ermöglicht.

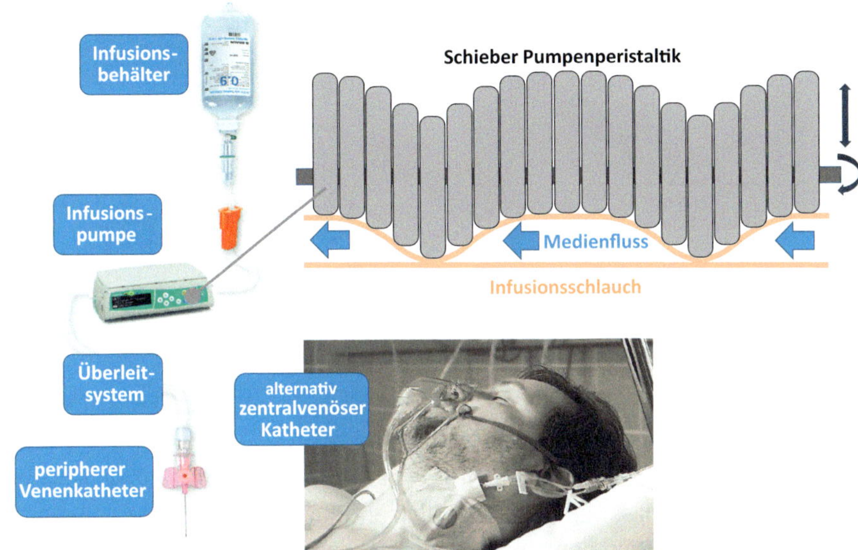

Bild 11.2 Prinzip Infusionsregime und Förderung durch Peristaltik [Quelle: B. Braun Melsungen AG]

Dem Infusionsüberleitsystem kommt somit eine zentrale Rolle im Infusionsregime zu. Um die Materialauswahl der Komponenten nachzuvollziehen, sollen zunächst die Aufgaben des Systems sowie dessen Komponenten in ihrer Funktion näher erläutert werden. Darauf aufbauend werden typische Materiallösungen für die einzelnen Komponenten vorgestellt. Bild 11.3 zeigt den Aufbau eines typischen Infusionssets am Beispiel der Infusomat Spaceline, Hersteller B. Braun Melsungen AG, und die den Komponenten zugeordneten, typischen Funktionen.

Daneben ergeben sich aus der Anwendung allgemeine Anforderungen das ganze Set betreffend:

- 72 h Betriebszeit,
- fünf Jahre Lagerdauer,
- Stückzahl > n × Mio. Einheiten/a,
- biokompatibel,
- Sterilität.

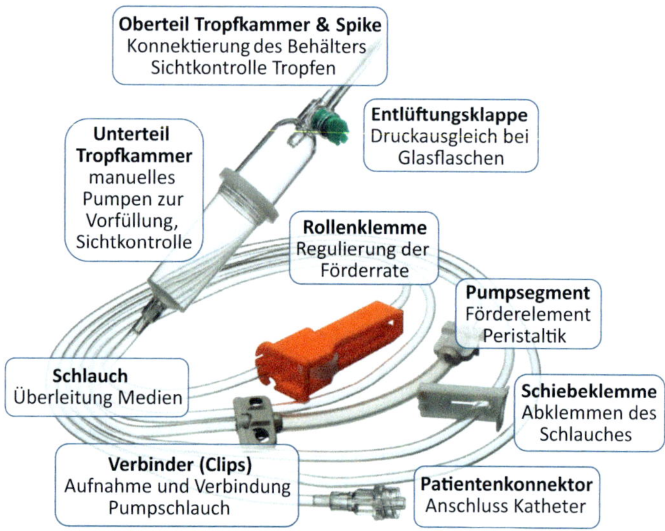

Bild 11.3 Infusionsset – Komponenten und Funktionen [Quelle: B. Braun Melsungen AG]

Es handelt sich um einen Einmalartikel, der in großen Stückzahlen hergestellt wird. Dies bedeutet, dass die Herstellverfahren und die damit verbundenen Herstellkosten sicher und effizient für die Massenproduktion geeignet sein müssen. An den Herstellprozess werden somit folgende Anforderungen gestellt:

- Verwendung von Großserienprozessen: Extrusion, Spritzgießen,
- Folge- und Verbundprozesse: Lösemittelkleben, Siegeln, Ultraschallschweißen.

Daraus ergeben sich bereits generelle Anforderungen an die eingesetzten Materialien, im Einzelnen:

- niedriger Materialpreis (Massenkunststoffe einsetzen, keine Spezialtypen),
- hohe Verfügbarkeit (Liefersicherheit, mehrere Lieferquellen),
- keine Rezepturänderung zur Vermeidung von aufwendigen Re-Qualifizierungen,
- Sterilisierbarkeit (Gas- und Strahlensterilisation),
- Biokompatibilität,
- Kompatibilität zu den eingesetzten Infusionsmedien (Elektrolyte, Ernährungslösungen: Lipide, Glukose, Aminosäuren, Medikamente) sowie alkoholischen Desinfektionsmitteln.

Aus den Funktionen der Komponenten, wie in Bild 11.3 illustriert, ergeben sich zudem für die einzelnen Materiallösungen individuelle Anforderungen.

Das Oberteil der Tropfkammer mit integriertem Anstechdorn (engl.: Spike) erfordert eine hohe Transparenz für eine Sichtkontrolle der Tropfen. Zudem muss der Spike sehr hart und steif sein, um ein sicheres Anstechen zu garantieren. Hier bietet sich PS als Werkstoff an, der diese beiden Anforderungen in sich vereint.

Die Entlüftungsklappe wird geöffnet, um bei Gasflaschen den Unterdruck auszugleichen, der durch das Entleeren der Flasche entsteht. Konstruktiv ist dies in einer Klappenlösung in Form eines Filmscharniers umgesetzt. Das Material hierzu benötigt eine hohe Dehnfähigkeit. Als Lösung bieten sich Polyolefine wie PE oder PP an. Beim PP ist zu beachten, dass es gegen die Strahlensterilisation besonders stabilisiert sein muss.

Das Tropfkammerunterteil muss eine Elastizität aufweisen. Bei Start der Therapie wird zuerst das Set vorgefüllt, indem der Anwender nach Konnektierung des Infusionsbehälters durch händische Pumpbewegungen auf dem Unterteil das Set füllt. Daneben muss der Flüssigkeitsspiegel erkennbar sein. Neben Transparenz wird daher eine Flexibilität an das Material als Anforderung gestellt. Als Materialien kommen dafür weichgemachtes PVC-P oder Thermoplastische Elastomere auf Styrolbasis in Betracht.

Gleiche Anforderungen gelten für den Schlauch: neben Transparenz sind hier Flexibilität und Knickstabilität gefragt. Zudem darf der Schlauch durch Abquetschen mittels Rollenklemme keinen Schaden nehmen und muss weiterhin dicht bleiben. Üblicherweise werden hier PVC-P-Rezepturen eingesetzt. Sie bieten ein gutes Preis-Leistungs-Verhältnis, zumal der Materialbedarf für diese Komponente recht groß ist. Alternativen gibt es mit Polyurethanen oder Thermoplastischen Elastomeren, die aber einen deutlich höheren Materialpreis bedeuten.

Die Rollenklemme dient zur Regulierung des Durchflusses. Über eine Drehbewegung wird durch ein Klemmenrad der Schlauch gequetscht und dadurch der Fließquerschnitt im Schlauch eingestellt. Die Verstellung muss präzise und kontinuierlich funktionieren, daher ist eine gute Dimensionsstabilität bei gleichzeitiger Steifigkeit gefragt, wobei das Material nicht zu spröde sein darf. Als Material eignet sich hierzu ABS.

Die gleichen Anforderungen gelten für die Verbinder (engl.: Clips), die das Pumpsegment mit dem Schlauch verbinden. Diese Adaption ist aufgrund der Unterschiedlichkeit der Materialien Silikon und PVC-P notwendig. Die Ausführung ist auch hier ABS.

Das Pumpsegment bildet die Schnittstelle zur Peristaltik in der Pumpe. Es ist den Walkbewegungen ausgesetzt, die durch das periodische Abquetschen eine hohe mechanische Belastung bedeuten. Das Materialverhalten hat entscheidenden Einfluss auf die Förderratengenauigkeit und sollte somit ermüdungsfrei und ideal elastisch sein. Auch eine gewisse Transparenz ist wichtig, um das Medium im Pumpsegment zu sehen. Als Material wird daher Silikon eingesetzt.

Die Schiebeklemme funktioniert in Kombination mit der Infusionspumpe. Bei Öffnen der Infusionspumpe wird die Schiebeklemme automatisch über den Schlauch geschoben und verschließt diesen. Dadurch wird gewährleistet, dass kein unkontrollierter Fluss des Infusionsmediums zum Patienten entsteht. Neben einer hohen

Festigkeit sind auch gute Gleiteigenschaften wichtig. Die Materialauswahl fällt somit auf POM.

Der Patientenkonnektor bildet das Anschlussstück zum Katheter. Die Verbindung erfolgt über ein Luer-Lock-Gewinde. Die Anforderungen an den Kunststoff sind zum einen Festigkeit und ausreichende Steifigkeit, aber auch Zähigkeit, um im Gewinde auftretende Kerbspannungen aufzunehmen. Transparenz ist erforderlich, um das Medium erkennen zu können. Des Weiteren ist hier besonders eine Spannungsrissbeständigkeit des Materials gegenüber alkoholischen Desinfektionsmitteln wichtig, da Konnektoren vor der Anwendung oftmals mit einer Sprühdesinfektion behandelt werden. Als Materialien finden hier PC, PMMA oder MABS häufig Anwendung.

Die Verbindungen der Komponenten untereinander, insbesondere von Schlauch und Komponenten, müssen sicher ausgeführt sein. Der Klebeprozess muss für hohe Stückzahlen sicher und kosteneffizient funktionieren. Aus diesem Grunde wird üblicherweise die Verklebung mittels organischen Lösemitteln realisiert. Die Schlauchkomponenten wie Tropfkammerunterteil, Verbinder und Patientenkonnektor müssen daher durch organische Lösemittel anlösbar und verklebbar sein. Dies ist bei den o. g. Materialien für diese Komponenten gegeben.

Bei einem Infusionsset, welches für die Schwerkraftinfusion eingesetzt wird, sind die Komponenten identisch. Es wird lediglich auf das Pumpsegment im Mittelteil sowie die Schlauchschiebeklemme verzichtet.

Die Anforderungen und Lösungsvorschläge für das Material sind noch einmal in Bild 11.4 zusammengefasst.

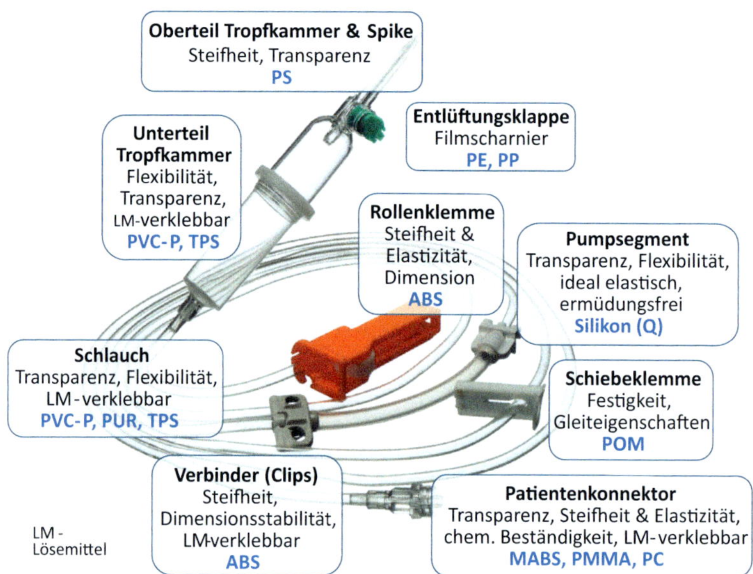

Bild 11.4 Anforderungen an den Kunststoff und deren Umsetzung in der Materialauswahl am Beispiel eines Infusionssets [Quelle: B. Braun Melsungen AG]

Die verwendeten Kunststoffe sind ausnahmslos Massenkunststoffe, wodurch eine gute Verfügbarkeit, Liefersicherheit und ein marktfähiger Materialpreis gegeben sind. Daneben spielt die problemlose Verarbeitung im Spritzgießen oder der Extrusion eine entscheidende Rolle.

Das Anwendungsbeispiel eines Infusionsüberleitsystems, wie es tagtäglich weltweit in der Infusionstherapie eingesetzt wird, soll zeigen, wie sich anhand der Anforderungen aus der Anwendung und Funktion die Anforderungen an das Material ableiten lassen. Neben der Funktion der Komponenten selbst spielen dabei auch weitere Anforderungen wie Sterilisierbarkeit, Biokompatibilität, Verarbeitbarkeit, Materialpreis und Verfügbarkeit eine entscheidende Rolle.

12 Steckbriefe für Kunststoffe in der Medizintechnik

Madlen Himmel-Saar (M. Eng.) und Prof. Dr.-Ing. Stefan Roth,
Angewandte Kunststofftechnik, Hochschule Schmalkalden

Um die Werkstoffauswahl für Produkte der Medizintechnik zu erleichtern, sollen im Folgenden die wesentlichen Eigenschaften der Kunststoffe für die Medizintechnik, auch Medical-Grade-Plastics genannt, übersichtlich in Form von Steckbriefen präsentiert werden. Hierbei wird auf die am häufigsten in Medizinprodukten eingesetzten Kunststoffe eingegangen, wobei der Fokus auf die Anwendung in sterilisierbaren Produkten gerichtet ist.

Neben den Eigenschaften des Kunststoffes werden typische Anwendungen genannt sowie auch Eigenschaften wie Sterilisation und Verarbeitbarkeit aufgeführt. Bei der Betrachtung der mechanischen Eigenschaften wurde sich auf unverstärkte Typen der jeweiligen Polymerart beschränkt. Generell können durch Zugabe von Verstärkungsstoffen wie Glas- oder Carbonfasern die Eigenschaften insbesondere Steifigkeit und Festigkeit erhöht werden. Zur besseren Vergleichbarkeit der Grundpolymere soll dieser Einfluss aber hier nicht berücksichtigt werden.

Beispiele von Handelsbezeichnungen und typische Materialkosten komplettieren den Steckbrief. Es sei erwähnt, dass die Materialkosten letztendlich von vielen Faktoren wie Rohölpreis, Abnahmemengen, Nachfrage und Verfügbarkeit abhängen. Daneben wirkt sich auch der Verwendungszweck des Materials im Medizinprodukt auf den Preis auf. So werden beispielsweise für Materialien zur Verwendung in Implantaten weitaus höhere Materialpreise mit Hinweis auf das besondere Risiko gefordert. Ein Kunststoff für Implantate kann dabei leicht ein 4 ... 5-faches des üblichen Marktpreises kosten. Materialpreise für derartige Anwendungen wurden hier aber nicht mit betrachtet. Die hier gemachten Angaben geben ungefähre Preisspannen für Kunststoffe für medizinische Anwendungen auf dem Stand zu Beginn des Jahres 2019 wieder. Dadurch soll ein Vergleich der Kunststoffarten gegeneinander ermöglicht werden.

Tabelle 12.1 Steckbrief Polyvinylchlorid

Polyvinylchlorid (PVC)	
Eigenschaften	Transparenter, amorpher Thermoplast. PVC-U (engl.: unplastified, ohne Weichmacher) zeichnet sich durch relativ hohe mechanische Festigkeit, Steifigkeit und Härte sowie durch relativ geringe Kriechneigung aus. Durch Zugabe von Weichmacher kann die Flexibilität von PVC eingestellt werden. Mit einem Anteil von 20...40% Weichmacher ist eine Härte von ca. 65...85 Shore A erreichbar. Dabei kann der Weichmacher mit zunehmender Alterung aus dem Material an die Oberfläche migrieren. Als Weichmacher wurde bisher Dioctylphthalat (DOP bzw. DOTP) verwendet. DOP steht in Verdacht der fortpflanzungschädigenden Wirkung für den menschlichen Organismus und ist mittlerweile durch unbedenklichere Weichmacher auf Esterbasis wie DEHT, TOTM, ATBC oder ASE ersetzt worden.
Anwendung	Aufgrund seines guten Preis-Eigenschafts-Verhältnisses und der Möglichkeit der gezielten Materialeinstellung findet PVC in der Medizintechnik eine breite Anwendung. PVC-P wird als Material für Anwendungen, die besondere Transparenz und Flexibilität erfordern, eingesetzt, wie Blutbeutel, Infusionsschläuche oder Beatmungschläuche oder auch Tropfkammern in Infusionssets. Für Langzeitanwendungen im menschlichen Körper ist es aufgrund der Weichmachermigration nicht geeignet. PVC-U wird für transparente, steife Bauteilkomponenten wie beispielsweise Konnektoren oder auch Verpackungen verwendet.
Sterilisationsarten	Eine Dampfsterilisation ist aufgrund der geringen Wärmeformbeständigkeit in der Regel nicht durchführbar. Gassterilisation (EtO) ist möglich, ebenso eine Strahlensterilisation bei entsprechender Stabilisierung der PVC-Mischung.
Verarbeitung	Die Verarbeitung erfolgt im Spritzgießen oder Extrusion, die Folienherstellung durch Gießverfahren (engl.: cast film). Die Werkzeuge müssen wegen der korrosiven Wirkung des Chlors entsprechend korrosionsfest ausgerüstet sein. Halbzeuge sind gut thermoformbar. PVC ist gut bedruckbar und durch organische Lösemittel gut klebbar. Heißsiegeln und Heizelementschweißen möglich.
Materialpreis	1,40 - 1,70 €/kg
Handelsnamen (Hersteller)	Nakan (Westlake Chemical) Vinnolit (Vinnolit) Inovyn (INEOS) Vynova (Vynova) Benvic (Benvic) Apex (Teknor Apex) Elastichem, Flexchem (Colorite)

Tabelle 12.2 Steckbrief Polypropylen

Polypropylen (PP)	
Eigenschaften	Teilkristalliner Thermoplast. Als Homopolymer PP-H mit mittlerer Festigkeit und Steifigkeit (E-Modul bis max. 1800 MPa), sowie erhöhter Temperaturbeständigkeit, dabei opak bis transluszent. Durch Copolymerisation von randomisierten Ethyleneinheiten in der Polymersynthese lässt sich ein sog. Random-Copolymer (PP-R) erzeugen und dabei die Transparenz erhöhen, wobei die Elastizität zunimmt. PP ist chemisch inert, daher sehr gut biokompatibel und ebenfalls sehr chemikalienbeständig.

Polypropylen (PP)	
Anwendung	Weitverbreitetes Material für pharmazeutische Verpackungen (Behälter, Schraubverschlüsse, Folien, Beutel) und medizinische Einmalartikel wie Spritzen, Komponenten für Katheter, Filtergehäuse Dialyse
Sterilisationsarten	Dampfsterilisation und Gassterilisation (EtO) möglich, Strahlensterilisation führt zur Materialversprödung, ist daher nur durch besonders stabilisierte Typen erreichbar
Verarbeitung	Spritzgießen, Extrusion, Folien (Gießverfahren und Blasformen), aufgrund des unpolaren Charakters ist PP nur nach Oberflächenaktivierung bedruckbar, keine Lösemittelverklebung möglich, alternativ Acrylatklebung. Heißsiegeln und Heizelementschweißen möglich.
Materialpreis	1,30 - 1,50 €/kg
Handelsnamen (Hersteller)	Eltex MED (INEOS Polyolefins) SABIC PP (Sabic) Bormed (Borealis) Purell (LyondellBasell) Aceso (Total)

Tabelle 12.3 Steckbrief Polyethylen

Polyethylen (PE)	
Eigenschaften	Teilkristalliner Thermoplast. Einteilung erfolgt in PE höherer Dichte (HDPE bzw. PE-HD), hervorgerufen durch niedrigen Verzweigungsgrad der Ketten einhergehend mit höherer Kristallinität, und PE niedriger Dichte (LDPE bzw. PE-LD), charakterisiert durch eine hohe Kettenverzweigung. PE-HD besitzt transluszente optische Eigenschaften und bewegt sich in den mechanischen Eigenschaften Festigkeit und Flexibilität etwas unterhalb derer von PP. PE-LD wirkt transparenter, ist in den Eigenschaften aber deutlich flexibler als PE-HD. Ähnlich dem PP ist PE unpolar und chemisch inert, wodurch es eine hohe Chemikalienresistenz aufweist und sehr biokompatibel ist.
Anwendung	LD-PE Typen dienen als Folien, Filme, Behälter und als Schläuche. Sind höhere mechanische Eigenschaften und chemische Stabilität, bspw. in Schraubverschlüssen oder auch Spritzen, gefordert, findet HD-PE Anwendung. Ultrahochmolekulare Typen, PE-UHMW, finden aufgrund ihrer guten tribologischen Eigenschaften und der hohen Verschleißfestigkeit als Implantatmaterial in Hüft- und Bandscheibenprothesen ihren Einsatz.
Sterilisationsarten	Dampfsterilisation, Gassterilisation (EtO) und Strahlensterilisation möglich
Verarbeitung	Spritzgießen, Extrusion, Folien (Gießverfahren und Blasformen), Vortrocknung vor der Verarbeitung ist erforderlich. Aufgrund des unpolaren Charakters ist PP nur nach Oberflächenaktivierung bedruckbar, keine Lösemittelverklebung möglich, alternativ Acrylatklebung. Heißsiegeln und Heizelementschweißen möglich
Materialpreis	1,30 - 1,60 €/kg
Handelsnamen (Hersteller)	Eltex MED (INEOS Polyolefins) SABIC PP (Sabic) Bormed (Borealis) Purell (LyondellBasell) Aceso (Total) GUR (Celanese)

Tabelle 12.4 Steckbrief Polystyrol

Polystyrol (PS)	
Eigenschaften	Amorpher Thermoplast, hohe Steifigkeit (E-Modul bis 3300 MPa) bei geringer Bruchdehnung, glasklar und dimensionsstabil. Gute Chemikalienbeständigkeit gegen Laugen, Säuren, Öle und Fette, ansonsten geringe Beständigkeit gegen Alkohole und organische Lösemittel. Eingeschränkte Gebrauchstemperatur bis ca. 80 °C.
Anwendung	Komponenten mit hohen optischen Anforderungen an Transparenz, Steifigkeit und Maßhaltigkeit, zum Beispiel Komponenten für medizinische Einmalartikel wie Konnektoren oder Spikes.
Sterilisationsarten	Dampfsterilisation aufgrund fehlender Temperaturbeständigkeit nicht möglich, Gassterilisation (EtO) und Strahlensterilisation durchführbar
Verarbeitung	Überwiegend Spritzgießen, Siegeln und Schweißen (Heizelement, Vibration und Ultraschall) möglich. Thermoformen von Halbzeugen. Das Material ist bedruckbar. Lösemittelklebung möglich.
Materialpreis	1,30 - 1,50 €/kg
Handelsnamen (Hersteller)	Styrolution PS (INEOS Styrolution) Styron MED (Styron) Crystal (Total)

Tabelle 12.5 Steckbrief Acrylnitril-Butadien-Styrol (ABS)

Acrylnitril-Butadien-Styrol (ABS)	
Eigenschaften	Amorpher Thermoplast auf Basis eines Copolymerisates aus Styrol und Acrylnitril, dem bei der Polymerisation Butadien zur Zähmodifizierung zugegeben wird, dadurch opake Erscheinung. Dimensionsstabil bei guter Steifigkeit und Schlagzähigkeit gegenüber beispielsweise PP. Chemische Beständigkeit durch Acrylnitrilanteil vergleichbar mit MABS, besser als bei reinem PS. Gebrauchstemperatur 75...85 °C. Neben dem ABS existiert auch das Copolymer Styrol-Acrylnitril (SAN) ohne Butadienphase. SAN ist klar mit leichtem Farbstich ins Gelbliche, in chemischen Eigenschaften und Gebrauchstemperatur aber dem ABS vergleichbar, in den mechanischen Eigenschaften aber deutlich spröder und steifer.
Anwendung	Bauteilkomponenten, Gehäuse, Komponenten in Einmalartikeln, Verpackungen
Sterilisationsarten	Dampfsterilisation aufgrund fehlender Temperaturbeständigkeit nicht möglich, Gassterilisation (EtO) und Strahlensterilisation möglich
Verarbeitung	Überwiegend Spritzgießen, Siegeln und Schweißen (Heizelement, Vibration und Ultraschall) möglich. Thermoformen von Halbzeugen. Das Material ist bedruckbar. Lösemittelklebung möglich
Materialpreis	1,80 - 3,20 €/kg
Handelsnamen (Hersteller)	Terluran, Lustran (INEOS Styrolution) Magnum (Trinseo) Cycolac (Sabic) ABS (LGChem) Toyolac (Toray)

Tabelle 12.6 Steckbrief Methylmethacrylat-Acrylnitril-Butadien-Styrol

Methylmethacrylat-Acrylnitril-Butadien-Styrol (MABS)	
Eigenschaften	Amorpher Thermoplast auf Basis Styrol-Acrylnitril, in dem Butadien feinstverteilt über das Methylmethacrylat angekoppelt ist. Die Butadienphase dient dabei zur Erhöhung der Zähigkeit. Das Material ist durch die Feinstverteilung des Butadiens nach wie vor glasklar, dimensionsstabil und besitzt eine Steifigkeit höher als die des PPs. Das Material ist gegen Säuren, Laugen und verdünnte Alkohole chemisch gut beständig, starke organische Lösemittel und konzentrierte Alkohole greifen das Material an. Eingeschränkte Gebrauchstemperatur bis ca. 70 °C
Anwendung	Konnektoren, Filtergehäuse, transparente Teile in Beatmungsgeräten, Einmalartikel
Sterilisationsarten	Dampfsterilisation aufgrund fehlender Temperaturbeständigkeit nicht möglich, Gassterilisation (EtO) und Strahlensterilisation möglich
Verarbeitung	Überwiegend Spritzgießen, Siegeln und Schweißen (Heizelement, Vibration und Ultraschall) möglich. Das Material ist bedruckbar. Lösemittelklebung möglich.
Materialpreis	3,50 - 4,50 €/kg
Handelsnamen (Hersteller)	Terlux (INEOS Styrolution) Toyolac (Toray) MABS TR (LGChem)

Tabelle 12.7 Steckbrief Polymethylmethacrylat

Polymethylmethacrylat (PMMA)	
Eigenschaften	Amorpher Thermoplast, hohe Transparenz. In der Gebrauchstemperatur (80...90 °) und den mechanischen Eigenschaften wie Festigkeit vergleichbar dem ABS, in der Schlagzähigkeit jedoch deutlich niedriger, aber immer noch höher gegenüber dem PS. PMMA ist chemisch beständig gegenüber schwachen Säuren und Laugen, sowie Fetten, aliphatischen Kohlenwasserstoffen und Alkoholen. Starke Laugen und Säuren sowie polare organische oder aromatische Lösemittel greifen das Material an und können Spannungsrisse auslösen.
Anwendung	Glasklare, formstabile Komponenten, harte Kontaktlinse, Filtergehäuse. Das Material ist bereits seit Jahrzehnten am Markt etabliert und aufgrund seiner ausgewogenen Eigenschaften für transparente Anwendung oft eingesetzt.
Sterilisationsarten	Dampfsterilisation aufgrund fehlender Temperaturbeständigkeit nicht möglich, Gassterilisation (EtO) und Strahlensterilisation möglich
Verarbeitung	Überwiegend Spritzgießen, Siegeln und Schweißen (Heizelement, Vibration und Ultraschall) möglich. Thermoformen von Halbzeugen. Das Material ist bedruckbar. Lösemittelklebung möglich. Im Bereich der Bindenaht zeigen spritzgegossene Bauteile eine deutlich herabgesetzte Festigkeit und damit eine erhöhte Anfälligkeit gegenüber Spannungsrissbildung insbesondere unter Einwirkung von Chemikalien.
Materialpreis	3,70 - 5,00 €/kg
Handelsnamen (Hersteller)	Altuglas (Arkema) Cyrolite (Evonik)

Tabelle 12.8 Steckbrief Polycarbonat

Polycarbonat (PC)	
Eigenschaften	Amorpher Thermoplast, sehr gute Transparenz. Gute Steifigkeit (E-Modul bis 2400 MPa) und Festigkeit, höchste Schlagzähigkeit im Vergleich. Relativ hohe Gebrauchstemperatur 110 ... 120 °C. Zur Festigkeitserhöhung existieren PC-Compounds mit Füllstoffen, hauptsächlich Glasfaser. Chemikalienbeständig gegen Öle und Fette sowie schwache Säuren. Bedingte chemische Beständigkeit gegenüber Säuren, aliphatischen Kohlenwasserstoffen, Alkoholen, Estern und Ketonen, unbeständig gegenüber starken Säuren, schwachen und starken Laugen, halogenierten Kohlenwasserstoffen, Äther, Aldehyden, Aminen, aromatischen Kohlenwasserstoffen. PC neigt zur Spannungsrissbildung, Spannungen, die bei der Verarbeitung eingefroren werden, können in Kombination mit Medieneinwirkung, auch wenn der Kunststoff gegen diese prinzipiell beständig ist, zu Spannungsrissen führen.
Anwendung	Komponenten mit hohen Anforderungen an Transparenz oder Schlagfestigkeit, beispielsweise Gehäuseteile, Displayabdeckungen, Filtergehäuse für Dialysatoren, Konnektoren
Sterilisationsarten	Dampfsterilisation, Gassterilisation (EtO) und Strahlensterilisation möglich. Bei der Strahlensterilisation tritt eine Verfärbung des Materials ein, welche sich aber nach einiger Zeit wieder zurückstellt.
Verarbeitung	Überwiegend Spritzgießen, wobei auf spannungsarme Verarbeitung zu achten ist. Siegeln, Schweißen (Heizelement, Vibration und Ultraschall) und Thermoformen von Halbzeugen möglich. Das Material ist bedruckbar. Lösemittelklebung möglich.
Materialpreis	2,80 – 4,00 €/kg
Handelsnamen (Hersteller)	Makrolon (Covestro) Lexan (Sabic) Calibre (Trinseo)

Tabelle 12.9 Steckbrief Polyoxymethylen (Polyacetal)

Polyoxymethylen (POM)	
Eigenschaften	Hochkristalliner Thermoplast, opak. POM hat sehr gute mechanische Eigenschaften, wie Festigkeit und Steifigkeit (E-Modul bis 2600 MPa) bei hoher Dehnung sowie ausreichender Schlagzähigkeit. Daneben ist es gut fließfähig und dimensionsstabil, reibungs- und verschleißarm. POM ist sehr gut chemikalienbeständig, einzig starke Säuren und Laugen können das Material angreifen und Spannungsrisse auslösen. Hohe Gebrauchstemperatur 110 ... 130 °C. Neben dem POM als Homopolymer kann durch Copolymerisation von Ethylengruppen auch ein Copolymerisat erzeugt werden, welches eine geringere Kristallinität aufweist und etwas chemikalienbeständiger ist. Die mechanischen Eigenschaften wie Festigkeit, Steifigkeit, aber auch Fließfähigkeit sind hingegen beim Homopolymer besser. Alternativ können durch Zugabe von Füll- oder Verstärkungsstoffen die Eigenschaften wie Festigkeit oder tribologisches Verhalten weiter verbessert werden.
Anwendung	Technische Komponenten mit Lauf- und Bewegungsfunktionen wie Zahnräder, Scharniere, Schnapphaken zum Bsp. in Dosiersystemen für Insulinpens oder Inhalatoren, auch als Gehäusematerial für dünnwandige Anwendungen.

Polyoxymethylen (POM)	
Sterilisationsarten	Dampfsterilisation bis 121 °C und Gassterilisation (EtO) möglich, Strahlensterilisation nur eingeschränkt, bei Dosis > 25 kGy Eintreten von Verfärbung und Abbau der mechanischen Eigenschaften.
Verarbeitung	Überwiegend Spritzgießen, Siegeln und Schweißen (Heizelement, Vibration und Ultraschall) möglich. Eine Bedruckung ist nur nach vorheriger Oberflächenbehandlung möglich. Aufgrund der chemischen Beständigkeit ist keine Lösemittelverklebung möglich, alternativ Acrylatklebung.
Materialpreis	3,00 - 5,50 €/kg
Handelsnamen (Hersteller)	Ultraform PRO (BASF) Hostaform, Celcon (Celanese) Delrin (DuPont)

Tabelle 12.10 Steckbrief Polyamid

Polyamid (PA)	
Eigenschaften	Teilkristalliner Thermoplast, opak mit hoher Festigkeit und Steifigkeit. Durch Wasseraufnahme kann zudem höhere Zähigkeit erreicht werden. In seinen mechanischen Eigenschaften oberhalb PP und ABS einzuordnen. Durch Verstrecken können die Festigkeiten noch wesentlich erhöht werden. PA ist gut chemikalienbeständig gegen Öle, Fette und Alkohole. Die Dauergebrauchstemperatur liegt bei ca. 120 ... 150 °C und damit oberhalb der Polyolefine und Styrolpolymere. Darüber hinaus existieren spezielle PA-Typen, die durch aromatische oder wahlweise mikrokristalline Bausteine in der Molekülkette das Material transparent erscheinen lassen.
Anwendung	Aufgrund seiner guten mechanischen Eigenschaften findet PA vorzugsweise Anwendung in Bauteilen mit erhöhter Beanspruchung, Beispiel steife Katheterschläuche, Komponenten für Dialysegeräte, Spritzen, Herzmitralklappen, Dialysemembranen, Dilatationsballons. Die hohe Festigkeit nach Verstreckung macht es zum idealen Nahtmaterial. In mehrlagigen Folien bspw. für Beutelanwendungen sorgt eine Folienschicht aus PA für die nötige Stabilität. Für Langzeitimplantate ist das Material nicht geeignet.
Sterilisationsarten	Dampfsterilisation, Gassterilisation (EtO) und Strahlensterilisation möglich
Verarbeitung	Spritzgießen, Extrusion, Folien (Gießverfahren und Blasformen). Siegeln und Schweißen (Heizelement, Vibration und Ultraschall) möglich. Das Material ist bedruckbar. Aufgrund der chemischen Beständigkeit ist keine Lösemittelverklebung möglich, alternativ Acrylatklebung.
Materialpreis	6,00 - 12,00 €/kg, transparente Typen 10,00 - 18,00 €/kg
Handelsnamen (Hersteller)	Grivory, Grilon (Ems-Grivory) Vestamid, Trogamid (transparent), Evonik Rilsan, Rilsamid (Arkema) Ultramid (BASF) Zytel (DuPont)

Tabelle 12.11 Steckbrief Polyetheretherketon

Polyetheretherketon (PEEK)	
Eigenschaften	Teilkristalliner Thermoplast, opak, gehört zu der Gruppe der hochtemperaturbeständigen Kunststoffe (Gebrauchstemperatur 250...300 °C) bei gleichzeitig hoher Festigkeit und Steifigkeit. PEEK ist sehr gut chemikalienbeständig, einzig stark oxidierende Säuren wie Schwefelsäure greifen den Kunststoff an.
Anwendung	Bauteile mit hoher mechanischer Beanspruchung, Matrixwerkstoff für kohlenstofffaserverstärkte Verbundwerkstoffe, wie Orthesen, Implantate, z. B. Osteosyntheseplatten und Hüftgelenkschäfte, Wirbelsäulen-, Zahn- und orthopädische Implantate, chirurgische Instrumente
Sterilisationsarten	Dampfsterilisation (auch mehrfach), Gassterilisation (EtO) und Strahlensterilisation möglich
Verarbeitung	Überwiegend Spritzgießen
Materialpreis	25,00 - 80,00 €/kg
Handelsnamen (Hersteller)	Vestakeep (Evonik) PEEK-Optima (Invibio) Victrex PEEK (Victrex) KetaSpire (Solvay)

Tabelle 12.12 Steckbrief Polyurethan

Polyurethan (PUR)	
Eigenschaften	Thermoplastisches Polyurethan wird durch Addition aus aromatischem oder aliphatischem Diisocynat und ether- bzw. esterbasierten Diolen gebildet. Thermoplastische Elastomere sind transparent, die Eigenschaften sind durch die Wahl bzw. den Aufbau der Additionskomponenten von steif bis hin zu hoch flexibel (Untergrenze ca. 75 Shore A) einstellbar. Werden zur Bildung höherwertige Alkohole (Polyole) eingesetzt, vernetzt das Material duroplastisch bei der Additionsreaktion.
Anwendung	Künstliche Blutgefäße und Blutgefäßbeschichtungen, Hautimplantate, künstliche Herzklappen, Dialysemembranen, Infusionsschläuche, Schlauchpumpen, Herzschrittmacher, Venenkatheter, Wundabdeckung, Gipsersatz, Gewebekleber, Schaumanwendungen
Sterilisationsarten	Dampfsterilisation, Gassterilisation (EtO) und Strahlensterilisation möglich
Verarbeitung	Spritzgießen, Extrusion, Folien (Gießverfahren und Blasformen). Siegeln und Heizelementschweißen möglich. Aufgrund seines polaren Charakters ist PUR gut bedruckbar, mittels Lösemittel klebbar und adhäsiv. Durch Zugabe von weiteren Hilfsstoffen und Wasser können in der Additionsreaktion der Komponenten Isocyanat und Polyol auch Schäume hergestellt werden.
Materialpreis	4,50 - 18,00 €/kg
Handelsnamen (Hersteller)	Laripur (Coim) Pellethane, Tecothane (Lubrizol) Texin (Covestro) Elastollan (BASF)

Tabelle 12.13 Steckbrief Silikonkautschuk.

Silikonkautschuk (Q)	
Eigenschaften	Elastomer mit entsprechenden gummielastischen Eigenschaften. Materialeigenschaften von hart bis sehr weich (bis hin zu 10 Shore A) in Abhängigkeit vom Vernetzungsgrad und Füllstoffgehalt justierbar. Die Gebrauchstemperatur erreicht bis 200 °C und mehr. Die Materialeigenschaften sind annähernd ideal elastisch und damit verlustfrei. Silikon ist chemisch sehr inert und damit hervorragend biokompatibel. Weiterhin besitzt Silikon eine hohe Gasdurchlässigkeit. Es hat eine hohe chemische Beständigkeit und wird nur durch starke Säuren und Laugen angegriffen. Bei Kontakt zu anderen Medien besteht die Möglichkeit des Quellens. Dies ist der Fall bei unpolaren Flüssigkeiten wie Kohlenwasserstoffen, Mineralölen und auch Fetten. Der Effekt des Quellens ist reversibel. Leicht polare Flüssigkeiten wie z. B. mehrwertige Alkohole, niedermolekulare Ketone (Aceton) führen zu einer geringen Quellung. Stark polare Flüssigkeiten lassen das Material nicht quellen.
Anwendung	Schläuche, Dichtungen, Katheter, Beatmungsbälge, Babysauger, Dialyseschläuche, Brustimplantate, Epithesen, Wundauflagen, orthopädietechnische Produkte, Prothesen
Sterilisationsarten	Dampfsterilisation und Gassterilisation (EtO) möglich. Die Möglichkeit der Strahlensterilisation ist abhängig von der Materialtype und der aufgebrachten Dosis und muss daher im Einzelfall geprüft werden.
Verarbeitung	Spritzgießen (zum Beispiel als Flüssigsilikon LSR), Extrusion und Folienherstellung. Das Material ist nicht schweißbar und nur eingeschränkt klebbar durch Silikonkleber. Das Material ist bedruckbar.
Materialpreis	12,00 - 20,00 €/kg (Mischungen von Festsilikonkautschuk HCR je nach Rezeptur bis zu 90,00 €/kg)
Handelsnamen (Hersteller)	Silpuran (Wacker) Silopren (Momentive) QP1 (Dow Corning) Bluesil (Elkem Silicones)

Index

D

E

F

U

V

W

X

Z